Hospizpädagogik

GRUNDFRAGEN DER PÄDAGOGIK
Studien – Texte – Entwürfe

Herausgegeben von der Alfred-Petzelt-Stiftung

Band 23

Zu Qualitätssicherung und Peer Review der vorliegenden Publikation	*Notes on the quality assurance and peer review of this publication*
Die Qualität der in dieser Reihe erscheinenden Arbeiten wird vor der Publikation durch den Herausgeber der Reihe geprüft.	Prior to publication, the quality of the work published in this series is reviewed by the editor of the series.

Franziska Eckensberger

Hospizpädagogik

Pädagogisch handeln in der Sterbephase des Menschen

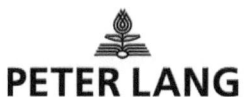

Bibliografische Information der Deutschen Nationalbibliothek
Die Deutsche Nationalbibliothek verzeichnet diese Publikation
in der Deutschen Nationalbibliografie; detaillierte bibliografische
Daten sind im Internet über http://dnb.d-nb.de abrufbar.

Zugl.: Karlsruhe, Univ., Diss., 2021

Alfred-Petzelt-Stiftung
für Wissenschaft und Bildung

Umschlagabbildung:
© Franziska Eckensberger
Origami Kranich

D 90
ISSN 1619-246X
ISBN 978-3-631-85939-1 (Print)
E-ISBN 978-3-631-85940-7 (E-PDF)
E-ISBN 978-3-631-85941-4 (EPUB)
DOI 10.3726/b18679

© Peter Lang GmbH
Internationaler Verlag der Wissenschaften
Berlin 2021
Alle Rechte vorbehalten.

Peter Lang – Berlin · Bern · Bruxelles · New York ·
Oxford · Warszawa · Wien

Das Werk einschließlich aller seiner Teile ist urheberrechtlich
geschützt. Jede Verwertung außerhalb der engen Grenzen des
Urheberrechtsgesetzes ist ohne Zustimmung des Verlages
unzulässig und strafbar. Das gilt insbesondere für
Vervielfältigungen, Übersetzungen, Mikroverfilmungen und die
Einspeicherung und Verarbeitung in elektronischen Systemen.

Diese Publikation wurde begutachtet.

www.peterlang.com

Danksagung

Ohne die vielfältige Unterstützung reichlicher Personen wäre diese Arbeit kaum zustande gekommen. Mein ausdrücklicher Dank gilt meinen akademischen Lehrern Prof. Dr. Jürgen Rekus und Dr. Thomas Mikhail, die sich mit großem Interesse meinem Forschungsvorhaben angenommen und durch wertvolle Ideen, Ratschläge, fachliche Unterstützung und konstruktive Kritik zum Gelingen dieser Arbeit beigetragen haben.

Des Weiteren bedanke ich mich bei den 24 Interviewteilnehmenden, die bereit waren, mir Einblicke in ihre pädagogische Tätigkeit in stationären Hospizen zu ermöglichen. Ohne ihre interessanten Beiträge und Antworten hätte diese Arbeit nicht entstehen können.

Nicht zu vergessen der Dank an meine Familie, meinen Freund und meine Freunde, die mich durch alle Höhen und Tiefen begleitet und immer wieder mit konstruktiver Kritik, wertvollen Tipps und motivierenden Worten unterstützen haben.

Inhaltsverzeichnis

Danksagung 5

Abbildungsverzeichnis 13

Tabellenverzeichnis 15

1 Einleitung 17

2 Problemaufriss: Das Verhältnis zum Sterben und Tod in der heutigen westlichen Gesellschaft 25
   2.1 Definition Sterben und Tod 26
   2.2 Institutionalisierung und Professionalisierung des Sterbens und Totenkult 29
   2.3 Sterben und Tod bei Kindern und Jugendlichen 32
   2.4 Sterben und Tod in den Medien 35
   2.5 Wege der Enttabuisierung 37
      2.5.1 Hospizidee und Hospizbewegung 38
      2.5.2 Death Education 45

3 Sterben und Tod im wissenschaftlichen Kontext 55
   3.1 Entwicklung des Todeskonzeptes 58
      3.1.1 Todesvorstellungen bis zum 3. Lebensjahr 62
      3.1.2 Todesvorstellungen vom 3. bis 5. Lebensjahr 63
      3.1.3 Todesvorstellungen vom 6. bis 9. Lebensjahr 65
      3.1.4 Todesvorstellungen vom 10. bis 12. Lebensjahr 67
      3.1.5 Todesvorstellungen ab 12 Jahren 67
      3.1.6 Fazit Todeskonzept 68

3.2 Der Sterbeprozess – wenn das Leben zu Ende geht 69
    3.2.1 Theorie der (Sterbe-) Bewusstheitskontexte nach Glaser und Strauss 70
        3.2.1.1 Geschlossene Bewusstheit 71
        3.2.1.2 Argwöhnische Bewusstheit 72
        3.2.1.3 Bewusstheit der wechselseitigen Täuschung 73
        3.2.1.4 Offene Bewusstheit 73
        3.2.1.5 Fazit Bewusstheitskontexte 74
    3.2.2 Phasen des Sterbens nach Elisabeth Kübler-Ross 74
        3.2.2.1 Phase 1 – Nichtwahrhabenwollen und Isolierung 76
        3.2.2.2 Phase 2 – Zorn 77
        3.2.2.3 Phase 3 – Verhandeln 78
        3.2.2.4 Phase 4 – Depression 79
        3.2.2.5 Phase 5 – Zustimmung 80
        3.2.2.6 Fazit Phasenmodell 81

4 Methodische Vorgehensweise 83
    4.1 Begründung der qualitativen methodischen Vorgehensweise 84
    4.2 Datenerhebung mittels teilnarrativer Interviews 85
    4.3 Quantitative Erhebung als Grundlage 86
    4.4 Stichprobenauswahl 88
    4.5 Interviewleitfaden 91
    4.6 Datenauswertung mittels qualitativer Inhaltsanalyse 93
        4.6.1 Kategoriesystem 97

5 Ergebnisse 101
    5.1 Tätigkeiten der Pädagogen im Hospiz 101

5.1.1 Begleitung der An- und Zugehörigen	103
5.1.2 Begleitung der Sterbenden	107
5.1.3 Ehrenamtsarbeit	110
5.1.4 Trauerarbeit	111
5.1.5 Verwaltungsaufgaben und Öffentlichkeitsarbeit	112
5.2 Handlungsformen in der Begleitung Sterbender	113
5.2.1 Außerpädagogisches Handeln	116
5.2.1.1 Physische Fürsorge	116
5.2.1.2 Psychische Fürsorge	121
5.2.2 Pädagogische Begleitmaßnahmen	124
5.2.2.1 Gesellige Begleitmaßnahmen	124
5.2.2.2 Gestalterische Begleitmaßnahmen	131
5.2.3 Pädagogisches Handeln	135
5.2.3.1 Vom Sterbenden veranlasst	136
5.2.3.2 Initiierend	140
5.3 Phasen des Sterbens nach Kübler-Ross	145
5.3.1 Phase 1: Nichtwahrhabenwollen	147
5.3.2 Phase 2: Zorn	153
5.3.3 Phase 3: Verhandeln	161
5.3.4 Phase 4: Depression	165
5.3.5 Phase 5: Zustimmung	170
5.4 Fort- und Weiterbildungen	175
5.5 Zusammenfassung der Ergebnisse	176
6 Der Tod aus philosophischer und pädagogischer Perspektive	**185**
6.1 Existenzphilosophie und Tod	185
6.1.1 Karl Jaspers: Der Tod als Grenzsituation	187

6.1.2 Martin Heidegger: Der Tod als zukünftige Möglichkeit der Unmöglichkeit des Daseins 192
6.2 Pädagogische Wendung 196
6.2.1 Otto Friedrich Bollnow: Der Tod und seine Bedeutung für das gegenwärtige Leben 196
6.2.2 Eugen Fink: Der Tod als Grundphänomen menschlichen Daseins 202
6.2.3 Zusammenfassung 213

7 Bildung und Erziehung in Anbetracht des Todes 215
7.1 Notwendigkeit und Möglichkeit einer frühen Erziehung und Unterrichtung über den Umgang mit Sterben und Tod 222
7.1.1 Notwendigkeit auf persönlich-individueller Ebene 223
7.1.2 Notwendigkeit auf institutioneller Ebene 226
7.1.3 Notwendigkeit auf gesellschaftlicher Ebene 230

8 Pädagogisches Handeln in der Hospizarbeit 233
8.1 Pädagogische Begleitmaßnahmen im Hospiz 241
8.2 Grundsätze pädagogischen Handelns in der Hospizarbeit 243
8.2.1 Prinzip der Anschaulichkeit 245
8.2.2 Prinzip der Selbsttätigkeit 248
8.2.3 Prinzip der Konzentration 251
8.2.4 Prinzip der Synthese 253

9 Schlussbemerkung 259

Literaturverzeichnis 265

Quellenverzeichnis 275

Anlagen A 279
  A.1 Einverständniserklärung 279
  A.2 Interviewleitfaden 280
  A.3 Interviewprotokollbogen 287
  A.4 Transkriptionsregeln 288
  A.5 Kodierleitfaden 289

Abbildungsverzeichnis

Abbildung 1: Zusammenspiel der Bereiche der Death-Education-Prozesse 53
Abbildung 2: Entwicklung des Todeskonzeptes 59
Abbildung 3: Einflussfaktoren auf das persönliche Todeskonzept 60
Abbildung 4: Verlauf des Sterbeprozesses 82
Abbildung 5: Didaktisches Dreieck 219
Abbildung 6: Vier Quadranten der Sterbebegleitung 239
Abbildung 7: Abwandlung des didaktischen Dreiecks nach Petzelt 240

Tabellenverzeichnis

Tabelle 1: Übersicht der Kinder-, Jugend- und Erwachsenenhospize 87
Tabelle 2: Samplings durchgeführter Interviews 89
Tabelle 3: Kurzdarstellung der Haupt-, Sub- und Unterkategorien 97
Tabelle 4: Zusammenfassende Darstellung Phase 1:
Nichtwahrhabenwollen 147
Tabelle 5: Zusammenfassende Darstellung Phase 2: Zorn 154
Tabelle 6: Zusammenfassende Darstellung Phase 3: Verhandeln 162
Tabelle 7: Zusammenfassende Darstellung Phase 4: Depression 165
Tabelle 8: Zusammenfassende Darstellung Phase 5: Zustimmung 170
Tabelle 9: Übersicht der pädagogischen Prinzipien des Lernens und
Lehrens im Kontext der Hospizarbeit 256

1 Einleitung

„Nichts auf der Welt ist so sicher wie das Sterben. Wir können die Augen davor verschließen, aber wir werden sterben. Unsere Medizin kann den Tod hinausschieben, aber wir werden sterben. Wir können das Thema totschweigen, aber wir werden sterben. Wir können versuchen uns vor dem Thema zu drücken, aber wir werden sterben. Wir können uns dem Thema stellen, aber wir werden sterben. Nichts auf der Welt wird unser Sterben verhindern" (Schäfer 2011, 12).

Sterben, Tod und Trauer sind feste Bestandteile des menschlichen Lebens. Sie beschäftigen Menschen in jedem Alter und in allen Lebenssituationen. Umso erschreckender ist es, dass sich die westliche Gesellschaft zu wenig mit ihnen auseinandersetzt. Themen, die früher als normal und selbstverständlich angesehen wurden, sind heute ein klares Tabu. Der Mensch weiß kaum noch etwas mit dem Tod anzufangen und das trotz der massiven Bekanntschaft, die er tagtäglich mit ihm macht. Unglücke, Kriege, Katastrophen, überall wird von ihnen berichtet: „Lawine tötet Skifahrer", „Militärmaschine stürzt bei Trainingsflug ab", „11 Tote bei einem Brand im Obdachlosenheim." Der Tod ist dem Menschen so nah wie nie zuvor. Durch die zweckrationalen Wissenschaften und die neusten Technologien sieht sich die Menschheit heute sogar im Stande, sich selbst durch einen Krieg mit Atomwaffen innerhalb kürzester Zeit zu vernichten. So entscheidet ein falscher Handgriff oder eine Unterschrift über das Schicksal von Tausenden. Jedem ist heute der Gedanke an solch eine Gefahr vertraut und dennoch fehlt es dem Menschen einer „guten" eigenen Haltung dem Tod gegenüber und das häufig auch dann, wenn er unmittelbar vom Tod betroffen ist.

Die derzeit zu gering verortete Auseinandersetzung von Sterben und Tod zeigt sich auch in pädagogischen Handlungsfeldern wie Kindertagesstätten und Schulen, im Kontext von Alten- und Pflegeeinrichtungen und Hospizen sowie in der Erziehung ganz allgemein. Eine theoretische Auseinandersetzung der Thematiken Sterben und Tod mit Blick auf den Bildungs- und Erziehungsprozess am Ende jenes Lebens ist vor diesem Hintergrund notwendig. Denn so wie ein Mensch in die Welt hineingeführt und durch sie hindurchgeführt wird, so erscheint es pädagogisch geboten, ihn in seiner Schlussphase auch wieder aus der Welt hinauszuführen.

Der Kampf gegen den Tod ist allerdings Realität und verstellt nicht selten die Sicht auf die Bedürfnisse kranker oder sterbender Menschen und auf die Möglichkeiten ihrer Begleitung. Auch viele Begleiter[1] wissen oft nicht, wie sie

---

1 Aus Gründen der besseren Lesbarkeit wird auf die gleichzeitige Verwendung

helfen sollen, fühlen sich gelegentlich ratlos und überfordert. Ängste und Sorgen sowie eine Vielzahl an Fragen treten zeitgleich auf und wirken sich lähmend auf die klare Handlungsfähigkeit aus (vgl. Specht-Tomann/Tropper 1998, 11). Dies trifft in einigen Fällen auch auf die pädagogische Arbeit in Hospizen zu. Aus Anlass der in dieser Arbeit zu klärenden Fragestellungen: „Wie sieht die Interaktion zwischen pädagogischen[2] Fachkräften und sterbenden Menschen in stationären Kinder-, Jugend-, und Erwachsenenhospizen in Deutschland aus?"; „Wie helfen die Pädagogen dem Sterbenden, sich mit dem Sterben und dem Tod auseinanderzusetzen, damit der Sterbende gegebenenfalls sein Schicksal annehmen kann?" und „Was folgt daraus für die pädagogischen Mitarbeiter?", wurden Interviews mit Pädagogen in stationären Hospizen geführt. Die Auswertung zeigt dabei diffuse Antworten seitens der pädagogischen Fachkräfte in den Kinder- und Jugendhospizen sowie in den Erwachsenenhospizen. Nicht selten bestehen Unklarheiten über den pädagogischen Auftrag in der Hospizarbeit und das auch auf Seiten der Pädagogen selbst. Die Aufgabenvielfalt ist groß, sie reicht von der Begleitung der Angehörigen und der Hospizgäste über die Qualifizierung und Betreuung ehrenamtlicher Mitarbeiter bis hin zu Verwaltungsaufgaben sowie Öffentlichkeits- und Trauerarbeit. Die Begleitung Sterbender spielt dabei bei den meisten Pädagogen eine eher untergeordnete Rolle. In einigen Fällen berichten die Fachkräfte auch, dass Gespräche über Sterben und Tod nicht zu ihrem Aufgabenbereich gehören, wodurch allerdings auch keine pädagogische Führung mit Blick auf die Selbstbestimmung am Lebensende gewährleistet werden kann. In den Vordergrund der täglichen Arbeit treten fürsorgliche, pflegerische Handlungen, gesellige Begleitmaßnahmen wie das Halten der Hand oder das gemeinsame Singen, um den Sterbenden vor Isolation zu schützen sowie gestalterische Maßnahmen in Form von Ritualarbeit, Malen, Basteln etc. Der pädagogische Führungsaspekt[3] tritt hierbei nicht selten in den Hintergrund und ist den Fachkräften auch nicht immer bewusst. Dabei kann eine pädagogisch gebildete Person den Hospizgast, neben den wertvollen und

---

    männlicher und weiblicher Sprachformen verzichtet. Sämtliche Personenbezeichnungen gelten gleichwohl für jegliches Geschlecht.

2   Im weiteren Verlauf dieser Arbeit wird lediglich von Pädagogen gesprochen. Hierunter werden allerdings jegliche psychosoziale Mitarbeiter, wie unter anderem Sozialarbeiter, Sozialpädagogen, Heilpädagogen, Erzieher etc. verstanden.

3   Unter pädagogischer Führung ist immer die Hilfe zur Selbsthilfe zu verstehen. Es geht nicht darum, dem Sterbenden etwas abnehmen zu wollen oder ihn von etwas zu erleichtern. Jegliche Unterstützung fordert immer Selbsthilfe ansonsten wird sie erzieherisch unwertig, in einigen Fällen auch wertlos und schädlich (vgl. Petzelt 1964, 104).

wichtigen fürsorglichen-, geselligen- und gestalterischen Handlungsformen, ebenso dazu ermutigen, die Grenzen des eigenen Lebens zu erkennen und sich in sachlicher und sittlicher Hinsicht damit auseinanderzusetzen. Dies gelingt, indem der Pädagoge einen Dialog ermöglicht und dadurch eine Nähe zum Sterbenden herstellt, dass er aus mitmenschlicher Verbundenheit die Kraft und den Mut schöpfen kann, sich mit seinen Aufgaben, seinen Ängsten und Problemen sowie seinem bevorstehenden Schicksal auseinanderzusetzen.

Gründe für die dennoch nicht selten vorzufindende Orientierungslosigkeit, im Hinblick auf das pädagogische Handeln, können unter anderem die Verdrängung des Sterbens und des Todes in unserer westlichen Gesellschaft sowie die fehlende Verortung von Sterben und Tod im pädagogischen Kontext der Wissenschaft und der Praxis sein. Wird pädagogische Literatur gesichtet, bedarf es der „Spurensuche", um brauchbare Inhalte der Auseinandersetzung von Pädagogik mit Sterben und Tod zu finden. Und so scheint es auf den ersten Blick auch nicht deutlich zu sein, dass die pädagogischen Grundbegriffe der Bildung, der Erziehung und des Unterrichts in enger Beziehung zum Tode stehen. Eine theoretische Auseinandersetzung mit den Thematiken Sterben und Tod unter pädagogischer Betrachtungsweise ist aus diesem Grund mehr als erforderlich. Diese wissenschaftliche Arbeit beginnt daher mit einem allgemeinen Problemaufriss, der zeigt, dass die Problematik des Todes in der westlichen Gesellschaft sowohl aus dem individuellen, dem familiären als auch aus dem gesellschaftlichen Denken weitestgehend ausgegrenzt und verdrängt wird. Die Verantwortung für die Versorgung und den Umgang mit kranken, sterbenden und verstorbenen Menschen kennt der Einzelne kaum, denn er gehört nur noch selten zu seinem Zuständigkeitsbereich. Sterben und Tod findet hauptsächlich im Verborgenen statt, in spezialisierten Institutionen wie Pflegeeinrichtungen, Krankenhäusern, Hospizen etc. Während früher erste Berührungen mit Sterben und Tod bereits im Kindesalter stattfanden, werden heutzutage besonders Kinder aus gutgemeinter Absicht von einer Auseinandersetzung mit Sterben und Tod ferngehalten, sie seien noch zu jung und man möge ihnen daher eine Konfrontation mit Sterben und Tod, mit Leid und Kummer ersparen. Die Institutionalisierung und Professionalisierung von Sterben und Tod, die Bedeutung der Themen in der kindlichen Lebenswelt sowie der Umgang mit der Thematik in den Medien nehmen vor diesem Hintergrund einen besonderen Stellenwert in diesem Kapitel ein und werden genauer betrachtet und beleuchtet. Neben dem starken Tabu lassen sich an einigen Stellen allerdings auch Entwicklungen verzeichnen, die auf eine Enttabuisierung von Sterben und Tod schließen lassen. Ein Beispiel hierfür ist die moderne Hospizidee, welche durch Cicely Saunders in den 1960er Jahren ins Leben gerufen wurde, einen multiprofessionellen Ansatz verfolgt und einen großen gesellschaftlichen und politischen Beitrag geleistet hat. Mitarbeiter mit einer pädagogischen Ausbildung spielen in einigen Hospizen in Deutschland bisher aber dennoch eine untergeordnete Rolle und lassen sich nicht überall wiederfinden. Dem multiprofessionellen Ansatz wird daher nicht überall Rechnung getragen. Da diese Arbeit auf das pädagogische Handeln in stationären Hospizen gerichtet ist, werden die Entstehung der Hospizbewegung sowie die Entwicklung der Death Education, welche bereits den ersten pädagogischen Aspekt dieser Arbeit herausstellt, ebenso intensiver beleuchtet und betrachtet.

Wenden sich die pädagogischen Fachkräfte in den Hospizen den sterbenden Menschen in wohlgemeinter, pädagogischer Absicht zu, ist es für sie immer auch hilfreich, sich gewisse Anhaltspunkte möglicher Verhaltensweisen zu verinnerlichen. In einem zweiten Schritt werden daher die Entwicklung von Todesvorstellungen, die Sterbebewusstheitskontexte nach Glaser und Strauss (1974) sowie das Phasenmodell des Sterbens nach Elisabeth Kübler-Ross (1977) in den Fokus der Arbeit gerückt, genauer dargestellt und reflektiert. Der Durchlauf durch die Entwicklung des Todeskonzeptes bei gesunden und erkrankten Kindern erscheint deshalb notwendig, da dieser einerseits aufzeigt, dass Sterben und Tod bereits in den kindlichen Vorstellungen existieren und daher auch frühzeitig in den Erziehungs- und Bildungsprozess integriert werden sollten. Andererseits bietet er den Pädagogen in den Hospizen einige Anhaltspunkte bezüglich möglicher Vorstellungen, um eine altersadäquate pädagogische Begleitung zu ermöglichen. Auf die Bewusstheitskontexte des Sterbens wird insofern zurückgegriffen, da sie den Sterbenden und seine Angehörigen sowie das Personal in den Hospizen und deren Arbeit maßgeblich beeinflussen können. Nicht selten kommt es vor, dass sogar von den Fachkräften verlangt wird, den bevorstehenden Tod von den Hospizgästen fernzuhalten. Wie mit solchen Situationen unter pädagogischem Aspekt umgegangen werden kann, soll ebenfalls in dieser Arbeit geklärt werden. Während seines Sterbeprozesses zeigen sich beim Sterbenden auch immer wieder unterschiedliche Verhaltensweisen, die von der heutzutage kritisch betrachteten Sterbeforscherin Elisabeth Kübler-Ross in ihrem Phasenmodell erarbeitet wurden. Während heute klar ist, dass der Sterbeprozess nicht nach einer klaren Abfolge verläuft, sich jegliche Verhaltensweisen wiederholen oder gar nicht auftreten können, wird dennoch Bezug zu Kübler-Ross genommen, da ihre beschriebenen Phasen grobe Anhaltspunkte für die Begleitung sterbender Menschen liefern können. Das Modell bietet zudem den theoretischen Bezugsrahmen für die anschließende empirische Untersuchung.

Um herauszufinden, wie die Interaktion von Pädagogen und Sterbenden in den verschiedenen Hospizen gelingt, ob und wie die Pädagogen den Sterbenden helfen, sich mit ihrem eigenen Schicksal auseinanderzusetzen, wurde mittels teilnarrativer Interviewbefragung erforscht. Und so widmet sich das vierte Kapitel der methodischen Vorgehensweise der empirischen Untersuchung und umfasst Inhalte über die Stichprobenauswahl, den Interviewleitfaden sowie die Erhebungs- und Auswertungsmethode. Die gewonnenen Ergebnisse werden in einem weiteren Schritt anhand verschiedener Kategorien dargestellt. Dabei werden zunächst die vorhandenen Aufgabenfelder aufgezeigt und erläutert und im Anschluss auf die verschiedenartigen Handlungsformen der pädagogischen Fachkräfte in den Hospizen eingegangen. Da das Handeln der Pädagogen nicht immer pädagogischer Natur ist, wird eine Unterteilung in außerpädagogisches Handeln, pädagogische Begleitmaßnahmen und pädagogisches Handeln vorgenommen. An dieser Stelle gilt allerdings darauf hinzuweisen, dass die verschiedenen Handlungsformen im hospizlichen Alltag oftmals ineinander übergehen und sich nicht immer eindeutig voneinander trennen lassen. Mit einer Zusammenfassung der gewonnenen Ergebnisse wird dieses Kapitel letztendlich abgerundet.

Die Interviews haben gezeigt, dass die Pädagogen eine wertvolle Arbeit in den Hospizen leisten, der pädagogische Führungsaspekt bei den meisten pädagogischen Fachkräften allerdings zu kurz kommt und einige Pädagogen auch von eigenen Unklarheiten bezüglich ihrer pädagogischen Aufgaben in den Hospizen umgeben sind. Aus diesem Grund wird im nächsten Schritt das Wissen um die eigene Endlichkeit anhand zweier ausgewählter Philosophen (Jaspers und Heidegger) wieder in das Denken der Menschen zurückgerufen und der Tod zum Gegenstand gemacht. Der Mensch wird von den beiden beschriebenen Existenzphilosophen Jaspers und Heidegger als ein Wesen angesehen, das von Gefühlen, Stimmungen und Grunderfahrungen wie Verzweiflung, Angst, Schuld, Sorge, Gewissheit des Todes sowie von Sinnlosigkeit umgeben ist und erschüttert wird. Jaspers (1948) setzt sich anhand des Begriffes der Grenzsituation mit dem brüchigen Sein des Menschen auseinander, während Heidegger (1976) den Tod als eine ideale Möglichkeit des Daseins ansieht und das Dasein als „Sein zum Tode" (Heidegger 1976, 253) kennzeichnet. Mit Heideggers Auffassung des menschlichen Daseins als „Sein zum Tode" (ebd.) wird auch der Gedanke des Todes und der Endlichkeit für das pädagogische Verständnis von wesentlicher Bedeutung. Die philosophischen Gedanken, die das Wissen um die Endlichkeit wieder in das eigene Bewusstsein rufen, gehen zugleich mit einer Forderung einher, das Sterben und den Tod auch als Aufgabe des Menschen anzuerkennen und herauszuarbeiten. Die pädagogischen Grundbegriffe der Erziehung, der Bildung und des Unterrichts stehen daher in enger Beziehung zum Tode und so sollte auch die Endlichkeit mit ins pädagogische Denken hineingenommen werden. Um die Aufgabenhaftigkeit der Pädagogik angesichts des Todes zu verdeutlichen, wird in einem weiteren Schritt Bezug auf die beiden Pädagogen Bollnow und Fink genommen. Die Auswahl der Literatur soll dabei die Motive und den Sinn für das pädagogische Handeln in Anbetracht des Todes verdeutlichen. Während Bollnow (1978) sich die Frage stellt: Welche Bedeutung die Gewissheit des Menschen sterben zu müssen für sein gegenwärtiges Leben hat, wenn er ihr nicht ausweicht, sondern ihr ehrlich ins Auge blickt? (vgl. Bollnow 1978, 31f.), sieht Fink (1995A) den Tod als ein Grundphänomen menschlichen Daseins, das in das Leben des Menschen integriert werden muss. Denn der Mensch hat weder die Freiheit noch die Wahl, sich nicht zu seinem Tode zu verhalten. Der Sinn des Lebens, die Existenz und der Tod wirken sich auf das menschliche Handeln aus, wodurch auch das pädagogisch verantwortete Handeln eines Menschen in Anbetracht des Todes nicht von unerheblicher Bedeutung sein dürfte. Sowohl in der pädagogischen Arbeit im Hospiz als auch in pädagogischen Kontexten allgemein, sollten sich die pädagogischen Fachkräfte immer auch die Kernfrage stellen: Welche Forderungen ergeben sich vor dem Hintergrund des Todes für das gesamte pädagogische Denken? Die Unausweichlichkeit des Todes muss in das Denken mit hineingenommen werden, sprich jegliches pädagogisches Denken hat den Tod grundsätzlich mitzufragen (vgl. Zöpfel 1967, 9).

Anknüpfend an diese Einsicht wird im siebten Kapitel die Bedeutung von Bildung und Erziehung in Anbetracht des Todes genauer erarbeitet. In diesem Teil soll die Möglichkeit der Sinnperspektive einer frühen Erziehung zum Umgang mit Sterben und Tod deutlich werden. Es gilt zu begründen, warum sich die Pädagogik sowohl in Teilen ihrer Theorie als auch ihrer Praxis in Zukunft mehr mit dem Lebensende von Menschen auseinandersetzen sollte. Dabei spielen die Erziehung und Bildung auf persönlicher, institutioneller und gesellschaftlicher Ebene eine bedeutende Rolle, welche entsprechend veranschaulicht wird. Die daraus gewonnenen Einsichten der Wichtigkeit eines pädagogisch verantworteten Umgangs mit Sterben und Tod werden anschließend im achten und letzten Kapitel auf das pädagogische Handeln in der Hospizarbeit übertragen. Das Selbstbestimmungsrecht der Sterbenden wird nicht selten erschwert, dies gilt auch für die Hospizarbeit. Die Zeit des Hospizgastes wird knapp und so wird der Sinn pädagogisch verantworteter Handlungen, in Anbetracht des absehbaren Todes, auf die Probe gestellt. Aspekte der Fremdbestimmung werden besonders bei Menschen mit Beeinträchtigung größer, pflegerische Handlungen nehmen zu, der Sterbende wird nicht selten ausgehend von seinen ausfallenden Funktionen und seinen Defiziten beurteilt und behandelt, und so tritt das Selberdenken, Selberwerten und Selberentscheiden seitens der Hospizgäste an einigen Stellen in den Hintergrund. Dabei ist es allerdings wichtig, den sterbenden Menschen bis zu seinem Versterben als ein selbstbestimmtes und eigenverantwortliches

Individuum anzuerkennen und ihm außerdem zu verhelfen, sich mit seinem Schicksal auseinanderzusetzen und dabei sittliche und sachliche Geltungsansprüche zu erheben. Wie dies gelingen kann, wird anhand des von Jürgen Rekus (1993; 2007) entwickelten Konzeptes von pädagogischen Handlungsgrundsätzen herausgearbeitet. Indem sich der Hospizgast seinen eigenen Ängsten vor dem Tod stellt und sich mit seiner eigenen Sterblichkeit in sachlicher und sittlicher Weise auseinandersetzt, kann er die Freiheit erlangen, seine letzte Lebensphase selbstbestimmt zu gestalten und seinen eigenen Tod in innerer Freiheit zu sterben. Ein Pädagoge an der Seite ist hierbei eine große Hilfe.

Bereits in der Einleitung konnte gezeigt werden, dass sich das Verhältnis der Menschen in Bezug auf die Todesthematik erheblich verändert hat und dies zudem nicht selten mit Schwierigkeiten für das Personal in den Hospizen, als auch für den Sterbenden selbst einhergeht. Doch was ist der Grund dafür, dass die westliche Gesellschaft dem Sterben und Tod nur noch vage gegenübersteht?

2 Problemaufriss: Das Verhältnis zum Sterben und Tod in der heutigen westlichen Gesellschaft

Bis ins 20. Jahrhundert stellten das Sterben und der Tod ein öffentliches Ereignis der westlichen Gesellschaft dar, das von den Menschen sozial mitgetragen wurde und einen grundlegenden Einfluss auf deren Lebensgefüge hatte. Die Allgemeinheit war sehr stark von ihrem christlichen Glauben und den kirchlichen Institutionen geprägt, und Sterben und Tod waren ein „selbstverständliches Phänomen" (Jäger 2003, 34). Im Zuge der Säkularisierung, Individualisierung, Technisierung sowie dem aufgeklärten Denken der Menschen gerieten die christlichen Abläufe jedoch verstärkt in den Hintergrund (vgl. Fischer 2001, 41ff.). Ein Orientierungssystem von allgemeiner Gültigkeit bezüglich existentieller Fragen über das Leben und den Tod stand den Menschen plötzlich nicht mehr zur Verfügung (vgl. Jennessen 2007, 9). Aus diesem Grund steht der Mensch heute vor der Aufgabe, einen eigenen Weg zur Bewältigung der Todesproblematik zu finden. Das Sterben und der Tod sind von der öffentlichen Sichtbarkeit zu einer Privatangelegenheit jedes Einzelnen geworden (vgl. Wittkowski/Strenge 2011, 21).

Die Säkularisierung hat ebenso bei vielen dazu beigetragen, dass der Tod mittlerweile nicht mehr als ein Übergang in eine andere Welt, sondern als das Ende des diesseitigen Lebens gesehen wird (vgl. Mischke 1996, 55). Das Leben des Einzelnen ist nicht mehr primär durch Jenseitsvorstellungen bestimmt, sondern von den Bedürfnissen des Menschen im Hier und Jetzt (vgl. Richter 2005, 243). Es entwickelt sich die Haltung, dass das Leben so intensiv und lange wie nur möglich ausgekostet werden muss. Die Todesproblematik wird daher sowohl aus dem persönlichen, dem gesellschaftlichen als auch aus dem familiären Leben weitgehend ausgegrenzt (vgl. Jennessen 2007, 7). Anstatt sich auf das Sterben und den Tod entsprechend vorzubereiten und sie zum Gegenstand des Denkens zu erheben, versucht der Mensch, die Themen zu meiden und das häufig auch dann, wenn sie ihm geradezu ins Gesicht springen (vgl. Conrad 2013, 24). Primärerfahrungen mit dem Sterben und dem Tod werden kaum noch gemacht. Der Mensch nimmt zwar die Umstände des Todes und die Zahl der Opfer wahr, bedauert womöglich die Hinterbliebenen, sieht aber kaum noch den Sterbenden selbst. Trotz des Wissens, dass jegliches Leben im Tod endet und der Tod das Einzige ist, dessen jeder absolut sicher sein kann, haben die Menschen als

Gesellschaft scheinbar beschlossen, dies nicht anzuerkennen und nicht offen darüber zu sprechen. Der Mensch tut nicht selten so, als würde es die Tatsache des Todes nicht geben und wenn, dann betrachtet er den Tod als eine Art Erzfeind, den es grundsätzlich zu bekämpfen, zu verdrängen, zu verschweigen oder zu verharmlosen gilt (vgl. Zingrosch 2002, 62). Der Tod beendet jegliche Aktivitäten der Menschen, er macht Schluss mit allen Freuden des Lebens und zwingt den Menschen, alles hinter sich zu lassen. Ist es vor diesem Hintergrund daher nicht nahezu menschlich, dass eine Auseinandersetzung mit Sterben und Tod immer mehr in den Hintergrund tritt? Aus welchen Gründen sollte der Mensch den Tod anerkennen und sich intensiv mit ihm beschäftigen und ihn zum Gegenstand einer Lehre erheben?

Liegt ein Mensch im Sterben, können seine Angehörigen und Freunde sowie er selbst die Realität des Todes nicht unendlich lange leugnen. Kommt hinzu, dass sie dessen Existenz bereits nicht zu einem früheren Zeitpunkt anerkannt haben, werden sie schlecht auf dieses Ereignis vorbereitet sein. Durch die Verleugnung von Sterben und Tod errichtet sich eine Schranke zwischen dem sterbenden Menschen und der übrigen Gesellschaft. Dies führt dazu, dass sich der mit dem Tod konfrontierte Mensch jenseits der Grenze unserer Gesellschaft befindet und das noch bevor er vom Leben Abschied genommen hat. Die gesellschaftlichen Konventionen bewirken, dass Sterbende zu einem Zeitpunkt, an dem sie den Beistand und die Begleitung anderer Menschen am stärksten benötigen, vereinsamen und ausgegrenzt werden (vgl. Buckmann 1991, 15). Nicht selten fehlt es an Vorbildern, Orientierungshilfen und mannigfachem Beistand.

2.1 Definition Sterben und Tod

Das Sterben und Trauern der Menschen findet in der Weise statt, die die Kultur dem Einzelnen gelehrt hat. Sie hat Einfluss darauf, wie der Tod von jedem Einzelnen verstanden wird, welche Überzeugungen er bezüglich eines Lebens nach dem Tod hat und auf welche Traditionen und Bewältigungsrituale beim Sterbeprozess, beim Begräbnis und bei Erinnerungsfeiern zurückgegriffen wird (vgl. Morgan 2003, 15). Aber auch die eigenen Werte spielen eine wichtige Rolle. Das Handeln wird nicht allein auf Grundlage von Informationen getroffen, sondern auch angesichts dessen, wie diese Informationen mit den eigenen Werten übereinstimmen. Es geht also nicht allein darum, etwas zu wissen, sondern ebenso darum, das Wissen auf das eigene Handeln zu beziehen. Der Mensch richtet somit sein Handeln nach seinen subjektiven Beurteilungskriterien, sprich seinen Werten aus. Das was gewollt wird, beurteilt der Mensch als wertvoll, das was er nicht will, als wertlos. „Indem ein Mensch handelt, bevorzugt er etwas: er tut etwas und, da Handeln in der Zeit geschieht, also als Nacheinander, er tut etwas anderes nicht [...]. Wer handelt, bewertet etwas: er erachtet etwas für behandelnswert, er erachtet eine Handlung als handlungswürdig" (Ladenthin 1991, 29). Wären die Entscheidungen nur aufgrund von Informationsvermittlung gegründet, würden womöglich alle mit dem Rauchen aufhören, mehr Sport treiben und sich gesünder ernähren. Da dies jedoch nicht der Realität entspricht, nimmt der Mensch Veränderungen in seinem Leben vor, wenn diese als übereinstimmend mit dem gesehen werden, was für seine Werte bedeutsam und wichtig ist (vgl. Morgan 2003, 14f.).

Der Tod kann somit als ein soziales Konstrukt begriffen werden. Das bedeutet, dass er durch die eigenen Werte, aber auch durch die Denkweisen und Vorstellungen, die in der Kultur vorhanden sind, definiert wird. So kann es sein, dass auch innerhalb einer Familie unterschiedliche Ansichten bezüglich Sterben, Tod und Trauer bestehen (vgl. Bednarz 2003, 11), denn Werte und Normen sind in der Tat keine festgeschriebenen Größen, auch sie unterliegen einem fortwährenden epochalen Wandel.

Doch wann genau ist überhaupt von Sterben und Tod die Rede? Selbst in der Fachliteratur fehlt es an einer einheitlichen und expliziten Begriffsbestimmung. Das Sterben wird, wenn überhaupt, in sämtlichen gesichteten Beiträgen in allgemeiner Weise charakterisiert. Es bestehen große Differenzen hinsichtlich des Beginns, der Dauer oder weiteren spezifischen Merkmalen. Dagegen ist eines klar: Wenn von Sterben und Tod gesprochen wird, ist der Blick immer auf den letzten Abschnitt, das Ende des Lebens gerichtet. Ab welchem Zeitpunkt ein Mensch als Sterbender bezeichnet werden kann, bleibt jedoch offen.

„Wann das Sterben tatsächlich beginnt, kann nicht allein durch den Ausbruch einer Erkrankung bestimmt werden, die zum Tode führen wird. Zum einen wird der Beginn der Krankheit häufig überhaupt nicht bemerkt, sondern die Diagnose wird erst zu einem späteren Zeitpunkt im Verlauf der Erkrankung gestellt. Zum anderen bedeutet die Diagnose beispielsweise einer Krebserkrankung, die irgendwann zum Tode führen wird, noch lange nicht, daß der Betroffene nun etwa als ein Todkranker angesehen werden müßte; er mag durchaus noch Jahre leben, ohne daß die Lebensqualität wesentlich eingeschränkt ist oder er gar als Sterbender anzusehen wäre. [...] In diesem Sinne kann also der Beginn >des Sterbens< weder von der medizinischen Prognose noch von der Mitteilung einer infausten Diagnose, d.h. der Feststellung einer todbringenden Krankheit her zeitlich eindeutig festgelegt werden" (Mittag 1994, 19).

Doch befindet sich der Körper eines Menschen streng genommen nicht bereits ab dem Augenblick der Geburt im Sterbeprozess? Mit dem Älterwerden sterben stetig Zellen ab, diese erneuern sich zwar wieder, der Prozess verlangsamt sich jedoch kontinuierlich, bis er schließlich ganz aufhört. Daraus lässt sich schließen, dass das Sterben ein Teil des Lebens ist, ein fließender Übergang vom Leben in den Tod. Da der Mensch allerdings das Sterben mit dem Ende des Lebens gleichsetzt, wird auch erst dann vom Sterben gesprochen, wenn ein Mensch tatsächlich am Ende dieses Prozesses angekommen ist. Sterben stellt die Endphase des Lebens dar – besser gesagt die Endphase des lebenslangen Sterbeprozesses.

Eine weitere Problematik liegt neben der begrifflichen Unschärfe auch in der Verwechselung und Gleichsetzung der Begriffe Sterben und Tod, sowohl in der Umgangssprache als auch der Unterhaltungs- und Fachliteratur (vgl. Wittkowski 2011, 31). Spricht man von einem „schönen" oder „guten" Tod, kann damit nur ein „schönes" beziehungsweise „gutes" Sterben gemeint sein, denn die Lebenden haben keinen Einfluss auf den Zustand des Todes (vgl. ebd.). Der Tod liegt außerhalb jedes Erfahrungsbereiches, sodass der Mensch weder seinen Inhalt noch sein Ausmaß kennt. Er stellt buchstäblich ein Geheimnis dar, das jeglicher Forschung unzugänglich bleibt. Und so stellt sich auch die Frage, ob der Mensch etwas definieren kann, dessen Ausmaß er nicht kennt? Karl Jaspers (1948) beschreibt diese Paradoxie wie folgt: „Die Unerfahrbarkeit des Todes ist unaufhebbar; sterbend erleide ich den Tod, aber ich erfahre ihn nie" (Jaspers 1948, 485). Der Begriff Tod lässt sich wissenschaftlich nicht definieren, lediglich das Undefinierbare kann als Definition verstanden werden.

Durch die Gleichsetzung der beiden Begriffe suggeriert der Mensch, dass auch das Sterben ein unzugängliches Phänomen ist. „So wird gedanklicher Nebel erzeugt und es entstehen gefühlsmäßige Barrieren gegen einen rationalen und sachlichen Umgang mit der Todesthematik insgesamt" (Wittkowski 2011, 32). Da eine Auseinandersetzung mit Sterben und Tod ohnehin bei den meisten Menschen Angst, Überforderung und Bedrohung auslöst, ist es hilfreich, wenn der Sachverhalt, um den es geht, deutlich ist. Eine gezielte Unterscheidung des Sterbeprozesses vom Zustand des Todseins, sowohl im Denken als auch in der Sprache, kann eine kognitive Landkarte schaffen, welche eine gewisse gedankliche Orientierung in diesem unangenehmen Bereich begünstigt (vgl. ebd.).

Da eine allgemeingültige, trennscharfe Bestimmung des Sterbebeginns nicht möglich ist, und das Sterben neben physiologischen Aspekten auch individuelle, interpersonelle sowie weltanschauliche Aspekte umfasst, wird im weiteren Verlauf dieser Arbeit der Begriff des Sterbens weiter gefasst. Es wird sowohl auf die medizinische als auch auf die verhaltenswissenschaftliche Sicht des Sterbens zurückgegriffen.

Ein Mensch fällt dann unter die Definition eines Sterbenden, wenn folgende zwei Bedingungen gegeben sind:

1.) Es bestehen objektiv nachweisbare Voraussetzungen dafür, dass die Erkrankung, Verletzung oder Behinderung soweit fortgeschritten ist, dass nichts mehr getan werden kann, um das Leben des Menschen zu erhalten (vgl. Wirtz 2014, 1594f.). Alle therapeutischen Möglichkeiten erscheinen ausgeschöpft, auch eine medizinische Behandlung wird den Tod nicht mehr aufhalten können: Wissen um den Tod.
2.) Der betroffene Mensch muss von seiner todbringenden Situation erfahren und diese soweit wahrnehmen, dass er sein Erleben und Verhalten darauf ausrichten kann: Haltung zum Tod (vgl. Wirtz 2014, 1594f.).

Beide Bedingungen sollten gegeben sein, damit ein Mensch als Sterbender bezeichnet werden kann. In der Regel führt die subjektive Wahrnehmung zu einem mehr oder weniger bewussten Wissen der tatsächlichen und unabwehrbaren Bedrohung des eigenen Lebens (vgl. Wittkowski 2011, 67). Damit ein sterbenskranker Mensch im Rahmen einer zwischenmenschlichen Beziehung, Äußerungen über seine Bedürfnisse und Wünsche geben kann, muss er über ein Sterbebewusstsein verfügen.

2.2 Institutionalisierung und Professionalisierung des Sterbens und Totenkult

Anders als früher ist auch die Auslagerung des Sterbens und des Todes in bestimmte Institutionen sowie die zunehmende Professionalisierung. Die Verantwortung für die Versorgung und den Umgang mit kranken, sterbenden und toten Menschen ist kaum noch ein Zuständigkeitsbereich der Angehörigen. Primärerfahrungen werden nur noch selten gemacht, da heute viele anfallende Aufgaben an die entsprechenden Fachkräfte weitergeleitet und somit zunehmend institutionalisiert werden. „Dies entspricht dem modernen Verhältnis vom Sterben als ein Problem, das es auf die gleiche Weise zu lösen gilt, wie unzählige andere Probleme auch: indem man es Fachleuten in ihren jeweiligen institutionalisierten Nischen überantwortet" (Wittkowski/Strenge 2011, 22).

Nicht selten kommt es zu einer Abspaltung direkter Todeserfahrungen innerhalb einer Familie. Die Angehörigen zeigen vermehrt Hilflosigkeit in Form von Handlungsinkompetenz in der konkreten Sterbebegleitung (vgl. Freese 2001, 84). Die Sterbenden und Gestorbenen sind nicht selten von den Lebenden getrennt. Denn Sterben findet größtenteils im Verborgenen statt, umgeben von Unbekannten, in spezialisierten Institutionen wie Alten- oder Pflegeheimen,

Krankenhäusern, Palliativstationen, Hospizeinrichtungen etc. Dem geäußerten Wunsch von circa 76 Prozent der Bevölkerung, später einmal zu Hause, in vertrauter Umgebung zu sterben, wird nur selten entsprochen. Gerade einmal 20 Prozent der deutschen Bevölkerung sterben tatsächlich zu Hause (vgl. Bertelsmann Stiftung 2015, o.S.).

Doch dies war nicht immer so. Noch vor wenigen Jahrzehnten, als es vermehrt Großfamilien gab, starben die Menschen der älteren Generationen häufig daheim, umgeben von ihren Familien. Die ersten Erfahrungen mit dem Phänomen des Todes fanden somit bereits im Kindesalter statt. Und auch wenn das Sterben durchaus intensiv, schmerzhaft und traumatisch verlief, gab es Menschen um einen herum, die einander beistehen konnten, sodass der Tod, wie schmerzhaft und unangenehm er auch gewesen sein mag, dennoch Teil des Erwachsenwerdens war.

Heute erlebt der Mensch, im Gegensatz zu dem damals vorherrschenden „individuellen" Tod in ländlicher Gegend, einen „fabrikmäßigen" Tod in der modernen Stadt. Ein Tod ohne menschliche Würde, der nicht mehr der eigene Tod, sondern irgendein Tod ist. Rilke (1966) schreibt dazu:

„Dieses ausgezeichnete Hotel ist sehr alt, schon zu König Chlodwigs Zeiten starb man darin in einigen Betten. Jetzt wird in 559 Betten gestorben. Natürlich fabrikmäßig. Bei so enormer Produktion ist der einzelne Tod nicht so gut ausgeführt, aber darauf kommt es auch nicht an. Die Masse macht es. Wer gibt heute noch etwas für einen gut ausgearbeiteten Tod? Niemand. Sogar die Reichen, die es sich doch leisten könnten, ausführlich zu sterben, fangen an, nachlässig und gleichgültig zu werden; der Wunsch, einen eigenen Tod zu haben, wird immer seltener. Eine Weile noch, und er wird ebenso selten sein wie ein eigenes Leben. […] Man kommt, man findet ein Leben, fertig, man hat es nur anzuziehen. Man will gehen oder man ist dazu gezwungen; nur keine Anstrengung: Voila votre mort, monsieur. Man stirbt, wie es gerade kommt; man stirbt den Tod, der zu der Krankheit gehört, die man hat (denn seit man alle Krankheiten kennt, weiß man auch, daß die verschiedenen letalen Abschlüsse zu den Krankheiten gehören und nicht zu den Menschen); und der Kranke hat sozusagen nichts zu tun" (Rilke 1966, 713f.).

Die Verlagerung des Sterbeorts in Institutionen geht mit mehreren Motiven einher. Einerseits bedeutet die Betreuung und Pflege eines sterbenden Menschen bis hin zu seinem Tod eine enorme physische, psychische sowie finanzielle Belastung, der viele Familien nicht gewachsen sind. Andererseits ist eine Einweisung in ein Krankenhaus immer auch mit einer gewissen latenten Hoffnung verbunden, den Tod durch die medizinische Versorgung gegebenenfalls doch verhindern zu können (vgl. Jennessen 2007, 12). „Der Glaube in die neuesten medizinischen Erkenntnisse, technologischen Errungenschaften und in ein mehrfach abgesichertes, hochversichertes Leben nährt die Illusion und den Optimismus, nahezu alle Störungen aus der Welt zu schaffen, Krankheiten zu bezwingen und den Tod, wenn schon nicht abschaffen, dann zumindest hinauszögern zu können" (Franz 2002, 45). Der Mensch greift gierig nach Angeboten, die ihm neue Lebenskraft versprechen oder jünger werden lassen. „Ein uralter Wunschtraum der Menschen geht in Erfüllung: Wiederbelebung jugendlicher Aktivität, neue Kräfte für den alten Organismus!" (Leist 1961, 112f.). Es lässt darauf schließen, dass der Wunsch der ewigen Jugend stark im Einklang zum Wunsch des ewigen Lebens steht. Der Tod wird wieder einmal vom Einzelnen verdrängt und zu einer Herausforderung für Ärzte und Naturwissenschaftler. Die Hoffnung vieler Menschen in Ärzte, die irgendwann doch sicherlich ein Mittel finden, um den Tod aus der Welt schaffen zu können, wird beispielsweise durch die Kryonik als Option zur Lebensverlängerung ersichtlich. Mehrere Tote lagern mittlerweile in Kühltanks mit der Überzeugung, irgendwann einmal wiederbelebt werden zu können. Ein Hoffnungsschimmer des Menschen, der nicht selten in einem „Trugschleier einer Pseudo-Unsterblichkeit" (Zöpfl 1967, 17) endet und eher an science fiction erinnert.

Doch auch wenn jegliche Errungenschaften der modernen Wissenschaft viel dazu beitragen, das Lebensende jedes Einzelnen zu verlängern, am Ende wartet doch auf jeden Menschen der Tod. Und ob die letzte Lebensphase eines Menschen als Vollendung des Lebens, als Abgrund oder als qualvolles Abtreten erlebt wird, hängt ganz und gar davon ab, wie gut sich jeder Einzelne auf sein Ende vorbereitet hat.

Auch nach dem Tod eines Menschen wird eine Verlagerung in Institutionen sichtbar. An eine Aufbahrung der Toten zu Hause wird schon lange nicht mehr gedacht. Professionelle Bestatter übernehmen in der Regel alle mit dem Leichnam verbundenen Tätigkeiten wie die hygienische Versorgung, das Ankleiden des Verstorbenen, die Überführung und Aufbahrung, verbundene Formalitäten sowie die Organisation der Trauerfeier. Der Umgang mit dem Tod ist zu „einer Angelegenheit für Bestatter, Techniker und Friedhofsbürokraten" (Fischer 2001, 52) geworden. Den Hinterbliebenen wird durch solche Dienstleistung allerdings die Möglichkeit genommen, Sterben und Tod zum unmittelbaren Gegenstand der Auseinandersetzung zu machen. Der Tod ist für den Menschen „unsichtbar" geworden, und den richtigen und guten Umgang mit Sterbenden und Toten kann er kaum erlernen, da er nicht zum Gegenstand einer Lehre erhoben wird. Mischke (1996) bringt diese mangelnde Präsenz des Todes in folgender Aussage klar auf den Punkt: „Das Leben in der Industriegesellschaft wirkt so, als ob niemand stirbt" (Mischke 1996, 140). Der Umgang mit Sterben und Tod ist in ein System eingereiht worden und somit dem Menschen enteignet, also aus der Hand genommen worden. Der Tagesrhythmus wird durch den Tod eines anderen nicht mehr gestört.

Einen weiteren Einfluss auf das Bewusstsein des Todes hat auch die Veränderung der Lebenserwartung. Nicht selten versteckt sich der Mensch hinter den Zahlen der Statistiken, die zeigen, dass die Sterblichkeitsrate rapide abgenommen hat und in den Industrieländern mittlerweile ein durchschnittliches Lebensalter von circa 80 Jahren erreicht werden kann (vgl. Statistisches Bundesamt 2015/2017, o.S.). Diese hohe Lebenserwartung trägt mit dazu bei, dass der Tod weniger akzeptiert wird als es früher der Fall war. Der Tod wird lediglich aufgeschoben, in jungen Jahren braucht man sich noch keine Gedanken über ihn zu machen. „Weil wir den Gedanken an den Tod nicht mehr bewußt denken können und wollen, ist er uns nur ein Konstruktionsfehler der Natur, vor dem wir uns eben in acht nehmen müssen, dem man ausweichen muß" (Zöpfl 1967, 17).

2.3 Sterben und Tod bei Kindern und Jugendlichen

Die Beschäftigung mit thanatalen[4] Themen ruft in der heutigen Zeit bei vielen Menschen negative Assoziationen hervor, gerade dann, wenn Sterben und Tod mit Kindern oder Jugendlichen in Verbindung gebracht wird. Erwachsene sind oftmals bemüht, Kindern und Jugendlichen eine Konfrontation mit Sterben, Tod und Trauer zu ersparen. Mit Kindern wird Zukunft und Wachstum verbunden, und nicht das durch den Tod erzeugte Ende des Lebens (vgl. Jennessen 2007, 2). Besonders aus diesem Grund sollen sie vor Kummer und Leid geschützt werden. So wird auch innerhalb der Familie dieser Bereich zumeist peinlichst gemieden. Nicht selten kommt es vor, dass Kindern der Tod eines Menschen verheimlicht wird, oder es werden Lügen und Ausreden erfunden um einer Konfrontation zu entgehen. So wird beispielsweise der Krankenhausaufenthalt eines sterbenskranken Elternteils als Geschäftsreise deklariert, der Tod eines Angehörigen erst durch ein geschlossenes Grab für die Kinder ersichtlich oder sogar Kinder und Jugendliche selbst nicht über ihre eigene Erkrankung und den bevorstehenden Tod informiert. Diese erschreckende Realität lässt sich sogar in einigen Kinder- und Jugendhospizen wiederfinden. Auch hier kommt es vor, dass den sterbenskranken

---

4 Thanatos (griechisch): der Tod; thanatal: auf den Tod bezogen (vgl. Roscher 1916-1924, 482ff.).

Kindern und Jugendlichen der Tod von einigen Eltern verheimlicht wird (vgl. Kapitel 5.1.1). Des Weiteren ist es heute sehr selten, dass Eltern ihre Kinder zu einem Besuch eines terminalen[5] Patienten mitnehmen. Bedenkt man, dass allein im deutschsprachigen Raum jährlich um die 200.000 Kinder und Jugendliche von einer onkologischen Erkrankung eines Elternteils betroffen sind (vgl. Stiftung Phönikks 2016, 10) und diesen womöglich ein ehrlicher und offener Umgang mit der Krankheit, deren Verlauf und dem eventuell einzutretenden Tod verwehrt bleibt, wird die Notwendigkeit des pädagogischen Aufgreifens todesbezogener Themen sowohl in der Theorie als auch in der Praxis ersichtlich. Denn gerade durch solche Einstellungen der Erwachsenen zum Sterben und Tod haben die Kinder keinerlei Vorbilder, die ihnen zeigen, wie man mit dem Phänomen Tod umgehen und ihn zum Gegenstand erheben kann. Eltern denken, sie bereiten ihr Kind optimal auf die Zukunft vor, indem sie es zu Frühförderungsprogrammen schicken und es musikalische und sportliche Aktivitäten ausüben lassen. Doch dabei wird oft ein anderer wichtiger Teil im Leben eines Menschen vergessen, der Umgang mit der Endlichkeit. Grundsätzlich sind auch Kinder vom Sterben und Tod nicht ausgenommen, auch sie trifft die Realität des Todes. Sind sie nicht von ihrem eigenen Tod oder dem eines Mitmenschen betroffen, begegnen sie ihm gegebenfalls durch den Tod eines Haustieres, bei Computerspielen, in den Medien, oder durch ein totes Tier auf der Straße oder im Wald. Doch warum sind Erwachsene so bemüht, ihren Kindern solch eine Konfrontation mit Sterben und Tod zu ersparen? „Wen [...] wollen wir denn schonen, wenn wir den Tod schönreden, bagatellisieren oder verdrängen? Dient das, was wir vermitteln, dem Nutzen des Kindes oder des Erwachsenen?" (Unverzagt 2004, 42). Ist es die eigene Hilflosigkeit, sind es die eigenen Ängste? Warum werden Gespräche über Sterben und Tod so lange vermieden, bis eine Thematisierung unausweichlich ist?

Vom psychologischen Standpunkt her galt lange Zeit die Meinung, dass eine Beschäftigung mit thanatalen Themen den Kindern sogar schaden könnte. Und auch die Annahme, dass Kinder zu jung seien, um das Ausmaß des Todes zu begreifen und verarbeiten zu können, ist nach wie vor weit verbreitet. Doch vorliegende Forschungsarbeiten zeigen auf, dass bei Kindern zwischen dem dritten und dem fünften Lebensjahr die Beschäftigung mit

---

5   Term-terminus (lateinisch) bedeutet Grenze, Begrenzung oder festgelegter Zeitpunkt. Terminal meint zum Ende gehörend, das Ende bildend (vgl. Roscher 1916-1924, 379ff.).

dem Tod einsetzt (vgl. Kapitel 3.1). Eine Auseinandersetzung mit todesbezogenen Themen in der Erziehung und im Bildungsprozess ist notwendig, denn Sterben und Tod existieren in der kindlichen Erfahrungswelt. Je mehr Tatsachen, die das Sterben und den Tod betreffen, von Kindern ferngehalten und geleugnet werden, desto erschwerender kann für sie eine angemessene Auseinandersetzung mit dieser Thematik werden. Es wird ihnen die Chance genommen, sich mit dem Phänomen des Todes auseinanderzusetzen und eine entsprechende Haltung gegenüber Krankheit, Leid, Verlust, Sterben und Tod zu entwickeln. Die Prüfung sachlicher und sittlicher Geltungsansprüche bleibt aus[6]. Dies kann dazu führen, dass der Tod an unfassbarer Macht gewinnt. Fehlen offene und ehrliche Informationen bei Fragen über Sterben und Tod und gibt es keine allgemeinverbindlichen Antworten, müssen die Kinder mit ihren Fantasien alleine zurechtkommen und diese als Informationsquelle nutzen. Da der Tod verdrängt wird und nicht mehr zum Leben dazu gehört, steigen auch die Ängste vor solch einer Thematik.

„»Wie ein schwarzes Tuch legte sich der Tod von Großvater über unser Haus«, erzählte ein Jugendlicher, der als Kind dem Tod des Großvaters näher auf die Spur kommen wollte. Vergeblich suchte er bei seinen Eltern nach Antworten auf seine Fragen. Vergeblich suchte er nach Erklärungen für seine eigenen inneren Gefühlsregungen. Alles schien plötzlich ganz anders geworden zu sein. Nichts war wie immer, alles verschwand hinter einer Nebelwand von unklaren Äußerungen, vagen Andeutungen, unbekannten Tönen. Nur eines schien dem Kind von damals klar zu sein: Hinter diesem »schwarzen Tuch« durfte keine Sonne mehr scheinen, kein Lachen durfte aufkeimen, kein lautes Wort gesprochen werden. Aus der Sprachlosigkeit der Erwachsenen wurde allmählich eine Sprachlosigkeit des Kindes. War da am Anfang noch Neugier, das Geheimnis des Todes zu ergründen, legte sich nur allzu rasch lähmende Stille über das Kind" (Specht-Tomann/Tropper 1998, 11).

Dieses Beispiel verdeutlicht, wie wichtig ein offener Umgang mit todesbezogenen Themen ist. Die eigene Traurigkeit um den verstorbenen Großvater

---

6 Pädagogisches Handeln ist nicht darauf gerichtet, eigene Geltungsansprüche durchzusetzen, wie beispielsweise den Anspruch, dass 1+1=2 ist; den Anspruch, älteren Menschen aufgrund von Höflichkeit in der Bahn einen Sitzplatz anzubieten; oder den Anspruch, Kindern den Tod zu verheimlichen, da diese noch zu jung für eine Konfrontation sind, etc. Bei der Prüfung von Geltungsansprüchen geht es hingegen darum, jedem Einzelnen die Möglichkeit zu eröffnen, eigene Urteile sowie sachliche Einsichten zu erkennen und dadurch die Entwicklung der Selbstbestimmungsfähigkeit zu ermöglichen (vgl. Mikhail 2016, 159ff.).

konnte nicht durchlebt werden. Tränen über den Verlust konnten nicht fließen und kehrten sich nach innen. Der Jugendliche erhielt nicht die Möglichkeit, frühzeitig zu lernen, dass Sterben, Tod und Trauer zum Leben dazu gehören und darüber auch mit Erwachsenen als Normalität menschlichen Seins kommuniziert werden kann und darf. Stattdessen hat er genau genommen von den Begebenheiten rund um den Tod gelernt, dass der Tod etwas im Leben ist, das kein Fragen zulässt und alles in Schweigen hüllt. Für die Trauer scheint es keinen Platz zu geben, jegliche Gefühlsregungen wurden von einem „schwarzen Tuch" verschluckt. Der Jugendliche berichtete des Weiteren, dass er sich seither in jeder Begegnung mit Trauernden wie erstarrt, hilflos oder gelähmt fühle: „»Jedesmal, wenn ich einen Menschen treffe, der einen Verwandten verloren hat, werde ich sprachlos. Es ist als würde sich das schwarze Tuch meiner Kindheit wieder über mich legen – und doch möchte ich es anders machen, möchte auf den Schmerz des anderen reagieren, möchte sagen können, daß auch ich schon Tod und Verlust erlebt habe, daß auch ich weiß, wie elend und einsam man sich fühlt […]«" (Specht-Tomann/Tropper 1998, 12). Diese Aussage des jungen Erwachsenen ist nur eines unter vielen Beispielen, das zeigt, dass die Art und Weise, wie in der Kindheit mit Verlust- und Trauerreaktionen umgegangen wird, wesentlich dazu beiträgt, welchen Zugang der Einzelne auch als Erwachsener zu dieser Thematik finden kann.

2.4 Sterben und Tod in den Medien

Während der Tod im privaten Alltagsleben faktisch abwesend ist, erscheint seine Präsenz in den Medien gar schon aufdringlich (vgl. Fischer 2008, 222). Seine Bilder füllen die Wochenschauen und Illustrierten. Es ist kaum möglich, die Zeitung aufzuschlagen, ohne dabei mit einer Schreckensmeldung konfrontiert zu werden. Nachrichten zeigen Bilder von Opfern, Katastrophen, Unfällen, Verbrechen, Kriegen oder Terrorakten. Und auch Bücher und Filme machen sich den Tod zur Titelfigur: „Totentanz am Strand", „Death Call. Er bringt den Tod", „Die Nacht der lebenden Toten" sind nur einige Beispiele. Ein Fernsehabend, an dem nicht gestorben und gemordet wird und im Anschluss ein „Superheld" seinen Sieg feiert oder ein zufriedengestellter Kommissar den Mörder ins Gefängnis bringt, findet man nur noch selten. Das Anschauen von Massakern wird zur Freizeitgestaltung, der Tod erhält auch hier reiche Ernte. Filme und Bücher mit nur wenig Action und Toten gelten schnell als langweilig. Die Menschen identifizieren sich mit den Helden, die das Böse besiegen, dabei aber dem Tod selbst durch List und Tücke entfliehen. Am Computer kann jeder sogar selbst zum Mörder werden, das Töten von Menschen wird zum Sammeln von Punkten.

Dieses Vorgehen amüsiert die Menschen in gewisser Weise, weil sie genau wissen, dass der Tod ihnen hier nichts anhaben kann. Der Einzelne schaut dem Tod durch Spiel und Film zwar in die Augen, aber diese Todesbereitschaft ist lediglich „eine jämmerliche Großmäuligkeit, nicht aber ein Existential personalen Seins [...]" (Schmaderer 1960, 118 nach Zöpfl, 1967, 13).

Der Tod ist in den Medien zur Normalität geworden und gerade seine mediale Präsenz ist es, „[...] die das Bild vom und die Einstellung zum Tod prägen" (Fischer 2008, 222). Nicht selten führt sie zu einem verzerrten Bild vom Tod, da dieser in den Medien vornehmlich als grausam, spektakulär oder ungewöhnlich gezeigt wird. Ein „normaler" Tod aufgrund von Altersschwäche oder Krankheit wird in den Medien nur selten gezeigt. Dieser wird erst dann interessant, wenn er einen prominenten Zeitgenossen trifft (vgl. ebd.).

Der Tod wird hauptsächlich dazu benutzt, um Spannung zu erzeugen. Er dient dem Nervenkitzel und bekommt etwas Dunkles, Mystisches und Unheimliches. Und dies kann gerade bei Kindern schnell zur Entstehung von Ängsten und den Gedanken führen, auch einmal gewaltvoll sterben zu müssen. Mit solchen Bildern sollten Kinder in keinem Fall alleine gelassen werden. Gerade auch deshalb, weil Medienforscher damit rechnen, dass Kinder bis zu ihrem zwölften Lebensjahr um die 14.000 Leichen beim Fernsehen gesehen haben (vgl. Jennessen 2007, 25; vgl. Morgan 2003, 16). Ein offener Dialog über die wahrgenommenen Inhalte ist wichtig, denn die Medien bieten keine Möglichkeit, die dadurch ausgelösten Emotionen aufzuarbeiten. Und noch weniger zeigen sie etwas über die Realität des Sterbens, den ganz „normalen" Tod.

Das Bewusstsein der Endlichkeit wird zwar durch Nachrichten und Medien immer wieder aufs Neue wachgerufen, doch ebenso prekär ist, dass der durch Film und Fernsehen vermittelte Tod immateriell abstrakt gesehen wird. Das bedeutet, dass er dem Menschen als Tod der anderen erscheint und lediglich ein Schauobjekt bleibt. Der Mensch findet an ihm Gefallen, weil er weiß, dass diejenigen, die im Film und Fernsehen sterben, weit von ihm selbst entfernt sind (vgl. Fischer 2008, 223). So ist man im ersten Moment über Katastrophen, Morde etc. schockiert und entsetzt, wendet sich aber dann doch relativ schnell wieder seinem alltäglichen Leben zu. „Es besteht [...] ein merkwürdiger Zusammenhang zwischen der Sucht nach Erregung [...] und dem Ausweichen vor Aufregungen im Alltagsleben. Die in der Sensationspresse gesuchten Aufregungen dürfen nicht von unmittelbarer existentieller Bedeutung für das Leben des einzelnen Lesers oder Beschauers sein. Die dem Beschauer unbekannten Toten, die er im Fotodruck vor sich sieht, weil sie so attraktiv in ein Auto eingeklemmt wurden, erregen doch wohl kaum mehr sein Mitleid, sondern lassen sich – magisch – empfinden, daß durch dieses Opfer an dem personifiziert empfundenen Tod das eigene Leben zunächst nicht gefordert sein mag" (Wasem 1959, 40).

Durch die häufige Begegnung mit dem Tod in den Medien entwickelt der Mensch eine erschreckende Gleichgültigkeit. So berührt einen der Tod erst dann, wenn er direkt und ganz unmittelbar davon betroffen ist. Sterben Menschen am anderen Ende der Welt, so lässt man sich bei solch einer Meldung auch noch sein abendliches Getränk schmecken. „Der aus dem Alltag verdrängte Tod ist durch die elektronische Hintertür in den Fernsehalltag zurückgekehrt, der freilich seinerseits ein Stück Alltag ist, und dies durchaus im Umfang seiner natürlichen Größe. Er kehrt allerdings zurück ohne die Unerträglichkeit des individuellen Schmerzes. Er kehrt ausschließlich als Tod der anderen zurück" (Schneider 2004, o.S.).

2.5 Wege der Enttabuisierung

Neben der starken gesellschaftlichen Verdrängung der Todesthematik sind an verschiedenen Stellen auch Entwicklungen sichtbar, die auf eine Enttabuisierung beziehungsweise eine verstärkte Beschäftigung mit Sterben und Tod schließen lassen. Besonders die in den USA verankerte wissenschaftliche Bearbeitung thanataler Themen sowie öffentlich geführte Diskussionen rundum Palliativmedizin[7] oder Sterbebedingungen haben auch in Deutschland deutlich zugenommen. Debatten über Patientenverfügungen, neue Gesetzesentwürfe über aktive und passive Sterbehilfe sowie Sterbebegleitung sind nur einige Beispiele, die auf eine Enttabuisierung schließen und mit der modernen Hospizbewegung in Zusammenhang gebracht werden können.

---

7   Diejenigen Bewegungen, die die Sterbebegleitung zum Ziel ihrer Arbeit haben, werden in Deutschland auch mit den Begriffen Palliativmedizin, Palliative Care und Hospiz in Verbindung gebracht. Palliativmedizin bezieht sich auf die ganzheitliche Behandlung von Menschen mit fortschreitender Erkrankung und begrenzter Lebenserwartung. Schmerztherapie und Schmerzforschung stehen dabei im Vordergrund. Palliative Care ist ein internationales Konzept zur Begleitung, Versorgung und Beratung schwerstkranker und sterbender Menschen, welches sich auch in der Hospizarbeit wiederfinden lässt (vgl. Jordan 2007, 16).

2.5.1 Hospizidee und Hospizbewegung

Vor allem die moderne Hospizbewegung, die in den 1960er Jahren in England durch Cicely Saunders ins Leben gerufen wurde, kann dabei als Wegbereiter eines offenen Umgangs mit Sterben und Tod gesehen werden. Saunders gründete 1967 in London das St. Christopher`s Hospice mit dem Ziel, final erkrankten Menschen ein schmerzfreies, würdiges und selbstbestimmtes Leben bis zum Lebensende zu ermöglichen. Während ihrer Ausbildung zur Krankenschwester und anschließend zur Sozialarbeiterin und Ärztin erlebte Saunders einen nüchternen, unwürdigen und lediglich sachlichen Umgang mit sterbenden Menschen. Den Impuls, sich stärker unheilbar kranken Menschen zuzuwenden, erhielt Saunders durch eine schicksalhafte Begegnung mit dem vierzigjährigen Sterbenden David Tasma, einem polnischen Juden mit einem inoperablen Tumor. Die Schmerzen und die Einsamkeit, die Vielschichtigkeit des Leides auf physischen, psychischen, sozialen und spirituellen Dimensionen, die Tasma erlitt, wurden Cicely Saunders bewusst und brachten sie zu ihrer neuen Lebensaufgabe, der ganzheitlichen Begleitung und Betreuung sterbender Menschen (vgl. Du Boulay/Rankin 2007, 37). Saunders widmete sich von da an der Versorgung Schwerkranker und Sterbender sowie der Weiterentwicklung der Schmerztherapie. 1951 begann Sie mit ihrem Medizinstudium, um die Bedingungen für sterbende Menschen auch als Ärztin zu verbessern. In diesem Rahmen entstand die Idee einer umfassenden Schmerzwahrnehmung und Schmerzbehandlung. Sie entwickelte daraufhin das Konzept des „Total Pains", welches die vielfältigen Dimensionen des Schmerzes berücksichtigt und sie selbst zu einer Universalistin machte. Saunders, die selbst als Vertreterin von drei erlernten Disziplinen (Krankenschwester, Sozialarbeiterin und Medizinerin) gesehen werden kann, ging es nicht allein um die Symptombehandlung mit chemotherapeutischen Mitteln, sondern auch um die ganzheitliche Fürsorge des Einzelnen, um „care" und „total care" unter Beteiligung der verschiedenen Berufsgruppen. In der Begleitung sterbender Menschen liegt für Saunders daher ein hoher Stellenwert darauf, dass die jeweiligen Vertreter dieser Disziplinen sich am Bett eines Sterbenden auch als Team verstehen, wodurch der multiprofessionelle Ansatz in diesem Setting an großer Bedeutung gewann (vgl. Zulehner 1999, 709). Neben der Errichtung stationärer Hospize sah Saunders sehr früh auch die Notwendigkeit der ambulanten Hospizarbeit, da ein Großteil der Menschen bevorzugt, zu Hause zu sterben. Sie begrüßte es sehr, dass ihre Idee sich weltweit umsetzte und unterschiedlich weiterentwickelte. In New Haven/Connecticut gründete sich im Jahr 1973 der erste ambulante

Hospizdienst, um auch Menschen in ihrer vertrauten Umgebung, zu Hause ein würdiges Sterben zu ermöglichen. Und auch Saunders errichtete nur wenige Jahre nach der Eröffnung des St. Christopher's Hospice einen ambulanten Hospizdienst, der schnell mehr Menschen versorgte als der stationäre Bereich (vgl. Student/Mühlum/Student 2016, 139).

Blickt man auf die Geschichte der Hospizbewegung in Deutschland lässt sich diese nicht von der Entwicklung in England und den USA ablösen. Saunders Werk zählt bis heute als Vorbild für zahllose ähnliche Einrichtungen. Von England aus breitete sich die moderne Hospizbewegung in viele Länder innerhalb und außerhalb Europas aus. Neben Cicely Saunders gilt auch die aus der Schweiz stammende amerikanische Ärztin Elisabeth Kübler-Ross als Wegbereiterin der Hospizbewegung. Mit ihrem 1969 veröffentlichten Buch „On death and dying" machte sie international auf sich aufmerksam und brachte die Hospiz- und Palliativarbeit weiter ins Rollen. Das Buch, welches vom Befinden sterbender Menschen berichtet, erregte großes Aufsehen. Kübler-Ross`s weltweite Vorträge, Workshops und Publikations- und Seminartätigkeiten über Sterben und Tod fanden viel Beachtung, wodurch sie die sich daraus entwickelnde Hospizkultur maßgeblich beeinflusste.

In der Bundesrepublik wurde das Phänomen Hospiz der breiteren Bevölkerung erstmals durch den 1971 erschienenen Film „Noch 16 Tage ... - eine Sterbeklinik in London" bekannt (vgl. Seitz/Seitz 2002, 143). Der Film des Münchners Reinhold Iblacker thematisierte auf die für die damalige Zeit provokante Weise das Sterben und löste in Deutschland eine lebhafte und zugleich sehr kontroverse Diskussion aus, die der Entstehung der deutschen Hospizbewegung eingangs entgegenwirkte. Die Idee der „Sterbeklinik" als vorläufige Übersetzung für das englische Wort „hospice" weckte Ängste und stieß sowohl in kirchlichen Kreisen als auch bei Wohlfahrtsverbänden vorerst auf Ablehnung. Befürchtet wurde eine Gettoisierung, Abschiebung, Kommerzialisierung des Sterbens sowie eine Überforderung der Schwerstkranken und Sterbenden und der Helfenden. Des Weiteren wurde die „Sterbeklinik" fälschlicherweise wieder mit der unseligen Euthanasiedebatte in Zusammenhang gebracht. Um aus diesem Missverständnis herauszukommen, bedurfte es mehrfachen geduldigen Erklärens (vgl. Heller 2012, 76ff.; vgl. Seitz/Seitz 2002, 141ff.).

Das Interesse stieg langsam, nach und nach brachten sich die zuvor kritisch positionierten Wohlfahrtsinstitutionen und Kirchen ein, wodurch sich erst in den 80er Jahren die ersten hospizlichen und palliativen Einrichtungen in Deutschland etablierten. Motiviert durch die Enttäuschung einiger Ärzte darüber, dass in der Krebschirurgie die Nachsorge eines Patienten endete, sobald keine Heilungschancen mehr bestanden und der Platz für austherapierte Menschen fehlte, eröffnete im April 1983 die erste deutsche Palliativstation am Universitätsklinikum in Köln (vgl. Wittwer/Schäfer/Frewer 2010, 244). Den richtigen Durchbruch in der öffentlichen Diskussion um die „Sterbekliniken" bewirkte erst zwei Jahre später der Pallitivmediziner und Hospizleiter Johann-Christoph Student mit seinem Artikel „Hospiz versus >Sterbeklinik<", welcher 1985 in der Zeitschrift „Wege zum Menschen" erschien. Student gründete an der evangelischen Fachhochschule in Hannover die Arbeitsgruppe „Zuhause sterben" und legte in seinem Artikel dar, dass es beim Thema Hospiz nicht lediglich um die Schaffung neuer Einrichtungen gehe, sondern um eine Konzeption in der Begleitung schwerstkranker und sterbender Menschen sowie um einen offeneren Umgang mit den Themen Sterben und Tod (vgl. Student 1885, 260ff.). Vielen engagierten Einzelpersonen und Pionieren ist es somit zu verdanken, dass die Hospizbewegung in Deutschland trotz Widerständen und großer Ablehnung Fuß fassen konnte. Überzeugt von der Notwendigkeit ihrer Idee, ließen sie sich nicht von ihrer Vorstellung einer würdigen und humanen Begleitung Sterbender abbringen und leisteten Basisarbeit. Im Jahr 1986 eröffnete dann, durch die Unterstützung der Deutschen Krebshilfe, das erste stationäre Hospiz Haus Hörn in Aachen. Das mit 53 Betten ausgestattete und vom Ordensgeistlichen Dr. Paul Türks geleitete Hospiz lehnte sich eng an das Modell des St. Christopher`s Hospice an (vgl. Student/Mühlum/Student 2016, 44). Die zweite Eröffnung eines stationären Hospizes, das Hospiz zum Heiligen Franziskus in Recklingshausen, folgte ein Jahr später. Eine kleine Neun-Betten-Einheit, welche kein Ersatz für die häusliche Versorgung darstellte, sondern dort helfen wollte, wo die Räumlichkeiten fehlten, der Wille da war oder es Ängste gab, in der Pflege etwas falsch zu machen (vgl. Heller 2012, 128). Neben den stationären Einrichtungen gründeten sich sehr zeitnah Hospizgruppen, welche eine ambulante Begleitung sterbender Menschen zu Hause ermöglichten. Denn gerade das Sterben zu Hause ist die primäre Zielperspektive der Hospizarbeit, welche durch stationäre und teilstationäre Einrichtungen ergänzt wird, wenn eine palliative Versorgung des Sterbenden zu Hause nicht mehr leistbar ist. Neben dem Einsatz vieler Pioniere wurde die deutsche Hospizbewegung in den Anfängen überwiegend durch katholische Priester gestützt und im Wesentlichen von einer großen Überzeugungskraft und dem Engagement vielzähliger Bürgerinnen und Bürger als eine Bürgerbewegung getragen (vgl. Deutscher Hospiz- und PalliativVerband e.V. Stand 2019, o.S.). Die fehlende angemessene Betreuung, die häufig unwürdigen Situationen schwerstkranker und sterbender Menschen in Krankenhäusern und anderen Einrichtungen sowie die bereits beschriebene starke Tabuisierung von Sterben, Tod und

Trauer galten als Motiv für das Engagement. Schwerstkranke und sterbende Menschen benötigen eine Begleitung, die den körperlichen, sozialen, psychischen und spirituellen Bedürfnissen am Ende des Lebens Rechnung trägt und die Angehörigen und Nahestehenden mit einbezieht (vgl. ebd.).

Dabei orientiert sich die Hospizidee an einer jahrhundertelangen abendländischen Tradition von Herbergen im Mittelalter und deren vorbehaltlosen Gastfreundschaft (lat. Hospes, hospitium). Entlang der Pilgerrouten in ganz Europa hatten die Herbergen das Ziel der Pflege alter, schwacher, kranker und sterbender Menschen vor Augen. Grundlage hierfür war das christliche Gebot der „caritas", sprich der Zuwendung zum Nächsten (vgl. Berger 1992, 199). Symbolisch gesehen knüpft auch die moderne Hospizbewegung an diese Herbergen an, indem sie Orte schafft, an denen schwerstkranke und sterbende Menschen auf ihrem letzten Weg begleitet und versorgt werden – ganz unabhängig von Herkunft, Religion, Geschlecht oder finanzieller Ressourcen. Als Gegengewicht zur technischen Intensivmedizin verstehen sich in der Zwischenzeit etwa 2.000 Initiativgruppen für Sterbebegleitung, Hospiz- und Palliativarbeit. Die gesellschaftliche Aufmerksamkeit sowie die Bereitschaft, Menschen, die sterben, die der Hilfe und Unterstützung bedürfen, menschlich und würdig zu begegnen, nimmt stetig zu. So ist beispielsweise die Anzahl der stationären Einrichtungen der Hospiz- und Palliativversorgung von 1996 bis Anfang März 2019 um das Achtfache gestiegen. Während 1996 nur 28 Palliativstationen und 30 stationäre Hospize für Erwachsene zu verzeichnen waren, gab es Anfang August 2018 bereits mehr als 330 Palliativstationen sowie 230 stationäre Hospize für Erwachsene und 17 stationäre Kinder- und Jugendhospize. Zudem gibt es laut dem Deutschem Hospiz- und PalliativVerband e.V. (DHPV) in Deutschland noch rund 1.500 ambulante Hospizdienste sowie circa 330 Teams der spezialisierten ambulanten Palliativversorgung (SAPV) (vgl. Deutscher Hospiz- und Palliativ-Verband e.V., Stand 2019, o.S.). Die Zahlen zeigen, dass seit der Gründung des ersten deutschen stationären Hospizes Haus Hörn in Aachen 1986 immer mehr Menschen die Möglichkeit haben, ihr Leben in Würde und ohne Schmerzen unter fachkundiger Betreuung, zu Hause oder in einem stationären Hospiz in familienähnlicher Atmosphäre zu beschließen. Die hospizliche Versorgung ist in Deutschland gut aufgestellt, selbst in kleinen Ortschaften gibt es ambulante Hospizdienste. Jedoch zeigt die Realität auch, dass bisher nur ein Bruchteil der Sterbenden auch die benötigte palliative Unterstützung erhält. Bislang werden in den Erwachsenenhospizen zum Großteil überwiegend Menschen mit einer Krebserkrankung palliativ versorgt. Für Menschen ohne eine onkologische Erkrankung fehlen weitgehend Angebote. Palliative Konzepte sollten daher auch an die Orte gebracht werden, wo am meisten gestorben wird, in Krankenhäuser und Pflegeheime.

Auch auf politischer Ebene sind Veränderungen und Entwicklungen sichtbar. Während die Hospizarbeit lange Zeit vom regulären Gesundheitssystem abgetrennt war, werden Hospizeinrichtungen mittlerweile zum Teil durch öffentliche Gelder gefördert. Um die schlechten Finanzierungsbedingungen zu lösen, gründete sich im Januar 1994 durch das Bundesministerium für Arbeit und Sozialordnung die Arbeitsgruppe Hospizarbeit. 1997 wurde durch §39a SGB V den stationären Hospizen ein Rechtsanspruch auf Finanzierung der Hospizpflege zugesichert. Für den Aufenthalt eines Sterbenden erhalten stationäre Hospize Zuschüsse von Kranken- und Pflegeversicherungen. Und auch seit 2002 werden ambulante Hospizdienste durch den §39a SGB V, Absatz 2 finanziell unterstützt, indem unter anderem hauptamtliche Stellen zur Qualifizierung und Koordination der Ehrenamtlichen finanziert werden. Trotz der Zuschüsse muss sowohl die stationäre als auch die ambulante Hospizarbeit einen Großteil ihres Engagements für die Spendenwerbung und Öffentlichkeitsarbeit aufwenden. Stationäre Hospize sind beispielsweise dazu verpflichtet, bis zu zehn Prozent ihrer Kosten in Form von Spenden, Ehrenamtsarbeit, Mitgliedsbeiträgen etc. aufzubringen. Die Etablierung in das Gesundheitssystem bringt zwar einerseits eine finanziell gesicherte Grundlage, wirft andererseits aber auch Konfliktfelder auf, indem beispielsweise über die Vor- und Nachteile der Institutionalisierung und Professionalisierung von Hospizarbeit diskutiert und gestritten wird. Durch die Integration in das Gesundheitssystem hat sich die Hospizbewegung von der anfänglichen Bewegung des Ehrenamtes getrennt und auch die Professionalität hat gerade im stationären Bereich stark zugenommen, was durchaus auch kritisch betrachtet wird.

Im Zuge der Hospizbewegung hat sich in noch jüngerer Vergangenheit auch die Kinderhospizbewegung in Deutschland etabliert, welche sich besonders den Tabus des frühen Todes von Kindern und Jugendlichen annimmt. Die Kinderhospizarbeit versteht sich als ein spezialisierter Zweig der Gesamthospizbewegung mit dem gemeinsamen Fokus auf die Ausrichtung der Sterbebegleitung und Sterbekultur, welche in ihrer Haltung den individuellen Bedürfnissen Sterbender und ihrer Angehörigen dem Leben und dem Sterben gegenüber verpflichtet ist. Im Jahr 1990 gründeten sechs Elternpaare unheilbarkranker Kinder den Deutschen Kinderhospizverein e.V. (DKHV) wodurch sowohl ambulante als auch stationäre Einrichtungen entstanden. Vorbild hierfür war das weltweit erste Kinderhospiz Helen House in England welches von der Kranken- und Ordensschwester Frances Domenica in Oxford gegründet wurde. Neben dem ersten 1998 eröffneten Kinderhospiz

Haus Balthasar in Olpe unter der Trägerschaft der Gemeinnützigen Gesellschaft der Franziskanerinnen zu Olpe (GFO) gibt es deutschlandweit bislang 17 weitere stationäre/teilstationäre Einrichtungen. Im Vergleich zur Erwachsenenhospizarbeit, welche sich eindeutig auf die letzte Lebensphase eines Menschen konzentriert, verfolgt die Kinderhospizarbeit das Ziel, Familien bereits ab der Diagnose einer lebensverkürzenden Erkrankung im Leben und im Sterben und über den Tod der Kinder hinaus zu begleiten. Die Kinderhospizbewegung ist bemüht, dem Unterstützungsbedarf Rechnung zu tragen, der ab dem Zeitpunkt einer lebensverkürzenden Diagnose entsteht.

Dabei geht es nicht nur um die Versorgung des progredient[8] erkrankten Kindes, Kinderhospizarbeit nimmt immer auch das gesamte System Familie mit in den Blick. Ein wesentlicher Eckpfeiler der Kinderhospizarbeit ist die häusliche Versorgung und Begleitung lebenslimitiert erkrankter Kinder und deren Familien durch die ambulanten Kinderhospizdienste. Stationäre Kinderhospize stellen somit nur ein Glied in der Kette des Unterstützungssystems dar und können von Familien in der Regel bis zur Vollendung des 27-sten Lebensjahres vier Wochen im Jahr aufgesucht werden. Ein Aufenthalt im stationären Kinderhospiz bietet Entlastung und Entspannung sowie einen Ausstieg aus dem oft schwierigen Alltag. Familien mit einem progredient erkrankten Kind in der finalen Phase können das Kinderhospiz zeitlich unbegrenzt nutzen und jederzeit die Begleitung und Unterstützung im Sterbe- und Trauerprozess durch die Fachkräfte annehmen. Neben der Sterbe- und Trauerbegleitung zählen zu den Aufgaben der stationären Kinderhospize die bedürfnis- und ressourcenorientierte Pflege und Betreuung; die Unterstützung der Kinder bei der psychischen Bewältigung von Krankheit und Sterben; Anleitung, Beratung und psychosoziale Unterstützung von Angehörigen und Krisenintervention (vgl. Wingenfeld/Mikula 2002, 16ff.). Die Breite von Angeboten macht deutlich, dass es sich um ein innovatives Konzept handelt, dass sich in umfassender Weise den individuellen Bedürfnissen der erkrankten Kinder und Jugendlichen sowie deren Familien annimmt. Zur adäquaten Erfüllung dieser Bandbreite von Aufgaben ist ein multiprofessionelles Team aus Gesundheits- und Kinderkrankenpflegern und Pädagogen unabdingbar.

---

8   Unter progredient sind unheilbare Erkrankungen zu verstehen, die sich fortwährend verschlimmern und zum Tode führen werden. Beispiele sind unter anderem nichtheilbare onkologische Erkrankungen, progressive Muskelerkrankungen, Sekretanomalien wie Mukoviszidose, HIV-Infektionen etc. (vgl. Bergeest 2006, 102).

Während im Bereich der Kinderhospizarbeit auch pädagogischen Mitarbeitern im Team eine große Bedeutung zugesprochen wird, ist an dieser Stelle darauf hinzuweisen, dass in vielen stationären Erwachsenenhospizen die Begleitung von sterbenden Menschen aus pädagogischer Sicht noch nicht mitgedacht wird. Die bereits von Cicely Saunders angesprochene Notwendigkeit der Multiprofessionalität hat sich noch nicht in allen Erwachsenenhospizen durchgesetzt. Es herrscht oftmals eine mangelnde pädagogische Präsenz in der Praxis, welche jedoch auch vor dem Hintergrund der theoretischen Defizite in diesem Bereich nicht sonderlich verwundert. In Deutschland wurde das Profil „Soziale Arbeit in Palliative Care" erst im Jahr 2012 von der Sektion Soziale Arbeit (DGP) als Leitlinie vorgestellt. Dort steht: „Die Grundprinzipien der Ganzheitlichkeit und Multiprofessionalität sind unverzichtbare Eckpfeiler in der Begleitung von Schwerstkranken und Sterbenden sowie von Zugehörigen. Mit dem Ziel, Leiden umfassend zu lindern und die Lebensqualität zu verbessern, verpflichtet sich Palliative Care zu einem mehrperspektivischen Behandlungsansatz in einem multiprofessionellen Team. Die Zusammenführung unterschiedlicher Blickwinkel der beteiligten Professionen (Mediziner, Pflegende, Seelsorger, Sozialarbeiter, Therapeuten usw.) dient dazu, das gemeinsam formulierte Ziel zu erreichen" (DGP 2012, 1). In der Rahmenvereinbarung nimmt die Sozialarbeit in stationären Erwachsenenhospizen jedoch eine ungenau beschriebene und wenig gesicherte Position ein. Der multiprofessionelle Ansatz wird dort zwar beschrieben, die Arbeit der psychosozialen Berufsgruppen zugleich jedoch durch die Ergänzung, dass sie nur stundenweise extern abgedeckt werden kann, abgewertet. Die Bedeutung der pflegerischen Berufe dominiert durch den Muss-Status deutlich. Dabei ermöglicht eine Erweiterung des Teams um Mitarbeiter, welche sich auf den Menschen und sein soziales Umfeld konzentrieren, die Befriedigung und Identifizierung weiterer Bedürfnisse.

Abschließend kann die Hospizbewegung als eine lebendige und auch zugleich sanfte revolutionäre Bewegung gesehen werden, die ursprünglich aus dem Ehrenamt heraus entstand. Es galt die aus der Gesellschaft ausgesonderten Menschen wieder zu integrieren und den Mut zu haben, offen auf Sterbende zuzugehen und mit ihnen gemeinsam die Situation auszuhalten.

Neben den in der Hospizbewegung feststellbaren Tendenzen der Enttabuisierung sind auch neue Entwicklungen in der Bestattungs- und Trauerkultur ersichtlich. So bieten beispielsweise Bestatter verschiedene individuelle Formen des Abschieds an wie das persönliche Gestalten der Trauerfeier oder des Sarges, individuell dekorierte Räume, zum Teil sehr außergewöhnliche Todesanzeigen sowie das Erstellen von Totenmasken, Aufbewahrungsanhängern oder Schmuckstücken. Und auch im Internet hat sich eine neuartige Friedhofs- und

Trauerkultur etabliert. Unzählige Gedenk- und Erinnerungsseiten, Trauerforen oder virtuelle Friedhöfe existieren im World Wide Web. Hier können Trauernde unter anderem ihren Emotionen über den Verlust einer nahestehenden Person Ausdruck verleihen, sich mit Gleichgesinnten austauschen, der Verstorbenen gedenken und an sie erinnern.

2.5.2 Death Education

Einhergehend mit der modernen Hospizbewegung ist auch im pädagogischen Kontext eine langsam wachsende Entwicklung sichtbar, die auf die Enttabuisierung von Sterben und Tod gerichtet ist. Mitte der 1960er Jahre brachte Petzold die Bezeichnung Thanatagogik in die öffentliche Diskussion und bildete den Ursprung der Death Education, um zu veranschaulichen, dass die Auseinandersetzung mit Sterben und Tod auch Lehr- und Lernverfahren bedarf: „Lernen des Sterbens im Leben, lernen für das Sterben im Leben, das Leben lernen im Sterben" (Huck/Petzold 1992, 570). Es galt, die Ars Moriendi (Kunst des Sterbens), die sich angesichts der beschriebenen reduzierten religiösen und familiären Anbindungen zu verflüchtigen schien, durch pädagogische Beiträge weiterhin zu gewährleisten (vgl. Griegoleit 2012, 133). Denn besonders dann, wenn die Bedeutung christlich-religiöser Vorstellungen weniger wird, nimmt die Konfrontation von Pflegern, Ärzten und Seelsorgern mit schwerstkranken und sterbenden Menschen, die nicht im Glauben leben und somit auch nicht mit der Tröstung irgendeiner Transzendenz sterben können, zu. Für diesen Personenkreis werden Menschen benötigt, die als säkularisierte Seelsorger an die Stelle des Seelsorgers treten und sich an die Seite des Pflegepersonals und der Ärzte stellen (vgl. Karusseit 1994, 53). Dies können unter anderem Pädagogen sein, die durch fachübergreifende Beratung solch eine Arbeit leisten. Das von Cicely Saunders angesprochene multiprofessionelle Team in der Hospizarbeit spielt vor diesem Hintergrund erneut eine beachtliche Rolle. Denn das naturwissenschaftliche Verständnis des Mediziners vom menschlichen Körper und seinen Funktionen sowie das pflegerische- und fürsorgliche Verständnis des Pflegepersonals unterscheiden sich maßgeblich vom pädagogischen Verständnis eines sterbenden Menschen gegenüber. Der Einsatz aller technischen Möglichkeiten und die Behandlung um jeden Preis verhindert, dass das Sterben als Ende eines erfüllten Lebens erfahren wird (vgl. ebd.).

Daraus folgend galt es, die Sterbebegleitung als einen Lebensbereich, aus dem auch neue pädagogische Aufgaben wachsen, wieder verstärkt aufzunehmen und zu beschreiben. Und so begannen amerikanische Wissenschaftler wie Levition und Feifel Parallelen zwischen der Sexual Education und der Death Education zu ziehen, in der Hoffnung, dass in Analogie zur Enttabuisierung der Sexualität durch die Sexualerziehung auch ein angemessener und humanerer Umgang mit Sterbenden durch die Death Education zu erreichen sei (vgl. Huck/Petzold 1992, 502). Die amerikanische Begrifflichkeit der Death Education hat sich im internationalen Diskurs entsprechend durchgesetzt. Sie stellt den historischen Ausgangspunkt pädagogischer Beschäftigung dar und ist bis zum gegenwärtigen Zeitpunkt Bezugspunkt aller pädagogischen Bereiche im Themenbereich Sterben, Tod und Trauer. Und auch am englischsprachigen Terminus wird von vielen Wissenschaftlern festgehalten, um Einseitigkeiten und Missverständnisse zu umgehen (vgl. Plieth 2009, 227f.; vgl. Wittkowski 2003, 211). Denn eine wörtliche Übersetzung der Death Education ins Deutsche ist in dieser Prägnanz und Kürze schwierig. Der Death Education geht es nämlich weder um eine Erziehung zum Sterben noch zum Tod. Death Education meint hingegen eine universelle und umfassende Auseinandersetzung und Herangehensweise mit Sterben und Tod, die die Entwicklung von Handlungsoptionen zum Umgang mit der Endlichkeit mit einschließt (vgl. Griegoleit 2012, 133).

Wirft man einen Blick auf die Entwicklung der Death Education, wird ersichtlich, dass diese ihren Ursprung in Amerika in den Jahren 1928-1957 hat. Ihre Anhänger kritisierten die Tabuisierung der Themen in der Gesellschaft und warnten vor einer Veränderung von Sterben, Tod und Trauer, welche besonders einer positiven Lebensbewältigung entgegenwirken und mit physischen sowie psychischen Symptomen einhergehen könnten (vgl. Pesel 2006, 31; vgl. Reuter 1994, 39ff.). Die wissenschaftliche Spezifizierung und Ausdifferenzierung der Death Education zu einer akademischen Disziplin erfolgte in der Zeitspanne von 1958-1967 (vgl. Griegoleit 2012, 134.; vgl. Dennis 2009, 197). In diesen Zeitraum fielen unter anderem auch die von Fulton regelmäßig absolvierten Kurse für Studenten zum Thema Tod, die erstmals an einer amerikanischen Universität angeboten wurden; die von Quint und Folta veröffentlichten Publikationen, in denen auf die Notwendigkeit der Qualifizierung des Pflegepersonals für die Begleitung sterbender Menschen aufmerksam gemacht wurde (vgl. Huck/Petzold 1992, 502) sowie die von Glaser und Strauss (1974) durchgeführten Forschungsarbeiten in unterschiedlichen Krankenhäusern (vgl. Kapitel 3.2.1).

Eine noch größere öffentliche Aufmerksamkeit für die Probleme Sterbender erzielte Elisabeth Kübler-Ross (1977) mit ihren Beiträgen und interdisziplinären Seminaren. Das Resultat war ein sichtbarer Anstieg verschiedenster Aktivitäten sowie eine deutlich zunehmende Institutionalisierung, sodass die verschiedensten Zielgruppen erreicht wurden. Des Weiteren ist dieser Zeit das von Fulton gegründete „Center of Death Education and Research" zuzuweisen, mit dem an der University of Minnesota wissenschaftsrelevante Informationen über Sterben und Tod gesammelt und der breiten Öffentlichkeit zugänglich gemacht wurden (vgl. Huck/Petzold 1992, 502). Ein Beispiel hierfür ist das Kapitel „The Past the Present and the Future of Death Educatoin" im Werk von Dixie Dennis „Living, Dying, Grieving"[9].

Die erste wissenschaftliche Konferenz zum Thema Death Education wurde im Jahr 1970 in der Hamline University (St. Paul, Minnesota) abgehalten. In demselben Jahr gründete Krant „Equinix", ein Hospiz zum alternativen Sterben (vgl. Pesel 2006, 32). Die Anregung hierzu erhielt er aus England, wo Cicely Saunders wie bereits erläutert 1967 das St. Christopher`s Hospiz eröffnet hatte und den Grundstein der modernen Hospizbewegung legte. Der beginnende Hospizaufbau ging sowohl in Europa als auch in Amerika mit entsprechenden Fortbildungen zur Sterbebegleitung der (professionellen) Helfer einher (vgl. Huck/Petzold 1992, 502). Auch die Erscheinung eines Spezialheftes zu diesem Thema in der Zeitschrift „Omega"[10] (1975 Vol. 6,3) und das Treffen der „International Work Group in Dying, Death and Bereavement" 1976 waren wichtige Etappen auf dem Weg der Etablierung der Death Education (vgl. Huck/Petzold 1992, 502).

Es ist ersichtlich, dass sich seit Beginn der 1970er Jahre unzählige Death-Education-Programme an zahlreichen High Schools, Colleges, Universitäten und in den Ausbildungsinstitutionen von Pflegekräften und Medizinern in Amerika etabliert haben und in den letzten Jahren eine rasante Zunahme erfuhren. Die Organisation „Association for Death Education and Counseling" (ADEC) sowie die Gründung des „Forums for Death Education and Counseling, Inc." 1976 führten darüber hinaus dazu, dass Death-Education-Programme verbessert, gefördert und qualitativ weiterentwickelt wurden,

---

9 „[…] Daniel Leviton (The Scorpe of Death Education 1977) identified the goals of death education and defined death education as a developmental process in which death-related knowledge and the implications resulting from that knowledge are transmitted. He identified the following goals of death education: primary prevention (preparing individuals for eventual death events), intervention (helping people face personal aspects of death), and rehabilitation (understanding and learning from death-related crises). More specific goals included promoting comfortable interactions with the dying, removing taboos, and reducing anxiety" (Dennis 2009, 197).

10 In der Fachzeitschrift Omega finden sich Forschungsbeiträge, verschiedener Disziplinen (Medizin, Psychologie, Soziologie) für Berufsgruppen, die sich immer wieder mit den Themen Sterben, Tod und Trauer auseinandersetzen müssen (vgl. Association for Death Education and Counseling o.J, o.S.).

um letztendlich dem Bedarf der verschiedenen Adressatengruppen zu entsprechen (vgl. Griegoleit 2012, 134; vgl. Pesel 2006, 32; vgl. Huck/Petzold 1992, 503). Dabei ist es das primäre Ziel der „ADEC" einerseits Professionelle, andererseits aber auch Ehrenamtliche für die Arbeit im Bereich der Death Education und Trauerbegleitung zu unterstützen und ihre Fähigkeiten weiter auszubauen[11]. Während Death-Education-Programme auf akademischem Niveau bereits gang und gebe sind, wurden Unterrichtsmaßnahmen im schulischen und vorschulischen Bereich erst mit größerer zeitlicher Verzögerung in Betracht gezogen (vgl. Reuter 1994, 104).

Blickt man genauer auf die Entwicklung der Death Education in Amerika sowie ihre vielfältigen Formen, kristallisieren sich verschiedene Death-Education-Schulrichtungen heraus, die je nach Adressatengruppe und Schwerpunktsetzung unterschiedliche Betrachtungsweisen auf den Forschungsgegenstand verzeichnen. Pine unterscheidet drei Schulrichtungen der Death Education (vgl. Pine 1977 nach Huck/Petzold 1992, 503). Die erste Schulrichtung ist die der „alten Schule", ihre Anhänger besaßen fundierte Kenntnisse über Sterben und Tod und arbeiteten daher sehr objektfokussiert (Wissenschaftler, Literaten). Das Erkenntnisinteresse lag schwerpunktmäßig auf der Erforschung der Phänomene Sterben und Tod, ohne dass dabei eine pädagogische Aufarbeitung des Themas berücksichtigt wurde. Auf die Vermittlung ihres Wissens in speziell zu entwickelnden Lehr- und Lernverfahren wurde daher nicht eingegangen. Die zweite Schulrichtung stellte die der „neuen Schule" dar. Ihre Vertreter rückten vor allem die pädagogischen Aspekte der Themen Sterben und Tod in den Fokus ihres Interesses und intensivierten dadurch die Death Education. Im Zentrum jeglicher

---

11 "In 1976, a group of interested educators and clinicians organized the Forum for Death Education and Counseling. Over the years, the organization grew to become the Association for Death Education and Counseling® (ADEC). ADEC is the oldest interdisciplinary organization in the field of dying, death and bereavement. ADEC's primary goal is to enhance the ability of professionals and laypeople to be better able to meet the needs of those with whom they work in death education and grief counseling. As a nonprofit organization, the membership is made up of educators, counselors, nurses, physicians, hospital and hospice personnel, mental health professionals, clergy, funeral directors, social workers, philosophers, psychologists, sociologists, physical and recreational therapists, health well-being specialists and volunteers. All persons are welcome to join regardless of color, national origin, creed or gender. ADEC works to promote and share research, theories and practice in dying, death and bereavement" (Association for Death Education and Counseling. History of ADEC, o.J, o.S.).

Bemühungen stand der Transfer thanatologischer Erkenntnisse. Dennoch fehlten ihnen praktische oder wissenschaftliche Erfahrungen in Bezug auf die Thematik. Die dritte Richtung beschreibt Pine durch die Schule der „nouveaux arrives". Zu ihr zählten diejenigen Mitglieder, die sich dem Gegenstand der Death Education aufgrund ihrer modischen Popularität zugewandt hatten und den Markt mit Kursen und populärwissenschaftlicher Literatur zu überschwemmen begannen. Jegliche Death-Education-Kurse lagen plötzlich im völligen Trend der Zeit und stellten einen bestimmten Lebensstil dar. Allein aus inhaltlichen Gründen wurden sie kaum noch besucht (vgl. Pesel 2006, 33). Aus der „noveaux arrives" heraus entstand die bis heute wahrnehmbare unwissenschaftlich ausgerichtete „pop death education" (vgl. Griegoleit 2012, 136).

Mitte der 1980er Jahre machte Plieth (2009) zudem darauf aufmerksam, dass sich eine weitere Schulrichtung herausbilde, von der ebenso die wissenschaftlich integrative Arbeit in den Vordergrund der Bemühungen gestellt werde. Ihre Vertreter knüpfen einerseits an den Elementen der „alten Schule", andererseits an der „neuen Schule" an. Sie entwickelten diese entsprechend weiter und ergänzten sie durch Aspekte, die die konkrete Situation eines vom Tod betroffenen Menschen, seine Einbindung in die Umwelt sowie die Auswirkungen infolge eingeleiteter Interventionen mit berücksichtigt (vgl. Griegoleit 2012, 136; vgl. Plieth 2009, 231f.). „Es geht dabei sowohl um die Ausweitung und Vertiefung der Erkenntnisse über den Tod (Objektdimension) als auch um die unterschiedlichen Möglichkeiten ihrer Vermittlung (Objekt-Subjekt-Anbindung) und die kritische Wahrnehmung der durch die hervorrufbaren Veränderungen auf der Ebene einzelner Subjekte sowie bestimmter Gruppierungen innerhalb der Gesamtgesellschaft und des von ihr repräsentierten Wertprofils (Subjektdimension)" (Plieth 2009, 231).

Während die Death-Education-Bewegung in Amerika seit Beginn der 1980er Jahre „als voll entfaltet" (Huck/Petzold 1992, 504 (mit Bezug auf Benoloel 1982)) gilt und sich von da an auch in den „Lehrprogrammen auf allen Ebenen fest etabliert hat" (ebd.), setzt eine Entwicklung in dieselbe Richtung in Europa und speziell in Deutschland erst später ein. Wie bereits im vorangegangenen Kapitel dargelegt wurde, begann eine Auseinandersetzung mit todesbezogenen Themen erst in den 1970er Jahren, obwohl die Notwendigkeit einer Auseinandersetzung auf pädagogischer Ebene zu diesem Zeitpunkt bereits von Petzold beschrieben und thematisiert wurde. Der Wert einer Erziehung zum Umgang mit Sterben, Tod und Trauer vor allem für Berufsgruppen, die tagtäglich und hautnah mit solch einer Thematik konfrontiert werden, rückte in Deutschland nur allmählich in den Blickpunkt des Interesses. Besonders auch vor dem Hintergrund, dass sogar in Hospizen die pädagogische Arbeit an vielen Stellen noch nicht mitgedacht wurde.

Im Jahr 1974 entwickelte Petzold ein fünftägiges Seminar zum Thema „Arbeit mit Alten, Kranken und Sterbenden als persönliche Erfahrung" für (professionelle) Helfer und betonte dabei, dass die Heterogenität der Teilnehmergruppe (von der Krankenschwester bis zum interessierten Laien) als Bereicherung des Auseinandersetzungsprozesses anzusehen sei (vgl. Griegoleit 2012, 136; vgl. Huck/Petzold 1992, 565). Das Seminarangebot wurde in den darauffolgenden Jahren weiter ausdifferenziert und methodisch-didaktisch verfeinert. Neben dem Fokus auf den Praxisbezug, die Regulierung von Nähe und Distanz, die Selbsterfahrung sowie den Umgang mit Gefühlen wurden von da an auch das Erkennen von Widerstands- und Abwehrphänomenen auf der Seite der Helfer sowie der Gebrauch von erlebnisaktivierenden Methoden mitbedacht und verstärkt mit einbezogen. Diese gemachte Ausdifferenzierung mündete letztendlich in einem Kompaktcurriculum „Integrative Therapie mit Alten, Kranken und Sterbenden"[12], welches je nach Zielgruppe inhaltlich und zeitlich entsprechend angepasst wurde (vgl. Huck/Petzold 1992, 567).

Trotz erster Bemühungen kam es zu einer systematisch pädagogisch-psychologischen Thematisierung in der Bundesrepublik Deutschland erst Anfang der 1980er Jahre. Schrittweise wurde die Thanatagogik Bestandteil inhaltlicher Angebote an Hochschulen, Kongressen, Universitäten sowie Ausbildungsstätten für Pflegeberufe. Es gilt an dieser Stelle jedoch anzumerken, dass derartige Veranstaltungen zunächst ausschließlich vom Engagement einzelner Pädagogen ausgingen (vgl. a.a.O., 504). Das Engagement nahm jedoch rasch zu, sodass im gleichen Jahrzehnt am „Fritz Perls Institut für Integrative Therapie"

---

12 Das von Huck und Petzold entwickelte Kompaktcurriculum „Integrative Therapie mit Alten, Kranken und Sterbenden" richtet sich an den Weiterbildungsbereich von Ärzten, Seelsorgern, dem examinierten Pflegepersonal, Psychologen sowie Sozialarbeitern. Es umfasst insgesamt 180 Stunden und zeichnet sich durch seine Mehrdimensionalität in der Ziel- und Inhaltsgestaltung aus. Durch die gestalttherapeutische Selbsterfahrung soll die eigene Stellung zu Leiden und Tod geklärt werden. Auf dieser Grundlage werden dann entsprechende Möglichkeiten der Gesprächsführung, der Therapie und Betreuung vermittelt. Die Seminare bestehen jeweils aus 30 Stunden und fokussieren folgende Inhalte: Altern und Sterben als persönliche Erfahrung, Krankheit und Tod in unserer Gesellschaft, Praxis der Beratung und Gesprächsführung, Praxisberatung und Supervision sowie Supervisions- und Fallbesprechungen als Gruppenarbeit (vgl. Huck/Petzold 1992, 567).

(Düsseldorf/Mainz) erstmalig der Aufbau einer „aniatologischen[13], geronto- und thanatotherapeutischen Vollzeitausbildung" (a.a.O., 568) erfolgte. Damit der neue Bereich der Forschung zur Begleitung sterbender Menschen auch der gesamten Bundesrepublik Deutschland zugänglich gemacht werden konnte, entwickelte Petzold im Jahr 1984 – zusammen mit Spiegel-Rösing – ein Handbuch zur Theorie und Praxis der Thanatotherapie[14] (vgl. Rösing/Petzold 1992).

Beim Blick auf den aktuellen Stand der Angebote in Deutschland wird ersichtlich, dass besonders im medizinischen Bereich Fortschritte zu verzeichnen sind. Thanatologische Themen sind bereits seit den 2000er Jahren Bestandteil des Inhaltskatalogs für die Vorprüfung innerhalb des Medizinstudiums (vgl. Wittkowski 2003, 278). Und auch im pflegerischen Bereich kommt es durch die hinzugefügte Lerneinheit „Sterbende Menschen pflegen" in den Ausbildungsrichtlinien für staatlich anerkannte Kranken- und Kinderkrankenpflegeschulen in NRW 2003 erstmalig zur Auseinandersetzung mit Sterben und Tod unter curricularer Einbindung und Ausrichtung. Bei genauerer Betrachtung ist das damalige Ergebnis jedoch mehr als ernüchternd. Von insgesamt 2.100 Stunden waren für diese Unterrichtseinheit lediglich 24 Stunden vorgesehen, dies entspricht gerade einmal circa einem Prozent des theoretischen Unterrichtsangebotes (vgl. Hundenbron/Kühn 2003, 52f.). Beim Blick auf die aktuellste Entwicklung zeigt sich, dass durch das im Juli 2017 in Kraft getretene Gesetz zur Reform der Pflegeberufe ein neuer Grundstein für die Kranken-, Kinderkranken- und Altenpflege in Form der generalistischen Pflegeausbildung gelegt wurde. Und dies gilt auch für die Auseinandersetzung mit den Thematiken Sterben und Tod. Dem aktuellsten Rahmenplan, welcher im August 2019 veröffentlicht wurde, ist die Unterrichtseinheit „Menschen in kritischen Lebenssituationen und in der letzten Lebensphase begleiten" zu entnehmen. Im Vergleich zu den alten

---

13 Huck und Petzold verstehen unter Aniatotherapie oder der aniatologischen Behandlung die Arbeit mit schwer- beziehungsweise unheilbar erkrankten Menschen (vgl. Huck/Petzold 1992, 568).
14 Spiegel-Rösing und Petzold beschreiben, dass ihre thanatologische und thantotherapeutische Arbeit letztendlich zu einer kritischen und engagierten Thanatotherapie geführt habe. Deren Aufgabe ist es einerseits, Bedingungen des Sterbens zu humanisieren, den Sterbenden und ihren Angehörigen beizustehen, andererseits geht es auch darum, Auswirkungen aufzuzeigen und Strukturen offen zu legen, die mit der (un) bewussten Todesverleugnung und Verdrängung einhergehen. Es geht darum, dass Menschen zu den Themen neue Zugänge finden können, um ihr Leben und damit auch die Endlichkeit besser verstehen zu lernen (vgl. Spiegel-Rösing 1992, 7).

Richtlinien umfasst diese Lerneinheit für alle Pflegeberufe ab dem Jahr 2020 im ersten und zweiten Ausbildungsdrittel 160 Stunden, im dritten Ausbildungsdrittel 90 Stunden (vgl. Ammende/Ares/Darmann-Finck. et. al 2019, 154ff.). Es lässt sich somit ein klarer Anstieg um zehn Prozent verzeichnen. Die Vorbereitung auf den konkreten Klinikalltag, die Arbeit mit sterbenden Menschen sowie die Möglichkeit der Bearbeitung erlebter Praxissituationen wird vor diesem Hintergrund von nun an stärker aufgegriffen. Und dies ist notwendig, denn auch beim Blick in die Krankenhäuser zeigt sich nach wie vor die von Glaser und Strauss in den 1960er Jahren beschriebene Gefahr, dass sowohl das Pflegepersonal als auch die Ärzte „zwar aufgrund ihrer Ausbildung in der Lage [sind], den Patienten die nötige ärztliche und pflegerische Betreuung zu geben" (Glaser/Strauss 1974, 11), sich angesichts des Todes in ihrem Verhalten aber nur kaum von dem der Laien unterscheiden (vgl. ebd.). Zum jetzigen Zeitpunkt fehlt nach wie vor die entsprechende Qualifizierung der Berufsgruppen. Um diesen Defiziten entgegenzuwirken, können einerseits die neuen Rahmenvereinbarungen hilfreich sein, andererseits werden seit geraumer Zeit auch Qualifizierungsmaßnahmen im Palliative Care und Death-Education-Maßnahmen im Bereich der Hospizarbeit angeboten. Die differenzierten Aus-, Fort-, und Weiterbildungen sind notwendig, um den beschriebenen Defiziten entgegenzuwirken. Aus diesem Grund ist es mehr als sinnvoll, dass es zwischenzeitlich Masterstudiengänge in Palliative Care[15] gibt sowie der bereits beschriebene Versuch der Integration sozialer Arbeit in Palliative Care, welcher 2012 von der Sektion Soziale Arbeit (DGP) als Leitlinie vorgestellt wurde.

Als Fazit lässt sich festhalten, dass sich die Thanatagogik am Leitbild der Menschenwürde Sterbender orientiert, Bildungskonzepte und Bildungsprozesse für die Begleitung sterbender Menschen entwickelt, und diese in die Aus-, Fort- und Weiterbildung für die Arbeit mit sterbenden Menschen einbringt. In Analogie zur Pädagogik meint die Thanatagogik oder Death Education auch ein professionelles praktisches Handlungsfeld. Dabei gibt es neben dem Ziel, sterbenden Menschen ein selbstbestimmtes Sterben zu ermöglichen und sie in ihren Möglichkeiten zu unterstützen und zu fördern, im Gegensatz zu pädagogischer Kinder- und Jugendarbeit, nur wenig konkrete Vorgaben. Es fehlt an

---

15 Seit 1999 wird der erste deutschsprachige Studiengang in Palliative Care von der IFF-Fakultät als interdisziplinäres Studium in Wien angeboten. In Deutschland gibt es zwischenzeitlich auch Masterstudiengänge in Palliative Care, unter anderem in Freiburg oder Bremen (vgl. u.a. Albert Ludwigs Unviversität Freiburg, o.S.).

Handlungsanweisungen thanatologischen Denkens und Handelns. Die Death Education bildet zwar den Rahmen, der auf die jeweilige Situation hin auszugestalten ist, ein Konzept oder einen Standard gibt es bisweilen allerdings nicht. Dennoch wird infolge der affektiven, kognitiven und psychomotorischen Vertiefung thanataler Inhalte, die Förderung einer sich weiterentwickelnden Einstellung und Haltung angeregt, um schließlich der Endlichkeit bewusst begegnen zu können (vgl. Griegoleit 2012, 145). Dabei sollte jedoch auch ein Wert darauf gelegt werden, dass es in einem umfassenden Death-Education-Prozess nicht allein zur Ermöglichung themenspezifischer Wissens- und Informationsweitergabe (information sharing) kommt, sondern auch zur Klärung bestimmter Normen und Werte (values clarification) sowie zur Vermittlung produktiver Bewältigungsstrategien (coping behavior). Die Prüfung sittlicher und sachlicher Geltungsansprüche muss im Vordergrund stehen.

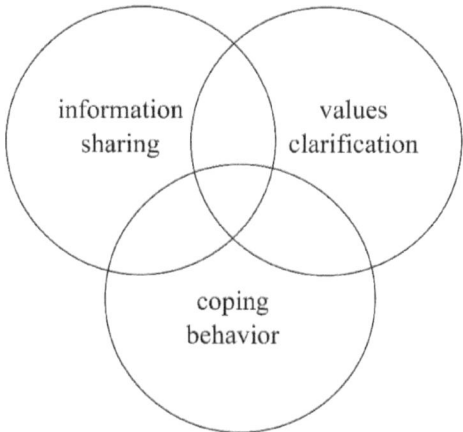

Abbildung 1: Zusammenspiel der Bereiche der Death-Education-Prozesse
(Die Grafik findet sich bei Eddy/Alles 1983, 24)

Lediglich dort, wo alle drei Bereiche (Information sharing; values clarification; coping behavior) wechselseitig aufeinander bezogen werden, können Haltungen, Einstellungen und Verhaltensweisen im Umgang mit Sterben und Tod aufgedeckt, initiiert und ausgebildet werden (vgl. Plieth 2009, 233). Sowohl der Sterbende als auch sein Begleiter sollen sich ganzheitlich wahrnehmen und wahrgenommen werden. Der Erhalt der Selbsttätigkeit, Eigenverantwortung, Förderung und Unterstützung der Reflexionsfähigkeit sind daher ebenso maßgebliche Ziele der Thanatagogik. Im Hinblick auf die Erziehungs- und Bildungsmaßnahmen gilt es, das Sterben und den Tod wieder als natürliche Ereignisse des Lebens zu erschließen, um ihnen dann vorbereitet und (mit)gestaltend begegnen zu können. Voraussetzung hierfür ist die Bildsamkeit und Selbstbestimmung des Menschen (vgl. Kapitel 7).

3 Sterben und Tod im wissenschaftlichen Kontext

„Der Tod ist groß" (Rilke 1951, 169) – dieser Satz von Rainer Maria Rilke gilt auch für die wissenschaftliche Auseinandersetzung mit der Endlichkeit. In den letzten Jahrzehnten haben sich die verschiedenen Wissenschaften in der Tat immer mehr dem Sterben und dem Tod zugewandt. Ausdruck dieser wachsenden wissenschaftlichen Beschäftigung mit dem Tod ist die Entstehung der Thanatologie[16], eine interdisziplinäre Wissenschaft, welche sich mit dem „Studium aller todbezogenen Gedanken, Gefühle, Verhaltensweisen und Phänomene" (Ochsmann 1993, 5) beschäftigt. Dabei geht es in erster Linie jedoch nicht nur um die Schlussphase des Lebenszyklus, sprich wie das Ende jedes Einzelnen erlebt wird und aussieht, welche Bedingungen zum Aussehen und Erleben beitragen, was der institutionelle Rahmen und Interaktionskontext des Sterbens ist und welche Rituale den Tod umgeben. Die Thanatologie beschäftigt sich auch damit, wie Menschen einer bestimmten Gesellschaft, weltanschaulicher oder religiöser Orientierung etc., mit dem Sterben und dem Tod umgehen, welche Vorstellungen sie vom Tod haben (Todeskonzepte, Todeseinstellungen) und welche Reaktionen sie auf den erlebten Tod (Sterben des anderen, Trauer) oder den hergestellten Tod (Suizid, Krieg) zeigen (vgl. Spiegel-Rösing 1992, 10).

Auch wenn die Thanatologie von verschiedenen wissenschaftlichen Disziplinen geprüft wird, die zum Teil unterschiedliche Motivationen und Orientierungen besitzen, ihre Grenzen anders ziehen und ihre Ergebnisse unterschiedlich codieren und verarbeiten (vgl. Feldmann 2004, 8), besteht dennoch ein allgemeiner Konsens über deren Bereichsbestimmung (vgl. Spiegel-Rösing 1992, 10f.). Jede einzelne Disziplin zeichnet sich durch ihre spezifische Herangehensweise aus, den Umgang mit Sterben, Tod und Trauer für den Menschen begreifbarer zu machen und Handlungsoptionen zur Verfügung zu stellen beziehungsweise in einigen Fällen auch Handlungsanweisungen anzuordnen (vgl. Griegoleit 2012, 79).

Die bedeutsamsten Beiträge der Thanatologie stammen hauptsächlich aus den klinischen, humanistischen und sozialwissenschaftlichen Fächern. Zu nennen

---

16 Die Bezeichnung Thanatologie geht auf den Nobelpreisträger Metschnikow zurück, der bereits 1903 die Ergründung des Todes als einen interdisziplinären zusammengesetzten Forschungsprozess forderte (vgl. Ochsmann 1993, 5).

sind unter anderem: Medizin (Lebensverlängerung, Dauerkoma), Religion (Jenseitsvorstellungen, ars Moriendi), Ethik (Austherapierung, Patientenautonomie), Psychologie (Einstellung zum Sterben, Todesangst), Soziologie (Mortalität und soziale Ungleichheit), Biologie (Genetik, Alterungsprozess), Justiz (Sterbehilfe, Patientenverfügung), Politik (Antiterrormaßnahmen, Kriegseinsätze), Wirtschaft (Risikolebensversicherung, Rüstungsindustrie), Medien (reale und fiktive Bilder unterschiedlicher Todesarten), Kunst (Sterben und Tod als öffentlicher Raum, Ausdruck intensiver Emotionen), Bürgerinitiativen (Hospizbewegung) sowie die bereits angeklungene Beschäftigung der Pädagogik[17] (Death Education, Thanatagogik) (vgl. Gehring 2010, 11; vgl. Feldmann 2004, 8).

Diese verschiedenen Orientierungen innerhalb des multidisziplinären Forschungsbereiches machen die große Bandbreite der Thanatologie aus (vgl. Spiegel-Rösing 1992, 11). Wird die wissenschaftliche Auseinandersetzung jedoch genauer betrachtet, zeigt sich, dass die Grundlagenforschung sowie die praktischen Anwendungsfelder im deutschen Sprachraum, auch zum heutigen Zeitpunkt, noch unzureichend ineinander übergehen und das Gebiet, mit einigen Ausnahmen, nicht selten nach einiger Zeit wieder verlassen wird. Hierauf wies unter anderem auch Wittkowski bereits im Jahr 2003 hin: „Im Kontext von Sterben, Tod und Trauer gibt es [...] unbestreitbar vielfältige Fragen von eminenter praktischer Bedeutung. Dennoch ist eine systematische und auf Dauer angelegte wissenschaftliche Beschäftigung mit der Todesthematik, welche die Grundlage für fachlich verantwortbares Handeln in der Praxis liefern könnte, in Deutschland kaum erkennbar" (Wittkowski 2003, XIII). Fortschritte verzeichnen sich nur langsam und so dominieren auch heute noch weltanschauliche Positionsbestimmungen und Meinungen über Fakten, welche höher geschätzt werden als die Suche nach gesicherten Erkenntnissen. Und das im deutschen Sprachraum noch stärker als in Amerika, wo die Thanatologie wie im vorherigen Kapitel bereits angeklungen in den 1950er Jahren ins Leben gerufen wurde. Ersichtlich ist dennoch, dass seit jeher Auseinandersetzungen mit Sterben und Tod existieren, auch wenn diese bisher nicht die größte Resonanz im wissenschaftlichen Kontext beziehungsweise im öffentlichen Bewusstsein fanden. Thanatologische Fragestellungen in der wissenschaftlichen Entwicklung sind eine junge Erscheinung mit Ausnahme der Philosophie, welche in den Fragen nach Sterben und Tod eine lange Tradition besitzt (vgl. Spiegel-Rösing 1992, 12).

---

17 Von der Pädagogik wurde der Themenbereich der Thanatologie erst Ende der 1990er Jahr aufgegriffen. Zu diesem Zeitpunkt fanden bereits intensive Bearbeitungen der Thematik von anderen wissenschaftlichen Disziplinen statt (vgl. Brommer 1989, 72).

Erst durch die Publikation von Herman Feifel (1959) „The meaning of death", die er in einem von ihm verantworteten Kongress, „The concept of death and its relation to behavior" veröffentlichte und darin verschiedene Sichtweisen unterschiedlicher Autoren, wie unter anderem Carls G. Jung zusammenführte, entstand ein zunehmendes Interesse an der Thematik. Feifels Handeln wird auch heute noch als Geburtsstunde der Thanatologie gesehen, zumal das „Time Magazin" durch positive Rückmeldung landesweites Interesse an der Thematik auslöste (vgl. Griegoleit 2012, 79f.; vgl. Spiegel-Rösing 1992, 12). Während anfangs nur vereinzelte Werke existierten, hat sich die thanatologische Literatur seit Beginn der 1960er Jahre in der Tat vervielfacht. Die Literatur ist in der Zwischenzeit so umfangreich, dass spezielle Bibliographien in immer größeren Zahlen und größerem Umfang erscheinen. Hervorzuheben sind unter anderem: Glaser/Strauss (1965) „Awareness of Dying", Kutscher (1969) „Death and Bereavement", Kübler-Ross (1969) „One Death and Dying", Vernick (1970) „Selected Bibliography on Death and Dying", Fulton et al. (1977) „Death Grief and Bereavement", Rest (1977/78) „Praktische Orthothanasie[18] (Sterbebeistand) im Arbeitsfeld der sozialen Praxis", Simpson (1979) „The Facts of Death: a complete guide for being prepared", Wittkowski (1990) „Psychologie des Todes", Howe/Ochsmann (1985) „Tod – Sterben – Trauer: Bericht über die 1. Tagung zur Thanato-Psychologie". Neben den Bibliographien versuchen auch viele Übersichtsartikel und Übersichtsbücher, die Thematik in das Gesamtfeld zu integrieren (vgl. Spiegel-Rösing 1992, 12): Kastenbaum (1977) „Death, Society and Human Experience", Feifel (1977) „New Meaning of Death", Specht-Tomann (1998) „Zeit des Abschieds. Sterbe- und Trauerbegleitung", Feldmann (2004) „Tod und Gesellschaft. Sozialwissenschaftliche Thanatologie im Überblick", Rest (2006) „Sterbebeistand, Sterbebegleitung, Sterbegeleit".

Zusammenfassend lässt sich festhalten, dass jegliche gelieferten Wissenselemente und die daraus entwickelten Theorien wie beispielsweise die Entwicklung des Todeskonzeptes oder die Beschreibung und Erklärung von Prozessen des Sterbens und der Trauer, Grundlage für ein verantwortungsbewusstes Handeln, von der Begleitung Sterbender bis zur Death Education für (semi-)professionelle Helfer (Ärzte, Pfleger, ehrenamtliche Hospizmitarbeiter) sind. Um einen sterbenden Menschen zu begleiten oder den Helfer entsprechend fortzubilden, ist es daher zunächst sinnvoll, auf die bereits vorhandenen thanatologischen Forschungserkenntnisse zurückzugreifen, die den Umgang mit sterbenden

---

18 Orthothanasie meint die Lehre vom individuell ausgerichteten Sterbebeistand in der Interaktion sterbender Mensch und Pflegeperson (vgl. Rest 1977, 3f.).

Menschen thematisieren. Diese gewonnenen, begründeten Erkenntnisse können anschließend entsprechend in den pädagogischen Prozess integriert werden, um eine abschiedskulturelle Haltung bei den Helfern zu fördern.

3.1 Entwicklung des Todeskonzeptes

In der Fachliteratur werden die Vorstellungen bezüglich des Todes mit dem Begriff Todeskonzept beschrieben: „Das Todeskonzept bezeichnet die Gesamtheit aller kognitiven Bewußtseinsinhalte (Begriffe, Vorstellungen, Bilder), die einem Kind oder einem Erwachsenen zur Beschreibung und Erklärung des Todes zur Verfügung stehen. Das Todeskonzept beinhaltet eine kognitive Komponente, an der primär Wahrnehmung und Denken beteiligt sind, sowie eine emotionale Komponente, welche die mit einzelnen kognitiven Inhalten des Todeskonzeptes verbundenen Gefühle abdeckt" (Wittkowski 1990, 44).

Der Umgang mit Situationen des Verlustes, des Abschieds und des Todes sowie das Erleben des Sterbens sind von Mensch zu Mensch verschieden. Das Sterben und der Tod kommen im menschlichen Denken in den verschiedensten Ausformungen vor. In jedem Stadium ihres Lebens machen Kinder, aber auch Erwachsene ihre ganz eigenen Erfahrungen. „Sie denken jeweils anders über den Tod nach, stellen jeweils andere Fragen und finden jeweils andere Antworten" (Specht-Tomann/Tropper 2000, 68). Doch wie entsteht in jedem einzelnen Menschen eine Vorstellungslandschaft über den Tod? Welche Elemente tragen dazu bei, dass sowohl Erwachsene als auch Kinder und Jugendliche bestimmte Vorstellungen über das Sterben und den Tod haben?

Das Todeskonzept eines Menschen setzt sich aus verschiedenen Subkonzepten zusammen und lässt sich vereinfacht in vier Dimensionen darstellen – Nonfunktionalität, Irreversibilität, Universalität und Kausalität. Diese Dimensionen lassen sich in fast allen aktuelleren Studien wiederfinden und werden als äußerst bedeutend beschrieben (vgl. Wintsch 1996; vgl. Ramachers 1994; vgl. Wittkwoski 1990; vgl. Cotton/Range 1990). Unter der ersten Dimension der Nonfunktionalität ist die Erkenntnis zu verstehen, dass es beim Eintritt des Todes zum Stillstand aller Körperfunktionen kommt. Ein toter Körper ist leblos und daher auch bewegungslos. Irreversibilität meint das Bewusstsein, dass der Tod nicht mehr rückgängig gemacht werden kann und aus diesem Grund permanent ist. Hierbei handelt es sich um einen unumkehrbaren Zustand. Die Dimension der Universalität beschreibt die Einsicht des Menschen, dass alle Lebewesen irgendwann einmal sterben werden. Zu jedem Leben gehört der Tod dazu, er macht für niemanden eine Ausnahme. Die letzte Dimension der Kausalität bezieht sich auf das Wissen, dass die Gründe warum ein Mensch stirbt, biologischer beziehungsweise physikalischer Art sind. Das Alter, eine Krankheit, ein Unfall oder Gewalteinwirkungen können den Tod zur Folge haben (vgl. Wittkwoski 1990, 49).

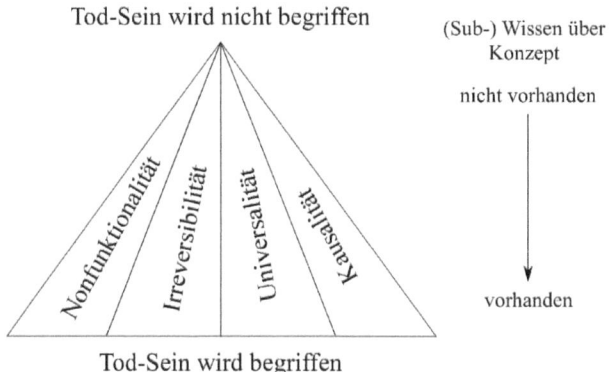

Abbildung 2: Entwicklung des Todeskonzeptes
(Eigene Darstellung in Anlehnung an Specht-Tomann/Tropper 2000, 67)

Da sich die Menschen stets individuell und in Abhängigkeit von ihrer sozialen Umgebung sowie ihrer eigenen Erfahrungen entwickeln, ist die Entwicklung des Todeskonzeptes auch von verschiedenen äußeren und intrapsychischen Faktoren abhängig (vgl. Grumbach-Wendt/Zernikow 2013, 86f.). Einerseits spielt der gesellschaftliche und kulturelle Rahmen, in dem jeder Einzelne aufwächst, eine wesentliche Rolle bei der Entfaltung von Vorstellungen und Bildern über Sterben und Tod. Viele Ansichten und Vorstellungen bestehen oftmals nur dann, wenn sie in ein größeres kulturelles Umfeld passen. Des Weiteren ist die Religion eng mit dem Todeskonzept verbunden. In jeder Religion ist der Tod und alles, was um ihn passiert, von Bedeutung. Auffassungen vom Tod sind daher auch an ganz konkrete Jenseitsvorstellungen geknüpft, die in einem Licht der Erlösung enden können oder zu einem gefürchteten Prüfstein werden, zum Tag der Wahrheit des Gerichts über die Lebenstaten (vgl. Specht-Tomann/Tropper 2000, 23f.). Neben den religiösen Unterweisungen und den kulturellen Bräuchen, ist andererseits auch der familiäre Rahmen und das soziale Umfeld, hauptsächlich die Peergroups und die Schule für die Entwicklung des Todeskonzeptes bedeutend (vgl. Wirtz 2014, 1673). Das Todeskonzept wird sehr stark von den Einstellungen und Einsichten sowie dem Umgang der Eltern zum Tod, der Interaktion mit

Erwachsenen, Pädagogen und Gleichaltrigen sowie persönlichen Erfahrungen, die ein Kind, Jugendlicher oder Erwachsener inmitten seiner Familie mit dem Tod gemacht hat, geprägt (vgl. Wirtz 2014, 1673; vgl. Weiß 2006, 32; vgl. Bürgin 1978, 16ff.). Je offener und expliziter innerhalb einer Familie und bei Freunden über diese Thematik gesprochen wird, desto differenzierter ist auch die Todesvorstellung. Nicht zu vergessen ist an dieser Stelle zudem der vermehrte Medienkonsum. Auch er stellt einen wesentlichen Bestandteil von Todesvorstellungen und -empfindungen dar, wie im vorangegangenen Kapitel bereits angeklungen ist.

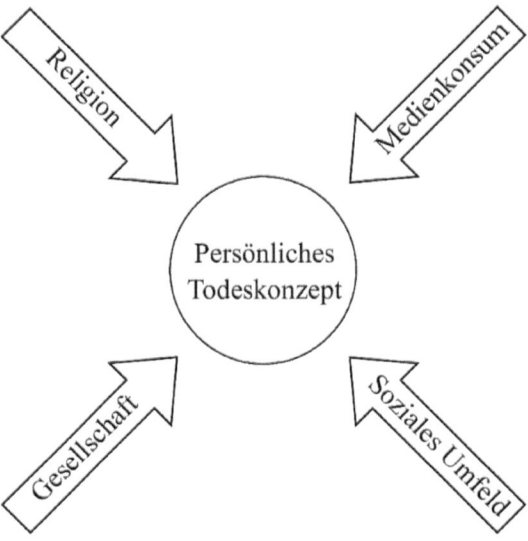

Abbildung 3: Einflussfaktoren auf das persönliche Todeskonzept
(Eigene Darstellung)

All diese vier Komponenten haben Einfluss auf die Entwicklung des Kindes und Jugendlichen und führen beim Erwachsenen letztendlich zu ganz bestimmten Einstellungen und Einsichten gegenüber Sterben und Tod sowie zu der Bedeutung, die der Tod für das konkrete Leben hat. Der ständige Wandel lässt immer wieder neue, noch unbekannte Konstrukte darüber entstehen, wie der Tod verstanden und in das eigene Leben eines Menschen integriert werden kann.

Theorien über das Todeskonzept bei Kindern und Jugendlichen waren viele Jahre durch die Erkenntnisse von Sigmund Freud (1972) und Jean Piaget (1977/78) geprägt. Beide waren der Ansicht, dass jüngere Kinder kein Todeskonzept verinnerlicht haben. Eine emotionale und kognitive Auseinandersetzung mit Sterben und Tod sei bis zum zehnten Lebensjahr für die beiden Wissenschaftler nicht möglich. Die Kinder wissen weder etwas über den Tod noch denken sie darüber nach (vgl. Grumbach-Wendt/Zernikow 2013, 86; vgl. Piaget 1978, 43ff.; vgl. Piaget/Inhelder 1977, 13ff.). Aus heutiger Sicht sind diese Theorien unzureichend. So fand unter anderem die ungarische Psychologin Nagy in einer ihrer Studien 1948 mit Kindern im Alter von drei bis zehn Jahren heraus, dass neunjährige Kinder bereits ein so fortgeschrittenes Todeskonzept besitzen, das dem einer erwachsenen Person sehr ähnlich sei. Die vier Dimensionen der Nonfunktionalität, Irreversibilität, Universalität und Kausalität wurden in ihrer Untersuchung bereits von den Kindern verstanden (vgl. Grumbach-Wendt/Zernikow 2013, 86).

Für Eltern, Mitarbeiter in Hospizen, Therapeuten und allen weiteren Berufsgruppen, die ein Kind während seines eigenen Sterbeprozesses, dem einer anderen Person oder in der Trauer begleiten, ist es vor diesem Hintergrund hilfreich, über einen groben Anhaltspunkt bezüglich kindlicher Vorstellungen des Todes zu wissen. Denn besonders Kinder können den Erwachsenen lehren, angstfreier über das Sterben und den Tod sprechen zu lernen. „Es gibt Tausende von Kindern, die den Tod kennen, weit über das hinaus, was Erwachsene wissen. Erwachsene hören vielleicht diesen Kindern zu, gehen aber achselzuckend darüber hinweg. Sie meinen vielleicht, daß Kinder den Tod nicht begreifen, und weisen ihre Gedanken von sich. Doch eines Tages werden sie sich dieser Lehren erinnern, möglicherweise erst Jahrzehnte später, wenn sie `dem größten Feind´ selbst ins Auge sehen. Dann werden sie erfahren, daß diese kleinen Kinder die weisesten Lehrer und sie die Neulinge und Schüler waren" (Kübler-Ross 1998, 11).

Es gilt in diesem Zusammenhang allerdings darauf hinzuweisen, dass die zahlreich durchgeführten Studien und Experimente der Wissenschaftler zur Klassifizierung von Todesvorstellungen von sehr unterschiedlichen Untersuchungsmethoden ausgehen. Während einige Wissenschaftler Fragebögen zum Thema Tod als Untersuchungsmittel verwendeten, ließen andere Zeichnungen oder Aufsätze zum Thema Tod von Kindern anfertigen. In einigen Fällen fand auch eine Verwicklung in Gespräche oder Diskussionen statt, indem den Kindern beispielsweise bestimmte Begriffe wie „Katze" genannt wurden, und sie daraufhin die Frage gestellt bekamen, ob und gegebenenfalls warum Katzen sterben können (vgl. Wintsch 1996, 345). Die vielen verschiedenen

Forschungsergebnisse ergeben heute eine halbwegs einheitliche Auflistung kindlicher Todesvorstellungen. Dabei lassen sich allerdings bedeutsame Unterschiede zwischen gesunden und kranken Kindern feststellen. Die Entwicklung bei erkrankten Kindern ist oftmals akzeleriert. Sterbenskranke Kinder haben nicht die Möglichkeit, eine natürliche Entwicklung ihres Todeskonzeptes zuzulassen. Ihre Situation zwingt sie zu einer Auseinandersetzung mit Sterben und Tod und das oft bereits in einem Alter, in dem gesunde Kinder noch weitestgehend an Fantasien der Unsterblichkeit festhalten. Aufgrund eigener gemachter Erfahrungen, im Rahmen ihrer schweren Erkrankung und die häufigere Konfrontation mit Sterben und Tod im Krankenhaus, in Hospizen etc. erwerben erkrankte Kinder schneller ein Wissen um den eigenen Tod beziehungsweise den Tod eines Anderen (vgl. Grumbach-Wendt/Zernikow 2013, 86). Das gleiche gilt auch für gesunde Kinder mit einem erkrankten Geschwisterkind.

Da die Frage, wie Kinder den Tod wahrnehmen und welche Reaktionen sie auf das Erleben von Sterben und Tod zeigen, nicht für alle Altersgruppen gleich beantwortet werden kann, wird der kindliche Zugang zu Sterben und Tod für die Altersgruppen: Kinder unter drei Jahre; Kinder zwischen drei und fünf Jahren; Kinder zwischen sechs und neun Jahren; Kinder zwischen zehn und zwölf Jahren sowie Kinder ab zwölf Jahren, getrennt dargestellt.

Die nachfolgend aufgeführten chronologischen Altersstufen beziehen sich auf die Entwicklung des Todeskonzeptes bei gesunden Kindern, mögliche Reaktionen und Verhaltensweisen schwerkranker Kinder und Jugendlicher werden allerdings mit einbezogen. Dabei gilt es jedoch darauf hinzuweisen, dass diese Altersangaben nur eine Orientierung darstellen und es sich hierbei keineswegs um eine strenge Einteilung handelt. Es kann auch sein, dass Kinder gleichen Alters unterschiedlich weitgreifende Vorstellungen von Sterben und Tod aufweisen. Dies hängt unter anderem von den bereits beschriebenen Einflussfaktoren des Medienkonsums, der Religion, der Gesellschaft und des sozialen Umfelds ab.

3.1.1 Todesvorstellungen bis zum 3. Lebensjahr

Informationen über das Todeskonzept von Säuglingen oder Kleinkindern gehen mit gewissen Schwierigkeiten einher. In dieser Altersspanne liegen hauptsächlich anekdotische Fallbeschreibungen vor, da strukturierte und elaborierte Erhebungsmethoden in diesem Alter kaum einsetzbar sind (vgl. Wittkowski 1990, 57). Die vielen Untersuchungen bringen die Forscher dennoch zu folgenden Ergebnissen: Säuglinge erleben bereits eine Einheit mit ihrer Bezugsperson und sind von dieser abhängig. Sie verfügen noch nicht über ein lineares Zeitverständnis, die Objektpermanenz ist ebenfalls noch nicht ausgebildet (vgl.

Grumbach-Wendt/Zernikow 2013, 87). Die emotionale Abhängigkeit und das fehlende Zeitverständnis lösen bei Kleinkindern große Verlustängste aus und all jene Gefühle, die der Mensch als Trauergefühle kennt. Die kognitive Fähigkeit, zu wissen, dass eine Person oder ein Objekt auch dann noch weiter existiert, wenn sie sich außerhalb des Wahrnehmungsbereiches befindet, ist Kindern bis circa eineinhalb Jahren nicht möglich. Aus diesem Grund kennen auch Säuglinge das Gefühl der Verlassenheit. Des Weiteren nehmen sie Verluste wahr, auch wenn dies oft indirekt durch die Gefühlsäußerungen der Bezugspersonen geschieht (vgl. Grumbach-Wendt/Zernikow 2013, 87; vgl. Wintsch 1996, 346). Der Tod stellt für sie ein noch ungreifbares Phänomen dar, kann jedoch mit Trennung gleichgesetzt werden (vgl. Hopp 2010, 4f.). Ist der Entwicklungsprozess der Objektpermanenz vollzogen, ist ein Verständnis der Kleinkinder bezüglich der Existenz von nicht anwesenden Objekten oder Personen vorhanden. Belebtes kann nun von Unbelebtem unterschieden werden und ihre Beobachtungen weiten sich auf Insekten, Pflanzen und andere Tiere aus. Erste Erfahrungen werden beispielsweise gesammelt, wenn das Haustier verstirbt oder ein totes Tier am Straßenrand gefunden wird. Die Endgültigkeit des Todes wird allerdings noch nicht erfasst, der Tod wird hingegen mit dem Schlaf und der Unbeweglichkeit gleichgesetzt. Er kann aber auch als Analogie zur Trennung oder einer Reise empfunden werden (vgl. Grumbach-Wendt/Zernikow 2013, 87; vgl. Wintsch 1996, 346). Blickt man auf die erkrankten Kinder, zeigt sich hier, dass durch erlebte Trennungen von Eltern, beispielsweise in Form eines Krankenhausaufenthaltes etc. Ängste entstehen können. Das Auftreten unbekannter Situationen führt nicht selten zu zusätzlicher Verunsicherung und zur Regression. Bereits entwickelte Vorstellungen und Verhaltensweisen fallen wieder auf abgelegte Muster zurück.

3.1.2 Todesvorstellungen vom 3. bis 5. Lebensjahr

In der Altersspanne zwischen dem dritten und dem fünften Lebensjahr entwickeln Kinder eine Vielzahl an „magischen Vorstellungen". Sie erleben sich aufgrund ihrer kindlichen Ich-Bezogenheit als Mittelpunkt der Welt und beziehen alles auf sich selbst. In ihrer magischen Welt ist durch ihr Denken, ihr Tun und ihre eigenen Wünsche alles möglich (vgl. Grumbach-Wendt/Zernikow 2013, 87; vgl. Condrau 1991, 367). Daher besteht auch der Glaube, sich dem Tod durch bestimmte Verhaltensweisen wie Verstecken oder Weglaufen entziehen zu können. Auch wichtige Menschen wie Eltern, Geschwister oder andere Bezugspersonen sind nicht vom Tod betroffen und somit von der Sterblichkeit ausgenommen. Dass allerdings einige Menschen, hauptsächlich Alte, sterben müssen, ist den meisten Kindern diesen Alters bereits bewusst (vgl. Wintsch 1996, 347; vgl. Wittkwoski 1990, 57f.). Kommt es zu einem Todesfall im direkten Umfeld, kann in dieser Altersspanne die Ansicht der Kinder, die Welt beeinflussen und lenken zu können, starke Schuldgefühle auslösen. Durch ihre Allmachtsfantasien leben sie nicht nur in dem Glauben, den Tod zu verhindern, sondern auch zu verursachen. So entsteht womöglich das Gefühl am Tod oder der Erkrankung eines Menschen schuldig zu sein, weil sie beispielsweise nicht artig waren (vgl. Grumbach-Wendt/Zernikow 2013, 87). Zusammenfassend lässt sich festhalten, dass in dieser Altersspanne das Verständnis eines reifen Todeskonzeptes fehlt, die Konzepte von Leben und Tod sind noch nicht ausgereift. Der Tod wird von Kindern bis zum fünften Lebensjahr noch nicht als permanent und abschließend aufgefasst. Das Todsein wird als ein reversibler Zustand verstanden und Fragen nach der Rückkehr verstorbener Menschen kommen auf. Die Kinder haben noch nicht begriffen, dass der Tod unvermeidlich, irreversibel und universell ist. Ein Beispiel hierfür beschreiben Tausch-Flammer und Bickel (1994) in ihrem Buch: „Wenn Kinder nach dem Sterben fragen". Dort tröstet die dreijährige Maria ihre Mutter nach dem Tod ihres Vaters: „Papi kommt gleich heim. Papi ist im Geschäft", während sie zuhause überall nach ihm sucht (Tausch-Flammer/Bickel 1994, 77f.). Der Tod wird als vorübergehender Zustand verstanden, also als eine Form des Schlafes, einer Reise oder eines Wunsches fortzugehen oder fortzusein. Von einer Rückkehr des Verstorbenen gehen die Kinder in dieser Altersspanne aus. Häufig gemachte Äußerungen wie: „Du sollst tot sein" bedeutet für die Kinder so viel wie: „Du sollst verschwinden." Jegliche Todes- und Vernichtungswünsche, die Kinder in diesem Alter, vor allem in Rollenspielen wie Indianer, Krieg etc. zum Ausdruck bringen, lassen sich vor diesem Hintergrund besser verstehen. Denn mit ihnen wird lediglich eine zeitlich begrenzte Abwesenheit der Person initiiert, oder auch der Wunsch, vorübergehend in Ruhe gelassen zu werden (vgl. Schweitzer/Niedermann 2000, 111ff.). Blickt man in dieser Altersspanne auf die Ursachen des Todes, wird ersichtlich, dass vornehmlich Vorstellungen von äußeren Gewalteinwirkungen oder Unfällen bestehen. Nicht sichtbare innerkörperliche Ursachen und Krankheiten sind für die Kinder in dieser Lebensphase schwer verständlich und werden oftmals noch nicht als Todesursache erkannt (vgl. Wittkowski 1990, 58). Im Gegensatz dazu ist dies bei erkrankten Kindern nicht mehr der Fall. Je nach Verlauf ihrer Erkrankung wissen sie, dass beispielsweise nicht sichtbare Krebszellen den Körper zerstören können. Sie erleben unter anderem, dass die Kontrolle über ihre Körperfunktionen, welche mit einer gewissen Selbstständigkeit einhergehen, bei ihnen aufgrund medizinischer Behandlungen eingeschränkt ist. Dies wird oft als eine Art der Bestrafung empfunden. Erkrankten Kindern wird bereits im frühen Alter sehr deutlich, dass sie nicht wie andere Kinder unbeschwert rennen, spielen, tanzen etc. können. Mögliche Folgen sind auch hier die Regression, Aggressionen sowie ein Rückzug, auf welche die Pädagogen gefasst sein sollten. Die Konfrontation von Sterben und Tod im Krankenhaus, die medizinischen Behandlungen, die eigenen Erfahrungen mit der Erkrankung sowie der körperliche Abbau führen letztendlich dazu, dass die sterbenskranken Kinder bereits viel früher das Wissen über den eigenen Tod erwerben. Die Vorstellungen werden dabei allerdings abhängig vom Alter unterschiedlich kommuniziert. Kinder im Vorschulalter malen eher Bilder oder verwenden Geschichten, um ihre Konzepte und Ängste darzustellen. Hierzu ein Beispiel aus der eigenen Praxis mit erkrankten Kindern und Jugendlichen. Ein an Krebs erkranktes fünfjähriges Mädchen malte immer häufiger Bilder mit verschlossenen Fenstern. Auf die Frage: „Was bedeutet denn dieses Fenster für dich?" antwortete das Mädchen: „Das Fenster muss unbedingt verschlossen bleiben." Hieraus ergab sich ein Dialog mit dem Mädchen über die Bedeutung des geschlossenen Fensters und die Ängste darüber, was passiert, wenn das Fenster geöffnet wird. Das Mädchen äußerte daraufhin: „Wenn das Fenster offen ist, muss ich gehen und ich möchte noch bleiben!" Nach einiger Zeit, malte das Mädchen das Fenster erneut, aber diesmal war es einen Spalt geöffnet und dieser Spalt öffnete sich jeden weiteren Tag immer mehr. Es ergab sich wieder ein Dialog, woraufhin das Mädchen sagte: „Ich glaube, bald gehe ich aus dem Fenster." Eine Botschaft, die vor allem die Eltern entsetze, denn auch sie hatten die Botschaft verstanden. Einige Tage später verstarb das Mädchen im Arm ihrer Mutter. Dieses Beispiel zeigt, dass erkrankte Kinder bereits im Vorschulalter das Wissen um den nahen Tod entwickelt haben können.

3.1.3 Todesvorstellungen vom 6. bis 9. Lebensjahr

Ein entscheidender Fortschritt in der Entwicklung des kindlichen Todeskonzeptes erstreckt sich zwischen dem sechsten und dem neunten Lebensjahr. In dieser Altersspanne erwerben die Kinder mindestens ein „partielles Verständnis der konstituierenden Komponenten des reifen Todeskonzeptes" (Wittkowski 1990, 58). Die Bedeutung der Irreversibilität und der Universalität des Todes wird langsam begriffen. Den Kindern wird bewusst, dass es Unterschiede zwischen Leben und Tod gibt und auch ein verstorbener Mensch nicht mehr auf diese Erde zurückkehren wird. Auf die Frage: „Glaubst du, dass du auch einmal sterben wirst?", antworten circa 80 Prozent der Siebenjährigen mit: „Ja" (vgl. Di Gallo/Bürgin 2006, 79). Das Wissen um die eigene Sterblichkeit und die Tatsache, dass jederzeit ein geliebter Mensch sterben kann, verursacht bei einigen

Kindern in diesem Alter verstärkte Verlust- und Trennungsängste und führt zu einer Vergrößerung des Sicherheitsbedürfnisses. Des Weiteren ergeben sich durch die kindliche Erkenntnis der Universalität und Irreversibilität nun Fragen nach den Ursachen und Geschehnissen, die den Tod nach sich ziehen. Die Vorstellung der Nonfunktionalität und der Kausalität beginnt sich zunehmend zu bilden. Todesursachen wie das Alter, eine Krankheit oder der Kreislauf des Lebens sind für die Kinder zwar immer noch schwieriger nachzuvollziehen als äußere Gründe, können aber dennoch als Ursache erkannt werden. Bei einigen Kindern lässt sich in dieser Altersspanne auch eine Personifizierung des Todes erkennen. Der Tod wird als etwas Existierendes, aber Unsichtbares empfunden – wie ein Sensenmann, Knochenmann, Skelett etc. Diese Personifizierung kann auch ein Grund dafür sein, dass der Tod von den Kindern noch verstärkt als eine äußere Ursache wie ein Unfall betrachtet wird (vgl. Plieth 2009, 72ff.). Neben der Entwicklung der realistischen Vorstellung vom Tod, besitzen die Kinder auch ein besonders sachliches und nüchternes Interesse an den Äußerlichkeiten des Todes. Ihr stark ausgeprägtes Ich-Bewusstsein im Grundschulalter kann zu zunehmenden Ängsten vor dem Tod und vor dem Zerfall des Körpers führen (vgl. Pesel 2006, 16). Um die entwickelten Ängste verarbeiten zu können, begeben sich die Kinder auf Antwortsuche und zeigen daher ein verstärktes Interesse für Beerdigungen, Friedhöfe, Gräber oder Särge. Des Weiteren beschäftigt sie nicht selten die Frage nach der eigenen Person. Kinder möchten erfahren, was mit ihnen oder anderen Menschen nach ihrem Tod passiert, wie tote Menschen aussehen, wie es sich anfühlt, wenn ein Mensch stirbt und was nach dem Tod passieren wird (vgl. Plieth 2009, 75f.; vgl. Bürgin 1978, 59f.). Um ihr Todeskonzept weiter zu entwickeln, brauchen Kinder ehrliche Antworten auf ihre Fragen. Sie brauchen Menschen um sich herum, die offen in die Thematik einsteigen und sich den Tod ebenfalls zum Gegenstand machen und dem Kind dabei verhelfen, sachliche und sittliche Geltungsansprüche zu prüfen. Die Notwendigkeit pädagogischer Handlungen in denen es nicht darum geht, eigene für gut und richtig geheißene Geltungsansprüche durchzusetzen, sondern darum, jedem Einzelnen die Möglichkeit zu eröffnen, sowohl sachliche Einsichten als auch eigene Urteile zu entwickeln, wird daher ersichtlich. Dies gilt auch für erkrankte Kinder, denn bereits im Schulalter haben Kinder eine gewisse Unabhängigkeit entwickelt und sind in der Lage, komplexe Vorgänge zu durchdenken. Werden diese Kinder an der bereits entwickelten Autonomie durch ihre Erkrankung gehindert, kann es zu Gefühlen der Minderwertigkeit oder Unfähigkeit kommen.

3.1.4 Todesvorstellungen vom 10. bis 12. Lebensjahr

Über ein ausgereiftes Todeskonzept verfügen die meisten Kinder ab dem Alter von etwa zehn und mehr Jahren. Sie zeigen ein großes Interesse an all den Dingen, die sie noch nicht kennen, die sie noch nie gesehen und gehört haben. Die Wissenschaftler gehen davon aus, dass die Kinder die Tragweite des Todes umfassend verstehen. Alle vier Dimensionen des Todes Nonfunktionalität, Irreversibilität, Universalität und Kausalität werden in der Regel begriffen und anerkannt (vgl. Wittkowski 1990, 58f.). Die Kinder haben realisiert, dass die eigene Sterblichkeit und der damit verbundene Tod unausweichlich sind. Auch Fragen nach der Identität wie: „Wer war ich?" „Wer bin ich?" „Wer werde ich sein?", beschäftigen Kinder in der Vorpubertät. Die Kinder werden selbstständiger und übernehmen immer mehr Verantwortung. Blickt man dabei allerdings auf Kinder mit einer lebensbedrohlichen Erkrankung und deren Verlauf, zeigt sich, dass der Wunsch Unabhängigkeiten zu entwickeln, durch die Krankheit häufig unterbrochen wird. Nicht selten kommt es zu Fragen nach der Gerechtigkeit. Den Kindern wird deutlich, dass die eigene Lebenszeit begrenzt ist und um sie herum alle anderen unbeschwert weiterleben können. Eine Ungerechtigkeit, die an den Kräften der sterbenskranken Kinder zehrt, mit der sie sich aber auseinanderzusetzen haben (vgl. Grumbach-Wendt/Zernikow 2013, 88).

3.1.5 Todesvorstellungen ab 12 Jahren

In der Adoleszenz unterscheidet sich das Todeskonzept kaum von dem eines Erwachsenen. „Die Adoleszenten haben ihr Ich und die Realitätstestung so weit entwickelt, dass sie imstande sein sollten, die ganze Tragweite und Endgültigkeit des Todes zu erkennen" (Bürgin 1978, 66). Findet allerdings eine plötzliche und direkte Konfrontation mit dem Tod statt, kann dies mit einer Regression auf frühere Entwicklungsstufen einhergehen (vgl. Wintsch 1996, 348; vgl. Bürgin 1978, 66). Während der Pubertät verfestigt sich die Persönlichkeit der Jugendlichen. Die Suche nach der eigenen Identität nimmt einen wichtigen Platz ein. Jugendliche sammeln neue Erfahrungen, besonders in der Liebe und der Sexualität, lösen sich von den elterlichen und schulischen Autoritäten und bisherigen Traditionen ab und wenden sich neuen Gemeinschaftsformen zu (vgl. Condrau 1991, 368f.). Beim Blick auf erkrankte Jugendliche zeigt sich, dass hier das Loslösen von den Eltern sowie das Entwickeln von Unabhängigkeiten aufgrund der Erkrankung nur selten gelingen. Oftmals treten Probleme auf wie die gefühlte Nichtakzeptanz in den Peergroups, die elterliche Überfürsorge sowie fehlende sexuelle Aktivitäten. Die Identitätssuche sowie die Gefühle der Verunsicherung, welche mit der notwendigen Neuorientierung einhergehen, sind bei erkrankten und gesunden Jugendlichen ohne weiteres mit der Frage nach dem Sinn des Lebens und der damit verbundenen Endlichkeit des Menschen verknüpft. Intensives und häufiges Nachdenken über das Sterben und den Tod, besonders über den eigenen Tod, sind Teil der Adoleszenz (vgl. Wintsch 1996, 348f.). Im Zusammenhang mit erlebten Sinnkrisen kann es bei Jugendlichen in der Übergangsphase vom Kind zum Erwachsenen gelegentlich auch zu Suizidfantasien kommen, welche den Qualen in dieser schwierigen Zeit ein Ende setzen sollen (vgl. Brocher 1985, 39). Viele Jugendliche haben Suizidgedanken, sie wünschen sich einerseits den Tod, andererseits fürchten sie ihn aber auch, sie wollen sterben, aber auch leben (vgl. Condrau 1991, 371). Fleck-Bohaumilitzky (o.J.) sieht die Suizidfantasien als einen natürlichen Bestandteil in der Entwicklung des Todeskonzeptes bei Jugendlichen an. Aufgrund des Wunsches nach Selbstständigkeit und Autonomie sowie als Bestrafung für das kritisierende Umfeld können solche Suizidgedanken bei Jugendlichen entstehen (vgl. Fleck-Bohaumilitzky o.J., 7ff.; vgl. Weiß 2006, 35). Häufig geht es dabei auch weniger um die Angst vor dem Tod, als vor dem Leben, dessen die Jugendlichen überdrüssig sind und dem sie sich oft unreflektiert entziehen wollen (vgl. Condrau 1991, 369). Reiner (1971) weist darauf hin, dass vor allem die Angst vieler Jugendlicher, nicht zu wissen, was nach dem Tod kommt einen gewissen Schutz vor Suizidhandlungen bietet. „Wenn nach dem Tod alles sicher zu Ende wäre, wäre es leichter, einen Suizid zu begehen" (Reiner 1971, 172), so ein Patient. Der Tod verliert bei Jugendlichen scheinbar oft dann seinen Angstcharakter, wenn er als ein endgültiges Ende des Seins betrachtet werden kann. Er wird zur Hoffnung, befreit zu werden von allem Leid und jeglichen Konflikten. Es gilt besonders an dieser Stelle darauf hinzuweisen, dass jede Selbstmorddrohung und jeder Selbstmordversuch ernst zu nehmen sind. Hierauf gilt es in allen Fällen einzugehen, jegliche Aussagen, die auf einen Suizid schließen, dürfen nicht stehengelassen werden, sie bedürfen eines offenen Gespräches (vgl. Condrau 1991, 371).

3.1.6 Fazit Todeskonzept

Abschließend lässt sich festhalten, dass Sterben und Tod bereits in der frühkindlichen Erfahrungswelt existieren. Die Beschäftigung mit dem Tod tritt zwischen dem dritten und dem fünften Lebensjahr ein. Besonders aus diesem Grund ist es wichtig, dass sich die Pädagogik bereits im Kleinkindalter mit diesen thanatologischen Inhalten beschäftigt. Wenn mit Kindern über Sterben und Tod gesprochen wird, gilt es allerdings immer darauf zu achten, dass eine Anpassung an die entsprechenden Entwicklungsstufen des Kindes stattfindet. Wird mit Kindern nicht über das Sterben, den Tod, mögliche Ängste etc. gesprochen, können sie nicht lernen, dass der Tod zum Leben dazu gehört und dass eine offene und ehrliche Kommunikation sowie das Zeigen jeglicher Emotionen und Gefühle normal ist. Ihnen bleibt die Möglichkeit, Geltungsansprüche zu erheben und zu prüfen verwehrt. Daher ist es wichtig, dass der Tod rechtzeitig einen Platz im Leben der Kinder einnimmt und zum Gegenstand der Lehre erhoben wird. Am besten schon dann, wenn noch eine unbelastete Auseinandersetzung stattfinden kann. So besteht die Möglichkeit, das Todeskonzept zu verinnerlichen und einen Zugang zu dieser schwierigen Thematik zu erstellen, auf den die Kinder bei direkten Todeserlebnissen zurückgreifen können.

3.2 Der Sterbeprozess – wenn das Leben zu Ende geht

Trotz des bereits aufgezeigten individuellen Vorgangs des Sterbens, ist der Sterbeprozess von mehreren Wissenschaftlern und Fachleuten auf verschiedene Weise systematisiert worden. Seit jeher ist die Frage der Menschen, ob der Prozess des Sterbens durch bestimmte Merkmale gekennzeichnet wird, von großer Bedeutung. Bereits im späten Mittelalter sind sogenannte Erbauungsbücher erschienen, die sowohl sterbende Menschen sowie Sterbebegleiter in die „Kunst des Sterbens" (lateinisch: ars moriendi) einführen wollten (vgl. Krause 2004, 8). Das Sterben wurde in diesen Büchern als ein Prozess der Auseinandersetzung mit Anfechtungen beschrieben, welche die sterbenden Menschen herausfordern sollten, und die es im Glauben zu bestehen galt (vgl. ebd.). Die mittelalterliche ars-moriendi-Literatur lieferte so bereits Erkenntnisse, von denen weitere Forschungen zum Sterbeprozess durchgeführt werden konnten. Zwei Beispiele hierfür sind unter anderem Glaser und Strauss (1974), die das Sterben im Sinne von Kontexten der Bewusstheit erklären oder Elisabeth Kübler-Ross (1977), die erstmals ein Modell der Sterbephasen entwickelte und damit auf ängstigende und unverständliche Verhaltensweisen von sterbenskranken Menschen aufmerksam machte. Da sich die unterschiedlichen Sterbeverläufe, in denen sich der sterbende Mensch befindet, in einigen Fällen auch auf seine Begleiter und auf damit empfundene Belastungen auswirken können, sind diese beiden Modelle des Sterbeprozesses von Bedeutung und werden in dieser Arbeit genauer beleuchtet.

An dieser Stelle ist es allerdings auch hier erneut wichtig zu erwähnen, dass es sich bei den auf Forschungen basierenden Theorien nicht um feste Vorgaben handelt, sondern lediglich um Anhaltspunkte, zu denen es während des Sterbens kommen kann. Jegliche Bestrebungen, allgemeine Aussagen über den Prozess des Sterbens zu formulieren, müssen immer auch unter der Voraussetzung erfolgen, dass es „[…] weder den Kranken, noch die Krankheit, noch den Tod [gibt], sondern jedes Schicksal ist einzeln, besonders, einzigartig, jeder Mensch hat seine eigene, nur ihm eigene Geschichte und ihren Verlauf, worin nichts aber auch gar nichts programmierbar ist oder absolut voraussehbar wäre" (Condrau 1984, 461). Und so lassen sich unter anderem die nachfolgend beschriebenen Phasen des Sterbens von Kübler-Ross nicht immer eindeutig voneinander trennen, sie können je nach Individuum unterschiedlich lang ausfallen und müssen auch nicht von jedem sterbenden Menschen durchlebt werden. Was ein Mensch in seinem letzten Lebensabschnitt erlebt, teilt er in gewisser Weise mit allen anderen Menschen. Wie er seine letzte Lebensphase jedoch gestaltet, und was er daraus macht, bleibt seiner persönlichen Ausgestaltung überlassen und wird von seinen erlernten Fähigkeiten und Fertigkeiten, von seinen Leitbildern, Werten, Haltungen und Idealen, seiner Grunderkrankung und nicht zuletzt seinem sozialen Umfeld beeinflusst (vgl. ders. 1991, 431). Eine Begleitung und die Führung der Sterbenden, sowohl seitens des medizinischen Personals, der Pädagogen und der Angehörigen, die Auseinandersetzung mit Ängsten und der Einsamkeit sowie die Behebung körperlicher Beschwerden, sind wichtige Bestandteile, um ein würdevolles Sterben zu ermöglichen.

3.2.1 Theorie der (Sterbe-) Bewusstheitskontexte nach Glaser und Strauss

Das von Glaser und Strauss in den 1960er Jahren entwickelte Modell zu den Sterbebewusstheitskontexten basiert einerseits auf der Beobachtung von Kommunikationsmustern sterbender Menschen in öffentlichen und privaten Krankenhäusern, andererseits auf Interviews mit Pflegekräften in der Ausbildung. Durch ihre dreijährige Feldstudie in sechs Krankenhäusern im Großraum San Francisco stellten die beiden Forscher fest, dass die Interaktion zwischen dem Sterbenden und dem Klinikpersonal davon abhängig ist, „was jeder Interagierende über einen bestimmten Zustand des Patienten weiß, sowie sein Wissen darum, dass die anderen sich dessen bewusst sind, was er weiß" (Glaser/Strauss 1974, 16f.). Von den beiden Autoren werden vier grundlegende Arten solcher Kontexte unterschieden: die geschlossene Bewusstheit (closed awareness), die argwöhnische Bewusstheit (suspected awareness), die wechselseitige Täuschung (context of mutual pretense) sowie die offene Bewusstheit (open awareness). Entscheidend ist, dass jeder dieser Bewusstheitskontexte die Interaktion zwischen dem Sterbenden und der Bezugsperson, der Pflegekraft, dem Pädagogen etc. beeinflusst. Dies bedeutet, dass der Kommunikationspartner überlegt, welche Informationen sein Gegenüber haben könnte und dementsprechend sein Handeln danach ausrichtet.

3.2.1.1 Geschlossene Bewusstheit

Weiß der eigentliche Betroffene nicht von seinem nahenden Tod, dafür aber alle anderen Personen um ihn herum, ist von der geschlossenen Bewusstheit die Rede. Sowohl Familienangehörige, Pflegekräfte als auch Ärzte haben sich verständigt, das Geheimnis zu bewahren, indem sie alles dafür tun, dass der Patient seinen Zustand nicht realisiert. Ärztliche Informationen, die den Betroffenen skeptisch machen können, werden ihm vorenthalten, indem dem Sterbenden beispielsweise die Einsicht in seine Krankenakten verwehrt bleibt, die Aufklärung durch die Visite nur unter Nutzung unverständlichen Fachjargons erfolgt oder Gespräche über die weitere Behandlung gar unter Ausschluss des Betroffenen stattfinden. Beginnt der Sterbende, Fragen über seinen Zustand zu stellen, versucht die Familie oder das Personal, ihn durch improvisierte Erklärungen abzulenken oder sie erklären neue Symptome der Krankheit als belanglos (vgl. Samarel 2003, 133). Kommt es zu einer Verschlechterung des Gesundheitszustandes, hat dies zur Folge, dass die Erklärungen immer unglaubwürdiger werden und auch die Beziehung zum Sterbenden darunter leidet.

Trotz der Tatsache, dass die geschlossene Bewusstheit große Spannungen verursacht und sehr arglistig ist, gibt es eine Reihe von Bedingungen, die zu ihrem Auftreten führen. Einerseits kann es sein, dass der Sterbende keinerlei Erfahrungen bezüglich Sterben und Tod hat und ihm die Anzeichen des bevorstehenden Todes nicht vertraut sind. Andererseits erklären sich nicht alle Ärzte bereit, den Betroffenen aufzuklären. Häufig fehlt es dem Personal an pädagogischem und psychologischem Wissen, individualisierte Aufklärungsgespräche zu führen oder es besteht die Befürchtung, krisenhafte Situationen hervorzurufen, welche sich infolge einer gefühlsmäßigen Bindung zwischen dem Betroffenen und Arzt oder Pfleger ergeben können. Des Weiteren kann es auch zur Sorge kommen, Fehldiagnosen mitzuteilen, auf die womöglich mit juristischen Sanktionen reagiert werden könnte (vgl. Griegoleit 2012, 90f.). Glaser und Strauss bestätigen, dass sich circa 70-90 Prozent der Mediziner dafür aussprechen, einem Patienten den tödlichen Verlauf seiner Erkrankung nicht mitzuteilen (vgl. Glaser/Strauss 1974, 108f.). Ob sich daran in den letzten Jahren/Jahrzehnten viel geändert hat, ist fragwürdig. Denn selbst in Hospize kommen immer wieder Menschen, denen die Gründe für einen Hospizaufenthalt keineswegs bewusst sind.

Da im Bewusstheitskontext der geschlossenen Bewusstheit jeder in das Geschehen des Schweigens mit einbezogen ist, hat der Betroffene niemanden, mit dem er über das Sterben und den Tod sprechen kann. Die Täuschung des Sterbenden kann sogar so weit gehen, dass von den Ärzten unnötige Tests und Untersuchungen durchgeführt werden. Und auch das Pflegepersonal in

Krankenhäusern versucht Taktiken anzuwenden, um Optimismus zu erzeugen. Dies geschieht indem es beispielsweise den Patienten mit anderen vergleicht oder ihm mit Aussagen wie: „Es wird alles wieder in Ordnung"; „Das ist halb so schlimm", Mut macht (vgl. Griegoleit 2012, 91). Vor diesem Hintergrund ist es mehr als verständlich, dass das Personal nur noch kurze Zeit beim Sterbenden bleibt und seine Kommunikation auf ein Minimum zu beschränken versucht, um nicht versehentlich etwas zu verraten.

Solch eine Vorgehensweise bleibt allerdings nicht ohne Folgen. Zu einem angemessenen pädagogischen Handeln kann es hier nicht kommen. Der Sterbende kann sein Leben so nicht abschließen, er kann keine entsprechende Haltung zum Sterben und zum Tod entwickeln. Er wird hingegen in dem Glauben gelassen, dass es sich bei seiner Krankheit nur um einen temporären Zustand handelt (vgl. Glaser/Strauss 1974, 44). Und so ist folglich mit einem Paradoxon zu rechnen: „je mehr Patienten im Krankenhaus sterben, um so weniger werden erfahren, daß sie sterben müssen" (a.a.O., 108). Dauert der Sterbeprozess lange, wächst die Gefahr, dass das Personal sich verrät, weil die Selbstkontrolle mit der Zeit nachlässt oder die Patienten argwöhnisch werden (vgl. a.a.O., 32ff.).

3.2.1.2 Argwöhnische Bewusstheit

Schöpft der Betroffene den Verdacht, dass er sterben muss und sucht er nach Bestätigung, indem er beispielsweise seine Familie oder das Personal dazu verleitet, sich zu verraten, ist vom argwöhnischen Bewusstheitskontext die Rede. Der Verdacht des Sterbenden entsteht nicht selten aus den Veränderungen medizinischer Behandlungen, der spürbaren Verschlechterung des eigenen Gesundheitszustandes sowie durch die Einstellungen und das Verhalten anderer. Aber auch in diesem Bewusstheitskontext sind Ärzte nach wie vor bemüht, eine definitive Antwort zu vermeiden und auch das Pflegepersonal sowie Angehörige weichen den Fragen der Betroffenen aus und versuchen, ihr Vertrauen wiederherzustellen, indem sie das, was der Betroffene über seinen Zustand bereits in Erfahrung gebracht hat, ermitteln (vgl. Griegoleit 2012, 92). Glaser und Strauss beschreiben die Interaktion zwischen dem Betroffenen und den Pflegekräften als einen ständigen Wettbewerb, in dem die Zunahme des Argwohns der Betroffenen mit der Zunahme von Abwehrmaßnahmen seitens der Pflegekräfte einhergehen kann (vgl. Glaser/Strauss 1974, 48ff.). In aller Regel geht das empfundene Misstrauen der Betroffenen jedoch nach einiger Zeit in eine offene Bewusstheit über, die in einer gegenseitigen Täuschung oder in einem offenen Austausch münden kann (vgl. a.a.O., 60). Erkennen die Betroffenen, denen die Wahrheit vorenthalten wurde, erst sehr spät, dass sie sterben werden, hat es das Personal umso schwerer mit ihnen. Den Sterbenden bleibt in solch einer Situation nicht mehr genügend Zeit, sich auf den Tod vorzubereiten und sittliche und sachliche Geltungsansprüche zu prüfen und dahingehend eine entsprechende Haltung zu entwickeln.

3.2.1.3 Bewusstheit der wechselseitigen Täuschung

Die bekannteste und doch subtilste Form der Bewusstheitskontexte ist die der wechselseitigen Täuschung. Sowohl der Sterbende als auch das gesamte Helferteam wissen um den bevorstehenden Tod, verhalten sich jedoch weiterhin so, als ob der Betroffene wieder gesund werden würde. Eine solche Täuschung beginnt, wenn einer der Interagierenden die Ablehnung des Sterbens signalisiert und sein Gegenüber dieser Haltung zustimmt und sich entsprechend verhält. Die Interaktionen folgen also einem „So-tun-als-ob-Spiel" (vgl. a.a.O., 63f.). Zeigt der Sterbende oder einer der anderen Beteiligten, dass er über das nahende Ende Bescheid weiß, tun die anderen so, als haben sie es nicht bemerkt. Weder das Personal, die Familie noch der Sterbende selbst sind bereit, die Wahrheit zu erwähnen und darüber zu sprechen. Durch gegenseitiges Schweigen über die Themen Sterben und Tod wird die Täuschung fortgeführt und kann nur dann aufrechterhalten werden, wenn alle Beteiligten in jeder Situation ihre Rolle des Nichtswissenden spielen.

Auch dieser Bewusstheitskontext der wechselseitigen Täuschung bleibt nicht ohne Folgen. Gerade Gesprächssituationen können schnell einen Charakter des Banalen erhalten, da das wirklich Wichtige, der bevorstehende Tod, nicht an- und ausgesprochen wird. Die Gesprächsinhalte orientieren sich hauptsächlich an Alltäglichkeiten wie beispielsweise dem Wetter oder dem Essen (vgl. Griegoleit 2012, 94). Der alltägliche Umgang mit dem Sterbenden kann dadurch zwar erleichtert werden, verhindert wird dabei allerdings eine intensive Auseinandersetzung und somit das pädagogische Handeln, da es nicht zu einer selbstbestimmten Prüfung von Geltungsansprüchen kommen kann (vgl. Glaser/Strauss 1974, 74f.). Möchte beziehungsweise kann der Betroffene die wechselseitige Täuschung nicht weiter aufrechterhalten, weil womöglich die Schmerzen immer intensiver werden, die Atemnot zunimmt oder das Bedürfnis besteht, sich bewusst auf den Tod vorzubereiten, geht der Bewusstheitskontext in den der Offenheit über.

3.2.1.4 Offene Bewusstheit

Wissen neben den Ärzten, dem Pflegepersonal und Familienangehörigen auch die Sterbenden um ihren Sterbeprozess und lassen sie dieses Wissen in ihr Verhalten einfließen, ist vom offenen Bewusstheitskontext die Rede (vgl. a.a.O. 17f.).

Es kommt zu einer offenen Kommunikation mit umfassender Aufklärung, soweit dies von allen Beteiligten gewünscht ist. Dieser Bewusstheitskontext erlaubt es, sich ausreichend auf den Tod vorzubereiten, indem der Sterbende beispielsweise über sein Leben nachdenkt, Beziehungen zum Abschluss bringt, sich mit Ängsten auseinandersetzt und gegebenenfalls ungeklärte Konflikte ausspricht oder löst. Durch die offene Bewusstheit kann das Selbstbestimmungsrecht des Patienten gewahrt werden, wodurch das pädagogische Personal der Führung zur sachlichen Einsicht und sittlichen Annahme der letzten Bildungsaufgabe gerecht werden kann. Zudem hat die Familie oder das Pflegepersonal die Möglichkeit, der Aufgabe einer Begleitung in der letzten Lebensphase wirklich nachzukommen (vgl. Nagele/Feichtner 2009, 102).

Der offene Bewusstheitskontext ist zwar ein wünschenswerter Zustand, da die Familie und das Personal von der Einschränkung befreit sind, die Rolle aufrechtzuerhalten, die für die geschlossene Bewusstheit und die gegenseitige Täuschung notwendig ist. Trotzdem kann nicht davon ausgegangen werden, dass alle Betroffenen die offene Bewusstheit erreichen können. Selbst in Hospizen kommt es nicht bei allen Hospizgästen zu diesem Zustand, auch wenn das Personal bemüht ist, den Sterbenden immer mit Ehrlichkeit gegenüberzutreten.

3.2.1.5 Fazit Bewusstheitskontexte

Mit der von Glaser und Strauss entwickelten Theorie der Bewusstheitskontexte steht allen Helfern und Begleitern ein Hilfsmittel zur Verfügung, Interaktionsstrukturen innerhalb des Sterbeprozesses, des Stationsablaufes und während der Begleitung zu reflektieren und Verhaltensweisen weiterzuentwickeln. Doch ob und in welchem Ausmaß diese Gegebenheiten in den Fokus des Wirkens gestellt werden, hängt sehr stark davon ab, wie jeder Einzelne in seiner Ausbildung auf die Betreuung und Begleitung Sterbender vorbereitet wird. Die Notwendigkeit, thanatologische Inhalte zum Bestandteil in Aus- Fort- und Weiterbildungsmaßnahmen für Mitarbeiter des Gesundheitswesens zu machen, um eine individualisierende Begleitung sterbender Menschen zu ermöglichen, wird hierbei ersichtlich. Es ist eine pädagogische Herausforderung, die Ausbildung so zu gestalten, dass professionelle Helfer dazu befähigt werden, den Bedarf des Sterbenden zügig zu erfassen und Vermeidungsstrategien im eigenen Handeln wahrzunehmen, zu reflektieren und gegebenenfalls zu reduzieren.

3.2.2 Phasen des Sterbens nach Elisabeth Kübler-Ross

Im bisherigen Verlauf wurde deutlich, dass Interaktionen mit sterbenden Menschen maßgeblich von den jeweiligen Bewusstheitskontexten beeinflusst werden und nicht rein zufällig verlaufen. Je unterschiedlicher die Todeserwartungen, die der Arzt, das Pflegepersonal, der Betroffene und die Angehörigen infolge verschiedener Informationen entwickeln, desto komplexer beziehungsweise konfliktträchtiger kann der Sterbeprozess verlaufen (vgl. Glaser/Strauss 1974, 7ff.). In diesem Kontext tritt auch die Wissenschaftlerin Elisabeth Kübler-Ross in den Vordergrund, die in ihrem Ansatz nicht den Mediziner als den Wissenden, sondern vielmehr den sterbenden Menschen als den Lehrer in den Fokus ihrer Forschung stellt (vgl. Kübler-Ross 1997, 145). Bis zum gegenwärtigen Zeitpunkt beeinflussen ihre Ergebnisse die Begleitung Sterbender maßgeblich (vgl. Griegoleit 2012, 105).

Kübler-Ross entwickelte das wohl populärste Sterbephasenmodell anhand von mehr als zweihundert geführten Interviews mit sterbenden Menschen, in denen sie deren Bedürfnisse, Reaktionen, Hoffnungen und Enttäuschungen herausarbeitete. Durch die Auswertung der emotionalen und mentalen Antworten auf das Sterben ergaben sich für sie fünf verschiedene Phasen des Sterbeprozesses, die sie als Nichtwahrhabenwollen, Zorn, Verhandeln, Depression und Zustimmung zusammenfasste. Diese Phasen werden sowohl von den Sterbenden als auch von den Angehörigen durchlebt.

Das Sterben wird von Kübler-Ross als ein Reifeprozess beschrieben, wobei für sie das Ziel die Akzeptanz und die Annahme des Todes ist. Um zu diesem Ziel zu gelangen, müssen sich die Sterbenden und ihre Angehörigen in bewusster und aktiver Weise mit dem bevorstehenden Tod auseinandersetzen und ihn zum Gegenstand einer Lehre erheben. Indem sich die Sterbenden durch die fünf Phasen durcharbeiten, können sie am Ende, laut Kübler-Ross, fried- und würdevoll sterben (vgl. Charlier 2001, 134ff.). Zwischenzeitlich ist die Phasentheorie von Kübler-Ross mehrfach kritisiert, diskutiert und weiterentwickelt worden (vgl. u.a. Weisman 1979). Diejenigen, die Kübler-Ross auch heute noch in ihrer Darstellung und Auswahl der beschriebenen Reaktionen folgen, teilen in aller Regel den von ihr beschriebenen phasenhaften Verlauf nicht. Dies gilt auch für diese wissenschaftliche Arbeit. Auf Kübler-Ross wird dennoch zurückgegriffen, da sich die vielen weiterentwickelten Modelle wie beispielsweise das Kaleidoskop der Trauer nach Chris Paul (2017), schwerpunktmäßig auf die Hinterbliebenen und weniger auf den sterbenden Menschen selbst richten, auch wenn sich viele Verhaltensweisen auf beiden Seiten wiederfinden lassen. Dennoch gilt auch für diese Arbeit, dass die von Kübler-Ross beschriebenen Reaktionen lediglich einen Anhaltspunkt bieten, auf welche Themen und Verhaltensweisen sich ein Begleiter während der Interaktion mit sterbenden Menschen einstellen kann. Es wird davon ausgegangen, dass die beschriebenen Phasen isoliert auftreten können, jedoch nicht müssen und der Verlauf und das Auftreten zudem von den bereits beschriebenen sozialen Faktoren sowie den Bezugspersonen abhängig ist. Es geht somit nicht darum, die Phasen zu erwarten oder gar abzufangen, sondern lediglich darum, entsprechende Handlungsmuster zu gewinnen. Denn in der Phase des Nichtwahrhabenwollens stellt sich ein Dialog beispielsweise anders dar als in der Phase der Verhandlung.

3.2.2.1 Phase 1 – Nichtwahrhabenwollen und Isolierung

Die erste Phase, die des Nichtwahrhabenwollens und der Isolierung, umfasst das Verleugnen des angekündigten Todes. Erfährt ein Mensch von einer zum Tode führenden Krankheit, reagiert er nicht selten mit dem Versuch, den Gedanken an den eigenen Tod zu verleugnen oder ihn zu vermeiden. Die bedrohende Realität möchte er nicht wahrhaben: „Nein, nicht ich!" Jedem Einzelnen ist bewusst, dass einem Menschen eine schwerwiegende Krankheit zustoßen kann, doch wenn ein Mensch plötzlich mit solch einer Wahrheit konfrontiert wird, steht er fassungslos vor dem sich zu Ende neigenden Leben und kann es nicht begreifen. Das „Nein" ist daher die erste natürliche Reaktion auf den Schrecken über die ernsthafte Erkrankung und auf die aufkommende Panik, dem Tod ins Gesicht schauen zu müssen. Viele Betroffene vermuten eine potenzielle Verwechselung des Befundes oder des Namens und suchen nicht selten aus voller Verzweiflung weitere Ärzte auf, um eine fehlerhafte Interpretation der Diagnose belegen zu können. Oder sie schieben die furchteinflößende Mitteilung eine Zeit lang beiseite und fahren mit ihrem Leben so fort, als würde es die Krankheit nicht geben (vgl. Kübler-Ross 1982, 16ff.). Die Verleugnung eines Menschen zeigt allerdings trotzdem, dass dieser seine schicksalshafte Situation zur Kenntnis genommen hat, denn nur so lässt sich der heftige Widerstand gegen sie erklären (vgl. Wittkowski 2011, 68). Welche Gefühle Menschen in dieser ersten Phase haben, was sie empfinden und welche Äußerungen sie von sich geben, zeigen folgende Beispiele (vgl. Specht-Tomann/Tropper 1998, 20f.):

- Ich möchte es nicht wahrhaben
- Ich höre immer nur das eine Wort
- Ich habe meine Sprache verloren
- Meine Gedanken kreisen nur um die Diagnose
- Ich bin unfähig, einen klaren Gedanken zu fassen

- Ich glaube es nicht
- Ich muss weinen
- Es nimmt mir den Atem
- Ich fühle mich ohnmächtig
- Ich bin hilflos

Betroffene verweilen unterschiedlich lange in dieser Phase, in einigen Fällen handelt es sich um nur wenige Stunden, meistens sind es jedoch Tage bis Wochen. Die Zahl derjenigen, die bis zu ihrem Versterben das Leugnen beibehalten, ist sehr gering. Das Nichtwahrhabenwollen kann allerdings als Taktik des Ausweichens während des gesamten Sterbeprozesses wiederkehren (vgl. Kübler-Ross 1982, 17f.). Dabei ist es besonders wichtig, dass die Bedürfnisse sowie die Verhaltensweisen des Sterbenden immer respektiert werden und sein Leugnen nicht entlarvt wird. Denn nur so können die Schutzmechanismen der sterbenskranken Menschen greifen, um mit der bedrohlichen Situation zurechtzukommen (vgl. Kübler-Ross 1977, 44).

3.2.2.2 Phase 2 – Zorn

Gelingt es dem Sterbenden nach kurzer oder aber auch nach längerer Zeit, der Wahrheit des nahenden Todes ins Gesicht zu schauen und sich von der Negation zu lösen, steigen in ihm gewaltige Gefühle auf. Mit dieser Gewissheit können die Emotionen nicht mithalten. Zorn, Wut und Hass haben sich manifestiert und der Betroffene ringt in seiner Verzweiflung mit einer ganzen Bandbreite negativer Gefühle: „Warum gerade ich?" (vgl. dies. 1982, 26).

Der Zorn, das Hadern mit dem Schicksal, die Wut auf Gott und die Welt, kann sich – je nach Persönlichkeit – beim einen in ständigem Kritisieren und Nörgeln, beim anderen in aggressiven Verhaltensweisen gegenüber Angehörigen und Helfern ausdrücken (vgl. Specht-Tomann/Tropper 1998, 24). Das freundlich gemeinte Erkunden nach dem Befinden kann so schnell zu einem potenziellen Auslöser zornigen Verhaltens werden. Wohin der betroffene Mensch auch schaut, überall um ihn herum sieht er Menschen, die weiterleben können und die ihm zusätzlich verdeutlichen, dass seine Zeit des Lebens nun zu Ende geht. Gerade diejenigen Menschen, die mit Sterbenden häufig in Kontakt treten wie beispielsweise Pflegekräfte, werden häufig zu seiner Projektionsfläche (vgl. Kübler-Ross 1977, 50f.). Für sie ist es wichtig, das zu vermeiden, was in der Realität leider häufig zu beobachten ist. Viele professionelle Helfer beziehen die Zorn- und Wutausbrüche nicht selten auf die eigene Person, reagieren entsprechend verärgert und mit zunehmenden Vermeidungsstrategien. Dieses Verhalten kann beim Sterbenden wiederum Unmut und Zorn auslösen (vgl. a.a.O., 51). Damit sich die Aggressionen der Sterbenden nicht nach innen gegen sich selbst richten, ist es daher hilfreich, wenn sie ihre Wut auf andere projizieren können. Kübler-Ross (1977) bemerkt: „Dieser Kranke provoziert ständig Ablehnung und Ärger – und doch ist er verzweifelter [und einsamer] als alle anderen" (a.a.O., 55).

Folgende Beschreibungen und Äußerungen typischer Verhaltensweisen verdeutlichen, wie solch ein Aufbrechen der Emotionen aussehen kann (vgl. Specht-Tomann/Tropper 1998, 25):

- Am liebsten will ich alles zusammenschlagen!
- Warum muss ich das alles aushalten?
- Warum sterbe ich gerade?
- Wieso ist das Unglück nur auf meiner Seite?
- Ich hasse alle aufmunternden Briefe!
- Warum jetzt und warum ich?
- Warum ist dieser Gott so ungerecht, was habe ich ihm nur getan?
- Alle gehen mir auf die Nerven, ich will absolut niemanden sehen!
- Ich schaffe es schon alleine, mit diesem Schicksalsschlag fertig zu werden.
- Ich halte mich jetzt an keine Vorschriften mehr und mache nur noch das, was mir Spaß macht.

So schwierig diese Phase für alle Verwandten, Freunde und weitere Begleiter des Sterbenden ist, so heilsam ist sie für den Betroffenen selbst (vgl. Kübler-Ross 1982, 26ff.). Entscheidend ist, sich in die Situation des Sterbenden hineinzuversetzen und seinen Zorn, seine Wut und seinen Unmut zu akzeptieren. Erfährt der Sterbende Aufmerksamkeit und Verständnis, kann sich dies beruhigend auf ihn auswirken und seine durchlebte emotionale Last für eine gewisse Zeit verringern (vgl. dies. 1977, 52f.).

3.2.2.3 Phase 3 – *Verhandeln*

Die dritte, meist flüchtig erlebte Phase, beschreibt Kübler-Ross als Versuch, den unvermeidlichen Tod durch eine Art Verhandlung hinauszuschieben. Sterbende Menschen versuchen auf ganz unterschiedliche Weise der eigenen Lebensspanne noch einige Zeit hinzuzufügen. Das Erleben eines bestimmten Zeitpunktes wie beispielsweise ein bevorstehendes Familienfest etc. ist ihnen wichtig. Die Betroffenen versuchen dem drohenden Geschick zu entrinnen, sie haben sich noch nicht vollständig aufgegeben. Die Zeit des Verhandelns mit Gott und der Welt beginnt. Dieses Handeln kann einerseits auf ganz konkreter Ebene mit Ärzten stattfinden, indem Sterbende beispielsweise weitere Spezialisten, neue Therapiewege oder alternative Medikamente hinzuziehen, andererseits auch auf einer spirituellen Ebene – mit dem Schicksal, höheren Mächten, mit Gott. „Wenn Gott beschlossen hat, uns Menschen von der Erde zu nehmen, und all mein zorniges Flehen ihn nicht umstimmen kann – vielleicht gewährt er mir eine freundliche Bitte" (Kübler-Ross 1982, 54).

Jeder Einzelne kennt die Reaktion von Kindern, wenn diese unbedingt etwas wollen. Auf das zunächst sichtbare Fordern, folgt das artige Bitten. Auf ein „Nein" reagieren sie mit Empörung und Auflehnung, strampeln zum Beispiel wild mit den Füßen auf den Boden oder schließen sich in ihrem Zimmer ein. Doch irgendwann kommt die Besinnung, es vielleicht doch mit einer anderen Art und Weise zu versuchen. Das Kind zeigt sich wieder, übernimmt freiwillig Arbeiten, zu denen es sonst nie zu bewegen wäre und schlägt womöglich vor: „Wenn ich ab jetzt ganz artig bin und immer den Tisch nach dem Essen abräume – darf ich dann…?" Eines ist sicher, die Hoffnung, dass auf den Handel eingegangen wird und das Kind doch erhält, was ihm zunächst verweigert wurde, ist groß. Sterbende Menschen verwenden genau dieselbe Methode und hoffen, für ihr Verhalten belohnt zu werden. Der Glaube an diese Verhandlung und die damit verbundene Hoffnung stimmen den sterbenden Menschen friedlich und zufrieden (vgl. a.a.O. 54f.).

Folgende Äußerungen Sterbender lassen sich in dieser Phase aufzeigen (vgl. Specht-Tomann/Tropper 1998, 30):

- Ich werde mich in mein Schicksal fügen, wenn ich nur noch ein Mal…
- Ich werde ein guter Christ, wenn du mich noch ein bisschen länger leben lässt.
- Wenn ich nur zur Taufe meiner Enkelin kann, werde ich mich allen medizinischen Maßnahmen beugen.
- Ich bin bereit, alle Schmerzen zu tragen, wenn…
- Ich werde regelmäßig beten und in den Gottesdienst gehen, wenn ich nur dieses Weihnachten noch erleben kann.

Auch wenn die Gefahr besteht, die Auseinandersetzung mit dem Sterben in dieser Phase hinauszuzögern oder sich finanziell zu verausgaben, ist das Verhandeln ein wichtiger Zwischenschritt, bevor den Betroffenen die Unvermeidlichkeit des Sterbens bewusst wird.

3.2.2.4 Phase 4 – Depression

Erkennt der Sterbende bei der Ausgestaltung seines „Ja ich, aber", dass all seine Bemühungen des Handelns und Verhandelns, des Feilschens um jede noch so kleine Freiheit nicht zu dem gewünschten Erfolg geführt haben, und seine Kräfte zu einem erneuten Widerstand allmählich erschöpft sind, tritt oftmals die von Kübler-Ross beschriebene vierte Phase der Depression ein. Durch die Konfrontation mit der Realität, aus der ein Entkommen unmöglich ist, gesteht sich der Sterbende ein: „Ja, ich!" Er erkennt nun in voller Bandbreite, was er bereits verloren hat und was ihm aufgrund seines bevorstehenden Todes noch alles entrissen wird. Versäumnisse, ungelebte Möglichkeiten, aber auch zukünftige Verluste und Zukunftspotenziale, die ihm nun für immer verwehrt bleiben, drücken sich in einer tiefen Traurigkeit aus (vgl. Specht-Tomann/Tropper 1998, 33). Von nun an heißt es Abschied zu nehmen, von all den Dingen, die dem Sterbenden im Leben besonders wichtig waren. Während die Angehörigen einen geliebten Menschen verlieren, verliert der sterbende Mensch selbst in greifbarer Zukunft alles, was er je geliebt hat. Der Schmerz des endgültigen Abschieds bringt eine tiefe Traurigkeit, Tränen, Resignation und stille Verzweiflung mit sich.

In der Zeit der Traurigkeit und Depression lässt sich das Verhalten Sterbender durch folgende Äußerungen charakterisieren (vgl. a.a.O. 33f.):

- Was wird nur bleiben von mir?
- Ich weiß jetzt, dass ich sterben muss – das macht mich traurig.
- Wie viel muss ich zurücklassen, was habe ich alles noch nicht getan?
- Ich habe Angst vor dem Ungewissen.
- Mit dem Tod muss ich mich jetzt wohl ernsthaft auseinandersetzen.
- Ich will mit meinem Gewissen im Reinen sein und meine Glaubensfrage klären.
- Dem Tod ins Gesicht zu schauen, macht mich so schrecklich hilflos.

Um letztendlich in Frieden und innerer Bereitschaft zu sterben, ist die Phase der Depression wichtig und heilsam (vgl. Kübler-Ross 1982, 60). Gelingt es den Sterbenden, das depressive Stadium als eine intensive Auseinandersetzung mit der Wandlung ihres Lebens zu betrachten, kann die Depression laut Levine (2018) „beinahe eine alchemistische Qualität aufweisen, wenn wir den Unrat, die Ängste, die Rückzugsmanöver und Ärgernisse unseres Lebens zu untersuchen beginnen und sie zu einem neuen Reichtum, zu einer tieferen Einsicht umformen. Aus dieser Einsicht erwächst eine neu entdeckte Furchtlosigkeit, eine neue Schönheit" (Levine 2018, 306).

3.2.2.5 Phase 5 – Zustimmung

Ist es dem sterbenden Mensch gelungen, die eigene Kraft aufzubringen, und erhielt er die nötige Begleitung, um die Phase der Depression zu bestehen, kommt es für Kübler-Ross letztendlich zur Annahme und Zustimmung des Todes, der in seiner unabwendbaren Realität bejaht wird (vgl. Kübler-Ross 1982, 77ff.). Die Phase der Zustimmung ist ein Ausdruck emotionaler Befreiung und nicht mit dem Zustand der Glückseligkeit gleichzusetzen. Der Kampf um das Leben ist zu Ende, die Tränen der Verzweiflung und der Trauer sind geweint, das Verhandeln ist abgeschlossen. Nun beginnt die Zeit der Zufriedenheit und der inneren Ruhe, um sich auf den Übergang, das Ende des Lebens auf der Erde, vorzubereiten (vgl. a.a.O., 78.). Müdigkeit und das Bedürfnis nach Schlaf kommen im Sterbenden auf, sein Körper ist durch die Krankheit geschwächt (vgl. dies. 1977, 99f.). Zunehmend löst sich der sterbende Mensch von seiner Umwelt und signalisiert das Bedürfnis nach stillschweigender Zuwendung. Für viele Angehörige kann dies sehr belastend sein. Sie sollten darauf hingewiesen werden, dass dieses Verhalten nicht als Aufgeben oder Ablehnung interpretiert werden darf. Der Rückzug stellt viel mehr ein Signal des Sterbenden dar, den Frieden gefunden zu haben und sich durch das Loslassen – auch den Angehörigen gegenüber – auf den Tod vorzubereiten (vgl. a.a.O., 102). Aus einer großen inneren Ruhe heraus kann der Sterbende nun sagen: „Ja, ich!".

Ist der sterbende Mensch mit seinem Leben bereits ins Reine gekommen und führen die Bezugspersonen eine Begleitung des Zuhörens, Daseins und Akzeptierens im offenen Bewusstheitskontext aus, kann der Prozess der Akzeptanz zudem begünstigt werden (vgl. a.a.O., 104).

3.2.2.6 Fazit Phasenmodell

Zusammenfassend kann festgehalten werden, dass Kübler-Ross als oberste Handlungsprämisse fordert, ein Verständnis dafür zu entwickeln, was in den jeweils beschriebenen Phasen geschieht, da dadurch angemessen auf die Nöte und Probleme sterbender Menschen eingegangen werden kann. Jeder Sterbende soll die Möglichkeit erhalten, geachtet und respektiert zu werden, ganz unabhängig davon, welche Empfindungen und Gefühle er zum Ausdruck bringt. Erfährt der Sterbende solch ein Verständnis, kann dies dazu beitragen, dass die Phase der Zustimmung erreicht wird, und der Sterbende seinen bevorstehenden Tod annimmt. Es kann allerdings auch passieren, dass es trotz eines solchen Verständnisses nicht zu einer Annahme kommt und der Sterbende in völligem Zorn und völliger Wut stirbt.

Das beschriebene Modell soll daher lediglich dabei verhelfen, den eigenen Blick für das, was mit Menschen im Sterben passiert, zu schärfen. Dabei ist dennoch Vorsicht vor voreiligen Schlüssen geboten. Jegliche Theorien können zwar Hilfsfunktionen übernehmen, sie passen aber nie ganz auf eine betroffene Person und sollten daher nicht als feststehende und universelle Abfolge interpretiert und verstanden werden, die alle Sterbenden durchlaufen. Denn so wie jedes Leben individuell verläuft, so verhält es sich auch mit dem Sterben. Der Sterbeprozess stellt keinen linearen, sondern eher einen spiralförmigen, dynamischen Verlauf dar. Wie bereits mehrfach angeklungen, muss nicht jede Phase von einem sterbenden Menschen durchlebt werden, die zeitliche Abfolge kann von Person zu Person variieren und auch Regressionen können auftreten. Dies bedeutet, dass ein sterbender Mensch, der sich in einer bestimmten Phase befindet, auch Gefühle und Reaktionen aus einer anderen Phase zeigen kann. Und auch eine vermeintliche Regression sollte nicht gleich als ein Rückschritt angesehen werden, sondern eher als ein Teil des dynamischen Prozesses, in dem ein Austausch über alle Ebenen stattfinden kann.

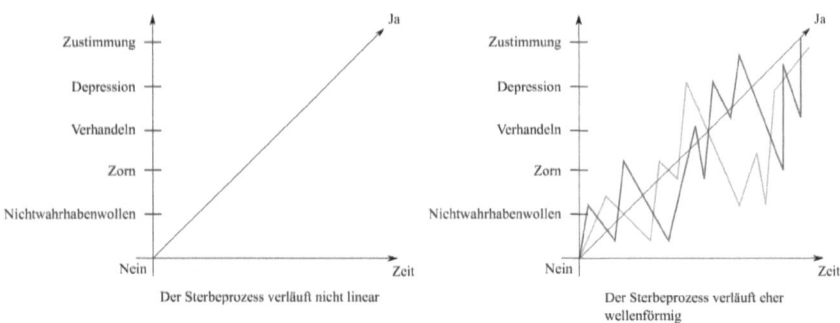

Abbildung 4: Verlauf des Sterbeprozesses
(Eigene Darstellung)

Des Weiteren sollten in der Begleitung sterbender Menschen die verschiedenen Faktoren wie soziale Beziehungen, strukturelle Bedingungen, persönliche Lebensrückschau und eine effektive Schmerzkontrolle gleichermaßen berücksichtigt werden. Daher ist es wichtig, sich nicht zu stark an einem Modell zu orientieren. Für die Begleiter stellt das Modell lediglich einen Rahmen dar, der die individuellen Verhaltensweisen der Sterbenden besser erkennen, einordnen und erfassen lässt. Das Modell veranschaulicht, welche Auseinandersetzungen bei einem sterbenden Menschen hervortreten können, um die wahrscheinlich größte Herausforderung des Lebens anzunehmen – sich der unausweichlichen Endlichkeit, dem bevorstehenden Tod zu stellen. Das tiefere Verstehen der Zusammenhänge und das Wissen um die Sterbephasen verschafft Sicherheit im Umgang mit dem sterbenden Menschen und führt zu einem größeren Verständnis für Schwerkranke und Sterbende. Zudem hilft es, auf potenzielle Probleme Sterbender aufmerksam zu machen. Entscheidend ist aber immer, dass der Helfende seine Beobachtungen nicht an einem festgelegten Kategoriesystem bewertet, sondern mit dem Sterbenden in Kontakt tritt, um seinen Unterstützungsbedarf und seine Befindlichkeiten abzuklären.

4 Methodische Vorgehensweise

Mit dem Augenblick der Geburt ist dem Menschen die latente Gewissheit seines Sterbens bereits in die Wiege gelegt worden. Jeder Einzelne weiß um seinen Tod, wenn ihm auch die Stunde seines Kommens unbekannt ist. Durch die Not des Sterbenmüssens wird jedes menschliche Leben bestimmt. Da sich diese Not nur ein Stück weit medizinisch überwinden lässt, wird auch dem pädagogischen Handeln ein hoher Stellenwert zugeschrieben. Gerade dann, wenn es um die letzte Lebensphase eines Menschen geht, geht es auch darum, die Not des Sterbens so zu wenden, dass jeder Einzelne im Sterben selbst damit umgehen kann. In stationären Hospizen kann gerade eine pädagogisch gebildete Person dem sterbenden Menschen dabei helfen, sich angesichts seines bevorstehenden Todes selbst zu bestimmen. Dabei gilt es, den Sterbenden dazu zu ermutigen, die Grenzen des eigenen Lebens zu erkennen und sich in sachlicher Hinsicht damit auseinanderzusetzen. Indem sich der Sterbende der Geltung dieses Wissens auch für seinen Fall vergewissert, kann er eine Haltung der Akzeptanz dem eigenen Tod gegenüber erreichen. Ob und wie die Interaktion von Sterbenden und Pädagogen in verschiedenen Kinder-, Jugend-, und Erwachsenenhospizen gelingt, soll mittels geführter teilnarrativer Interviews geklärt werden.

Das Erkenntnisziel der teilnarrativen Interviewbefragung liegt in der Beantwortung folgender Fragestellungen: „Wie sieht die Interaktion zwischen pädagogischen Fachkräften und sterbenden Menschen in stationären Hospizen in Deutschland aus?"; „Wie verhelfen die Pädagogen dem Sterbenden, sich mit dem Sterben und dem Tod auseinanderzusetzen, damit der Sterbende gegebenenfalls sein Schicksal annehmen kann?" und „Was folgt daraus für die pädagogischen Mitarbeiter?"

Der empirische Teil beschäftigt sich deshalb mit Pädagogen als handelnde Akteure, welche als Experten in diesem Feld die Möglichkeit haben, ihre Einstellungen, Ansichten und Aufgaben in Bezug auf ihre Arbeit mit sterbenden Menschen in Hospizen zu erläutern. In diesem Zusammenhang wird den Interviewpartnern unterstellt, dass sie die Motive ihres Handelns aus dem praktischen Bewusstsein auf Nachfrage aktivieren können. Anhand der Motive und den sich daraus ergebenden Handlungen kann ergründet werden, inwiefern unter anderem die pädagogische Arbeit in Hospizen eine Bedeutung für die Selbstbestimmung am Lebensende gewinnt.

4.1 Begründung der qualitativen methodischen Vorgehensweise

Um einen Zugang zum Forschungsfeld zu erhalten und möglichst individuelle und ausführliche Informationen zu gewinnen, bedarf es in diesem Fall einer qualitativen Datenerhebungsmethode, welche in das Forschungsfeld integriert ist und subjektivistische Sichtweisen wie Erfahrungen, Einstellungen und Haltungen der einzelnen Interviewpartner in den Mittelpunkt des Interviews stellt. „Qualitative Forschung hat den Anspruch, Lebenswelten »von innen heraus« aus der Sicht der handelnden Menschen zu beschreiben. Damit will sie zu einem besseren Verständnis sozialer Wirklichkeit(en)[19] beitragen und auf Abläufe, Deutungsmuster und Strukturmerkmale aufmerksam machen" (Flick et. al 2012, 14). In ihrer Zugangsweise zu den zu untersuchenden Phänomenen ist sie häufig offener und somit näher am Geschehen als andere Forschungsmethoden. Durch Antworten auf Fragen in Interviews, biografische Erzählungen etc. entsteht häufig ein wesentlich plastischeres und konkreteres Bild, was es aus der Perspektive der Interviewenden heißt, in diesem Fall beispielsweise mit sterbenden Menschen zu arbeiten, als es mit einer standardisierte Befragung möglich ist (vgl. a.a.O., 17). Im Gegensatz zur quantitativen Sozialforschung geht es nicht primär um die Erhebung messbarer Zahlen, Daten und Fakten zum pädagogischen Umgang mit sterbenden Menschen. Die qualitative Forschung versucht nicht nur den Sinn des Gesagten zu analysieren, sondern subjektive Sichtweisen der Befragten von innen heraus zu erfassen und zu verstehen. Sie setzt am Einmaligen, am Individuellen an und fokussiert keine allgemeinen Prinzipien und Gesetze wie dies bei quantitativen Methoden der Fall ist. Qualitativen Forschungsmethoden geht es vielmehr um das „Verstehen" als um das „Erklären" einer Handlung (vgl. Mayring 2010, 19). Die qualitative Interviewsituation sei dabei laut Helfferich (2011) als Kommunikations- und Interaktionsprozess aufzufassen. Der Interviewverlauf umfasst das Prinzip der Offenheit und lässt dem Interviewteilnehmer dadurch die Möglichkeit, seine Haltung, seine Motive und seine Sichtweisen nahezulegen, ohne dass dieser durch den Interviewenden beeinflusst wird (vgl. Helfferich 2011, 51). Die Basis qualitativer Forschung liegt demnach in der Offenheit, jedoch auch in der Unvoreingenommenheit der

---

19 In der qualitativen Forschung wird unter der sozialen Wirklichkeit das soziale Handeln, die Kommunikation und Interaktion zwischen Individuen verstanden, welche in den Handlungen und der Kommunikation ihre eigenen Wahrnehmungen und Einstellungen einbringen (vgl. Flick et al. 2012, 20).

Herangehensweise an den Untersuchungsgegenstand. Die Herausforderung ist es, Strukturen und Muster aus den Inhalten des Interviews so herauszufiltern, dass sie den gesagten Sinn nicht verlieren. Aus diesem Grund müssen eigene Haltungen und Meinungen zu den Themenkomplexen zurückgestellt und produzierte Texte reflexiv betrachtet werden. Der Interviewteilnehmer braucht einen offenen Äußerungsraum, in dem er sich selbst ausdrücken und das für ihn Wichtige aussprechen kann (vgl. Helfferich 2004, 22). Aus diesem Grund wird der Gesprächsverlauf vom Interviewpartner gelenkt, sodass der Interviewende seine Fragen im Verlauf des Gespräches an die Antworten anpassen kann. Im vorliegenden Fall werden die Interviewpartner als Experten, als kompetente Akteure verstanden, die über ein spezifisches Wissen und ein theoretisches Verständnis für die Gründe ihrer Motive und ihres Handelns verfügen. Eine qualitative Vorgehensweise ermöglicht es, das spezifische, individuelle Wissen der Experten zu erschließen und durch sinnhafte Deutungen bezüglich der Intentionen und Handlungsmotive zu rekonstruieren. In der durchgeführten Untersuchung sind die Experten pädagogische Mitarbeiter in stationären Kinder-, Jugend-, und Erwachsenenhospizen, die aktive und passive Wissensbestände über die Arbeit mit sterbenden Menschen besitzen.

4.2 Datenerhebung mittels teilnarrativer Interviews

Um das Expertenwissen hervorzubringen, wurde für die Befragung der pädagogischen Mitarbeiter in Hospizen das teilnarrative Interview für die Datenerhebung gewählt. Hierbei handelt es sich um eine Form des Leitfadeninterviews, welches einerseits durch Schlüsselfragen und Themenbereiche strukturiert wird, andererseits aber auch Raum für Abweichungen und weitere Erzählungen der interviewten Person zulässt (vgl. dies. 2011, 179). Der Einsatz des Leitfadeninterviews erlaubt es, die Vorteile einer offenen, maßgeblich von den Interviewten gestalteten Kommunikations- und Interaktionssituation mit einer weitreichenden Vergleichbarkeit über alle Interviews hinweg zu verbinden (vgl. Nohl 2017, 16; vgl. Helfferich 2011, 181). Als charakteristische Eigenschaft eines teilnarrativen Interviews kann der Grad der Strukturiertheit beziehungsweise die Erzählfreiheit angeführt werden. Interviewformen werden meist hinsichtlich ihres Strukturierungsniveaus von offen (narrative Interviews) bis stark strukturiert (Fragebögen) unterschieden. Rein narrative Interviews geben dem Interviewten dabei keinerlei formale oder inhaltliche Strukturen außer dem Thema vor, der klassische Fragebogen hingegen gibt kaum Gelegenheit zur eigenen Strukturierung. Für die vorliegenden Interviews galt unter Anwendung der teilnarrativen Interviewform die Maxime: „So offen und flexibel – mit der Generierung monologischer Passagen – wie möglich, so strukturiert wie aufgrund des Forschungsinteresses notwendig" (Helfferich 2011, 181). Die einleitenden Erzählaufforderungen sollen dabei ausführliche Narrationen erzeugen und den Forschungsgegenstand explorativ ergründen. Durch ein flexibles Nachfragenrepertoire werden, je nach Strukturierungsniveau, immer wieder narrative Teilerzählungen erzeugt. Das teilnarrative Interview findet demnach in Form eines wechselseitigen Dialoges zwischen den Interviewpartnern statt.

4.3 Quantitative Erhebung als Grundlage

Zur Planung der qualitativen Studie wurden zunächst quantitative Fakten erhoben mit dem Zweck, die Stichprobe zu optimieren und einen Überblick darüber zu erlangen, ob generell pädagogische Fachkräfte in stationären Hospizen eingebunden sind (vgl. Legewie 2005, 2). In einem ersten Schritt wurde unter Zuhilfenahme des Hospiz- und Palliativführers der Deutschen Hospiz und des PalliativVerbandes eine Übersichtsliste aller stationären Hospize deutschlandweit mit den jeweiligen Kontaktdaten erstellt. Telefonisch wurde anschließend Kontakt zu allen 15 stationären Kinder- und Jugendhospizen[20] sowie zu 130 von 232 Erwachsenenhospizen aufgenommen. Die Auswahl der Erwachsenenhospize erfolgte nach dem Zufallsprinzip. Die Telefonate gaben Aufschluss darüber, welche Hospize Pädagogen beschäftigen und sich somit für die anschließende qualitative Forschung eigneten. Hospize ohne pädagogisches Personal blieben unbeachtet. Des Weiteren wurde darauf geachtet, dass zur pädagogischen Tätigkeit im Hinblick auf den sterbenden Menschen auch nur diejenigen Personen befragt wurden, die auch im Kontakt mit Sterbenden stehen. Durch den Gesprächsverlauf während des Telefonates zeigte sich außerdem, welche Einrichtungen Interesse an der Forschungsarbeit hatten und eine entsprechende Bereitschaft zum vertiefenden Interview signalisierten.

---

20 Die Tages- und Nachthospize für Kinder- und Jugendliche wurden nicht berücksichtigt, mit ihnen zusammen gibt es insgesamt 17 stationäre Einrichtungen.

Tabelle 1: Übersicht der Kinder-, Jugend- und Erwachsenenhospize

Bundesland	Erwachsenenhospize			Kinder- und Jugendhospize		
	Hospize Gesamt	Angefragte Hospize	Angefragte Hospize mit pädagogischen Fachkräften	Hospize Gesamt	Angefragte Hospize	Angefragte Hospize mit pädagogischen Fachkräften[21]
BW	30	23	17,4%	1	1	100%[22]
BY	17	13	38,5%	1	1	100%
BE	14	4	75%	1	1	100%
BB	8	5	20%	-	-	-
HB	2	2	-	-	-	-
HH	6	5	80%	1	1	100%
HE	17	12	41,7%	1	1	100%
MV	7	4	50%	-	-	-
NI	22	6	100%	2	2	100%
NW	65	22	63,6%	4	4	100%
RP	9	7	-	1	1	100%
SL	4	4	50%	-	-	-
SN	10	9	44,4%	1	1	100%
ST	7	4	50%	1	1	100%

---

21 In den aktuellen Rahmenrichtlinien aus dem Jahr 2017 sind für jedes Kinder- und Jugendhospiz, mit einer Anzahl von acht Betten, mindestens 3,25 Vollzeitstellen vorgesehen (vgl. GKV- Spitzenverband 2017, 12).

22 Die 100 Prozent orientieren sich an den zu besetzenden 3,25 Vollzeitstellen. Da die Anzahl der Betten von Hospiz zu Hospiz variiert, gibt es auch Hospize, in denen ein größerer Umfang an Vollzeitstellen besetzt wird.

Bundesland	Erwachsenenhospize			Kinder- und Jugendhospize		
	Hospize Gesamt	Angefragte Hospize	Angefragte Hospize mit pädagogischen Fachkräften	Hospize Gesamt	Angefragte Hospize	Angefragte Hospize mit pädagogischen Fachkräften[21]
SH	6	5	40%	-	-	-
TH	8	5	-	1	1	100%

(Eigene Darstellung)

Die quantitative Erhebung zeigte deutliche Unterschiede sowohl regional als auch im Vergleich zwischen Kinder- und Erwachsenenhospizarbeit bei der Implementierung der pädagogischen Arbeit. Während in den 15 stationären Kinder- und Jugendhospizen in Deutschland die Arbeit von pädagogischen Teams einen wichtigen Bestandteil ausmacht und in den Rahmenvereinbarungen mit 3,25 Vollzeitstellen berücksichtigt wird, ist dies je nach Bundesland in den Erwachsenenhospizen derzeit noch nicht überall gegeben. Die Fallauswahl für die qualitative Erhebung erfolgte daher bewusst auf deutschlandweiter Ebene. Zudem wurde darauf geachtet, sowohl die städtischen als auch die ländlichen Gebiete einzubeziehen, um gegebenenfalls unterschiedliche Aspekte und Bedingungen festzustellen.

4.4 Stichprobenauswahl

Nach der Konkretisierung des Untersuchungsfeldes wurden insgesamt 50 pädagogische Hospizmitarbeiter deutschlandweit über eine standardisierte E-Mail angeschrieben, über die Intention informiert und um eine Teilnahme an der Befragung gebeten. Davon gingen 14 Anfragen[23] an die Kinder- und Jugendhospize, die restlichen 36 Anfragen wurden an die Erwachsenenhospize gestellt. Die Nettorücklaufquote lag dabei bei den Kinder- und Jugendhospizen bei 78,6 Prozent, in den Erwachsenhospizen bei 33,3 Prozent. Es wurde ersichtlich, dass das

---

23 Aufgrund der eigenen Tätigkeit in einem der stationären Kinder- und Jugendhospize wurden von den 15 vorhandenen Hospizen nur 14 berücksichtigt.

Teilnahmeverhalten im Bereich der Kinder- und Jugendhospizarbeit wesentlich höher war als im Erwachsenenbereich. Als mögliche Erklärung für die unterschiedliche Teilnahmebereitschaft sind folgende Punkte denkbar: die geringe Implementierung der pädagogischen Arbeit sowie die häufig geringe Verortung der Interaktion mit den Sterbenden in Erwachsenenhospizen. Drei der angefragten Mitarbeiter erteilten eine Absage aufgrund des hohen Zeitaufwandes und der zur Verfügung stehenden Arbeitszeit, von weiteren sechs erfolgte die Absage mit der Begründung noch nicht lange genug in diesem Feld zu arbeiten und aus diesem Grund den Anforderungen des Interviews gegebenenfalls nicht gerecht werden zu können.

Insgesamt wurden in der vorliegenden Untersuchung elf Interviews mit elf Mitarbeitern der Erwachsenenhospize und 13 Interviews mit 16 Mitarbeitern der Kinder- und Jugendhospize, im Zeitraum zwischen 15. November 2018 und 20. Februar 2019 durchgeführt. Im Bereich der Erwachsenenhospize wurde ein Interview aufgrund von Zeitknappheit seitens des Interviewteilnehmers kurzfristig abgesagt. Eine Übersicht des Samplings befindet sich in der folgenden Tabelle.

Tabelle 2: Samplings durchgeführter Interviews

Interviewpartner	Disziplin	Geschlecht	Altersklasse
Erwachsenenhospize			
EHo1	Erziehungswissenschaftlerin	Weiblich	41-50
EHo2	Dipl. Sozialpäd.	Weiblich	Ü 50
EHo3	Sozialarbeiterin	Weiblich	41-50
EHo4	Dipl. Sozialpäd.	Weiblich	41-50
EHo5	Dipl. Sozialpäd.	Weiblich	41-50
EHo6	Dipl. Sozialpäd.	Weiblich	Ü 50
EHo7	Dipl. Sozialarbeiterin	Weiblich	Ü 50
EHo8	Dipl. Sozialarbeiterin	Weiblich	Ü 50
EHo9	Dipl. Sozialpäd.	Weiblich	Ü 50

Interviewpartner	Disziplin	Geschlecht	Altersklasse
Erwachsenenhospize			
EHo10	B.A. Soziale Arbeit	Weiblich	31-40
EHo11	Dipl. Sozialpäd.	Männlich	41-50
Kinder- und Jugendhospize			
KiHo1	Dipl. Pädagoge	Männlich	31-40
KiHo2.1/KiHo2.2	Sozialpäd./Sozialpäd.	Männlich/Weiblich	31-40/21-30
KiHo3	Montessori Therapeutin	Weiblich	Ü 50
KiHo4	Dipl. Sozialpäd.	Weiblich	Ü 50
KiHo5	Erzieherin	Weiblich	Ü 50
KiHo6.1/KiHo6.2	B.A. Kindheitspäd./ Sozialpäd.	Männlich/Weiblich	31-40/31-40
KiHo7.1/KiHo7.2	Dipl. Sozialpäd./B.A. Sozialpäd.	Weiblich/Weiblich	Ü 50/31-40
KiHo8	M.A. Sozialpäd.	Weiblich	21-30
KiHo9	Systemische Familientherapeutin	Weiblich	Ü 50
KiHo10	B.A. Sozialarbeiter	Männlich	31-40
KiHo11	B.A. Heilpädagoge	Männlich	21-30
KiHo12	Krankenschwester	Weiblich	Ü 50
KiHo13	Pädagogin	Weiblich	Ü 50

(Eigene Darstellung)

Die durchgeführten 24 Interviews dauerten jeweils zwischen 46 und 94 Minuten und fanden, bis auf drei Ausnahmen, Face-to-Face in den Räumlichkeiten der Hospize statt, wodurch an die natürliche Arbeitsumgebung der Befragten angeknüpft werden konnte und so laut Mayring (2002) die Nähe zum Gegenstand der Forschung gesichert sei. Bei dieser Gelegenheit wurde in einigen Hospizen eine Besichtigung der Räumlichkeiten des

Hospizes angeboten und entsprechend angenommen. In den drei Ausnahmefällen war ein persönliches Treffen aus Zeitgründen nicht möglich, weswegen diese Interviews telefonisch durchgeführt wurden. Alle Interviews wurden mit dem Einverständnis der Interviewpartner mit Hilfe eines Tonbandmitschnittes aufgenommen und anschließend transkribiert (Transkriptionsregeln siehe Anhang A.4). Am Ende des Interviews unterschrieben die Interviewpartner eine Einverständniserklärung, die neben der Zusicherung der Anonymität, die Nutzung der erhobenen Interviewdaten gewährleistet (siehe Anhang A.1). Als Pseudoanonymisierung wurden die Namen der Teilnehmer entfernt und mit Codenamen gekennzeichnet, welche bereits auf die Zugehörigkeit von Kinder- und Jugendhospizen oder Erwachsenenhospizen hinweisen. EHo 1-11 stellen die Mitarbeiter in Erwachsenenhospizen und KiHo 1-13 die pädagogischen Mitarbeiter in Kinder- und Jugendhospizen dar. In den Transkripten wurden zudem jegliche Namen, Ortschaften sowie weitere Angaben, welche auf die Einrichtungen schließen lassen, entfernt. Auf diese Weise konnte ein offener Dialog entstehen, der es ermöglichte, vorhandene Schwierigkeiten und Probleme leichter zu formulieren. Im Anschluss an jedes Interview wurde ein Interviewprotokollbogen (siehe Anhang A.3) ausgefüllt, damit eventuelle Beobachtungen während des Gesprächsverlaufes nicht verloren gehen. Zudem wurde den Teilnehmern signalisiert, dass sie nach Fertigstellung der Forschungsarbeit eine Rückmeldung erhalten.

4.5 Interviewleitfaden

Um die gewünschte Vergleichbarkeit über alle Interviews hinweg sicherzustellen, wurde ein Leitfaden für die Strukturierung der Interviews konzipiert, welcher sich an den Grundsätzen der qualitativen Forschung orientiert. Leitfadengestützte Interviews bringen den Vorteil, themenfokussierend in das Untersuchungsfeld Eingang zu halten. Durch das gezielte Befragen von Menschen, welche an der zu untersuchenden Forschungsfrage beteiligt sind, dient die Methode der Beobachtung sozialer Wirklichkeit. Anhand des Interviewleitfadens soll gewährleistet werden, dass alle Interviews neben der Vielfalt individueller, offener Aussagen und Interpretationen auch Informationen zu einer Reihe zentraler Dimensionen enthalten. Um bei der Leitfadenerstellung das Grundprinzip der Offenheit zu wahren und gleichzeitig, die für das Forschungsinteresse notwendige Strukturierung vorzugeben, wurde auf das „SPSS-Prinzip"[24] von Cornelia Helfferich zurückgegriffen (vgl. Helfferich 2011, 182f.). Im ersten Schritt wurden in einem offenen Brainstorming viele verschiedene Fragen und Teilaspekte zum Forschungsthema Hospizpädagogik gesammelt und zusammengetragen. Anschließend folgte das Prüfen der gesammelten Fragen auf deren Tauglichkeit sowie das Streichen all derjenigen Fragen, die sich als ungeeignet herauskristallisierten. In einem weiteren Schritt wurden die übrigen Fragen inhaltlich sortiert, in Themenblöcke unterteilt und in eine sinnvolle Reihenfolge gebracht, wodurch sich die Struktur des Interviewleitfadens ergab. Der vierte und letzte Schritt umfasste das Subsumieren der Fragetypen. Die übrigen Fragen wurden gebündelt und für jeden Themenblock Erzählaufforderungen formuliert sowie Aufrechterhaltungsfragen und konkrete Nachfragen erstellt. Der so entstandene Interviewleitfaden (siehe Anhang A.2) umfasst drei Themenfelder. Zunächst wurden allgemeine Informationen (1) zur Einrichtung und dem Aufenthalt der Sterbenden erfragt, um einen Überblick über die Einrichtung, die Teamzusammensetzung und den Ablauf des Aufenthaltes zu erhalten. Das zweite Themenfeld umfasst die pädagogischen Aufgabenbereiche (2) in stationären Hospizen. Die Interviewteilnehmer wurden dazu aufgefordert, eine „typische" Arbeitswoche von sich zu beschreiben mit der Intention, einen Einblick in den täglichen Arbeitsalltag zu gewinnen. Anschließend wurden die Tätigkeiten hinsichtlich des Schwerpunktes pädagogischer Begleitung der Sterbenden explizit exploriert, eigene Motive für eine Begleitung und das Verständnis von Begleitung herausgefiltert. Das dritte Themenfeld umfasst die pädagogischen Prinzipien des Lernens und Lehrens (3) in stationären Hospizen. Hier wurden die Experten unter anderem gebeten, ihre pädagogischen Aufgaben während der verschiedenen Phasen des Sterbens nach Kübler-Ross zu beschreiben.

Jedes Themenfeld wurde durch eine erzählgenerierende Frage eingeleitet und durch konkret vorformulierte Fragen, die allen Interviewpartnern gestellt wurden, ergänzt. Aufrechterhaltungs- und Steuerungsfragen wie: „Können Sie dazu noch etwas mehr erzählen?", wurden bei relativ kurzen Erzählpassagen der Erzählperson in den Interviewverlauf integriert, um diese zum Weitererzählen anzuregen und Interesse an dem Gesagten zu bekunden (vgl. Helfferich 2011, 187). Da der Interviewleitfaden lediglich eine Orientierungshilfe darstellt, wurde je nach Ausführung der Gesprächspartner die Art und Reihenfolge der

---

[24] Hinter der Abkürzung SPSS stehen die vier Schritte: Sammeln, Prüfen, Sortieren und Subsumieren (vgl. Helfferich 2011, 182ff.).

Fragestellungen individuell dem Interviewverlauf angepasst. Über den Zeitpunkt und Einsatz der entsprechenden Fragen wurde ad hoc entschieden, wodurch Fragen, die während des Interviews bei der Beantwortung einer anderen Frage bereits beantwortet wurden, ausgelassen werden konnten. Des Weiteren wurde während des Interviews so wenig wie möglich eingegriffen. Nachfragen erfolgten erst dann, wenn der Redefluss des Gegenübers ins Stocken geriet oder die Inhalte unverständlich erschienen. Kam es zu Redeabbrüchen wurde durch Paraphrasierung interveniert, um eine Vervollständigung der Beiträge zu erreichen. Wenig zusammenhängende Einstellungsfragen sowie eine Abschlussfrage, die dem Interviewten noch einmal die Möglichkeit bot, eigene Relevanz zu setzen und den Verlauf des Interviews zu kommentieren, wurde am Ende des Leitfadens platziert (vgl. a.a.O., 181). Im Anschluss an das Interview wurden anhand eines standardisierten Fragebogens weitere Daten der interviewten Person wie Alter, Disziplin, Beschäftigungsumfang sowie die Schwerpunkte der beruflichen Tätigkeit abgefragt.

4.6 Datenauswertung mittels qualitativer Inhaltsanalyse

Die aus den Interviews hervorgehenden Transkriptionen wurden mittels der qualitativen Inhaltsanalyse ausgewertet, welche sich aufgrund des Vorgehens der Untersuchung am besten eignet. Die Auswertungsmethode ermöglicht eine systematische Interpretation des Textmaterials und eine Überprüfbarkeit der Ergebnisse durch ein festgelegtes Kategoriesystem (vgl. Mayring 2010, 48). Zudem bilden die theoretischen Konstrukte, wie die Phasenlehre des Sterbens nach Kübler-Ross und die pädagogischen Prinzipien des Lehrens und Lernens, die Grundlage des Interviewleitfadens. Sie sind daher von zentralem Interesse für die Beantwortung der Fragestellung und sollten aus diesem Grund auch als Kategorien in der Analyse mit berücksichtigt werden.

Nach Kuckartz (2018) lassen sich drei Methoden der qualitativen Inhaltsanalyse unterscheiden: die inhaltlich strukturierende; die evaluative sowie die typenbildende Inhaltsanalyse. Für die Analyse des Datenmaterials wurde die Methode der inhaltlich strukturierenden qualitativen Inhaltsanalyse nach Kuckartz (2018) angewendet, welche subjektive Sichtweisen, Meinungen und Inhalte zur Beantwortung der Forschungsfrage strukturieren und darstellen soll. Kuckartz`s inhaltlich strukturierende qualitative Inhaltsanalyse umfasst sieben Phasen, die in zirkulärer Abfolge durchlaufen werden. In der ersten Phase wurden die Texte sorgfältig gelesen, wichtige Textstellen markiert und Besonderheiten sowie Auswertungsideen am Rand festgehalten (vgl. Kuckartz 2018, 101). Daraus entstand ein erster Überblick aller wichtigen Merkmale. In Phase zwei galt es thematische Kategorien zu bilden, welche im Wesentlichen zentrale Themen der Texte aufzeigen. Dabei basiert die Kategorienbildung sowohl auf einer deduktiven als auch auf einer induktiven Herangehensweise. Bei der deduktiven Kategorienbildung wurden die Kategorien aus der Theorie der Sterbelehre nach Elisabeth Kübler-Ross und aus den Themenblöcken des Leitfadens abgeleitet und auf das Datenmaterial übertragen (vgl. a.a.O., 101f.). Die induktive Kategoriendefinition leitet hingegen die Kategorien direkt aus dem Textmaterial ab, ohne sich dabei auf vorab formulierte Theoriekonzepte zu beziehen. Hieraus entstanden das in Kapitel 4.6.1 vorgestellte Kategoriesystem und der im Anhang A.5 dargestellte Kodierleitfaden, in welchem alle Haupt- und Subkategorien aufgeführt wurden (vgl. a.a.O., 72f.). Um eine objektive Zuordnung gewährleisten zu können, wurde an dieser Stelle trennscharf definiert, welche Textstellen unter eine Kategorie fallen. Durch aufgeführte Ankerbeispiele und die Formulierung von Kodierregeln wurde der Code noch einmal exemplarisch verdeutlicht, um eine eindeutige Zuordnung zu garantieren. In der dritten Phase wurde ein erster Kodierungsprozess aller 24 Transkripte durchgeführt. Alle Texte wurden sequenziell, sprich Zeile für Zeile durchgearbeitet und die relevanten Textstellen und Textabschnitte der passenden Kategorie oder mehreren in Frage kommenden Kategorien zugewiesen. Um die Verständlichkeit der Textpassagen auch außerhalb des Kontextes zu gewährleisten, wurde darauf geachtet, dass immer ganze Sinnabschnitte kodiert wurden. Textpassagen, die für die Forschungsfrage keine Bedeutung haben, blieben unkodiert (vgl. a.a.O., 102f.). Anschließend wurden in der vierten Phase alle kodierten Textstellen einer Kategorie untergeordnet, um in Phase fünf eine Ausdifferenzierung vornehmen zu können. Die Ausdifferenzierung der Kategorie durch eine induktive Entwicklung von Subkategorien half, das Textmaterial wieder zu strukturieren und mit Blick auf die Forschungsfrage zu verdichten (vgl. a.a.O., 106f.). In Phase sechs erfolgte ein zweiter Kodierungsprozess mit dem ausdifferenzierten Kategoriesystem. Dabei wurden die ausdifferenzierten Kategorien den Textstellen zugeordnet, die bisher der Hauptkategorie zugeordnet waren (vgl. a.a.O., 110). Zusätzlich wurde in diesem Zusammenhang die Intercoder-Reliabilität geprüft. Hierzu wurden der Kodierleitfaden und ein unkodiertes Interviewtranskript einer neutralen Person vorgelegt, um die intersubjektive Nachvollziehbarkeit zu prüfen. Dabei zeigte sich, dass das Kategoriesystem mit den Codedefinitionen intersubjektiv nachvollziehbar ist. Im letzten Schritt der inhaltlich strukturierenden qualitativen Inhaltsanalyse erfolgte die eigentliche Auswertung der Kategorien und Analyse des gewonnenen Datenmaterials (vgl. Kuckartz 2018, 117ff.).

Für die bessere Bearbeitung der Daten wurden alle Transkripte in die Daten- und Textanalysesoftware MAXQDA hochgeladen. Die relevanten Textstellen wurden mittels Farbunterschied den verschiedenen Kategorien zugeordnet. Durch die so hergestellte optimale Übersichtlichkeit konnte eine Erleichterung der Analyse durch dieses Verfahren hergestellt werden.

Es ist darauf hinzuweisen, dass während des gesamten Forschungsprozesses stets die vorgegebenen Gütekriterien an qualitativer Sozialforschung berücksichtigt wurden. Eine oft geübte Kritik an qualitativen Methoden ist die Übertragbarkeit anerkannter Gütekriterien in der quantitativen Sozialforschung, wie Reliabilität, Objektivität und Validität (vgl. Kuckartz 2018, vgl. Mayring 2010). Diese quantitativen Gütekriterien orientieren sich jedoch an der naturwissenschaftlichen Logik des Messens, im Hinblick auf die Qualität qualitativer Forschungsmethoden können jegliche Kriterien jedoch nicht von Beginn an auf die Berechnung einer Maßzahl herauslaufen, denn es fehlt an einer datenmäßigen Grundlage. Kuckartz (2018) hat in Anlehnung an diese Gütekriterien daher eine interne und externe Studiengüte qualitativer Forschung entwickelt. Dabei zielt die interne Studiengüte auf „Zuverlässigkeit, Glaubwürdigkeit, Verlässlichkeit, Regelgeleitetheit, intersubjektive Nachvollziehbarkeit, Auditierbarkeit etc. […]" (Kuckartz 2018, 204) einer Studie, während die externe Studiengüte das Kriterium der Übertragbarkeit und Verallgemeinerung der Ergebnisse thematisiert. Da sich die Übertragbarkeit und Verallgemeinerung der Ergebnisse in der qualitativen Forschung als grundsätzlich eher schwierig herausstellen und naturgemäß begrenzt sind, liegt der internen Studiengüte eine besondere Bedeutung zugrunde. In Form einer Checkliste benennt Kuckartz für die interne Studiengüte mehrere bedeutsame Punkte, die es entsprechend zu prüfen gilt. Beispiele hierfür sind unter anderem: „Wurden Transkriptionsregeln benutzt und werden diese offengelegt? […] Ist die gewählte inhaltsanalytische Methode für die Fragestellung angemessen? Wird die Wahl der Methode begründet? […] Ist das Kategoriesystem in sich konsistent? Wie präzise und ausführlich sind die Kategoriedefinitionen?[…]" (a.a.O., 204f.). Um eine hohe interne Studiengüte zu gewährleisten, wurden folgende Punkte in dieser Forschungsarbeit berücksichtigt:

- Die Daten wurden mit Hilfe eines Audiogerätes aufgezeichnet.
- Unter Zuhilfenahme der im Anhang aufzufindenden Transkriptionsregeln wurden die Daten einheitlich und vollständig von der Verfasserin dieser Arbeit transkribiert.
- Die Interviewsituation sowie jegliche Besonderheiten wurden in einem Interviewprotokollbogen festgehalten.

- Die gewählte inhaltsanalytische Methode wurde hinsichtlich der Fragestellung und des Erkenntnisinteresses als angemessen angesehen.
- Die Begründung der Methodenwahl wurde offengelegt.
- Die Auswertungsmethode wurde richtig angewendet. So erfolgte beispielsweise die Kategorienbildung in zwei ausführlichen Durchläufen des gesamten Datenmaterials, zudem unterfüttern Ankerbeispiele und Kodierregeln die Kategorien.
- Es wurde ein Kategoriesystem entwickelt, welches die Inhalte des gesamten Datenmaterials vollständig, systematisch und nachvollziehbar abbildet.
- Die Inhaltsanalyse wurde computergestützt durchgeführt um eine Nachvollziehbarkeit gewährleisten zu können.
- Das Datenmaterial wurde auf Intercoder-Reliabilität geprüft.
- Gezogene Schlussfolgerungen sind in den Daten entsprechend begründet.

Für die qualitative Studie sind auch die Übertragbarkeit und Verallgemeinerbarkeit der Forschungsergebnisse erstrebenswert. Neben der Anwendung der internen Studiengüte gilt es auch darauf zu achten, nicht nur eine situationsbedingte Gültigkeit zu erreichen, denn die Ergebnisse sollten auch über die eigene Studie hinweg an Bedeutung gewinnen. Kuckartz stellt sich an dieser Stelle jedoch die Frage nach dem „Grad der angestrebten Verallgemeinerung" (Kuckartz 2018, 217). Während in der quantitativen Forschung die Verallgemeinerung durch die Zufallsauswahl sowie eine hohe Anzahl an Probanden sichergestellt ist, kann die qualitative Forschung wegen ihrer normalerweise sehr kleinen, überschaubaren Stichprobe diesen Weg der Verallgemeinerung nicht gewährleisten. Im Rahmen des qualitativen Designs gelangt man daher mit anderen Parametern, wie dem Treffen einer sorgfältigen Fallauswahl, zur entsprechenden externen Studiengüte. Die folgenden Punkte bilden die externe Studiengüte dieser Forschung:

- Fundierte Stichprobenauswahl nach festen Kriterien (Betrachtung der Hospize auf deutschlandweiter Ebene in sowohl ländlichen als auch städtischen Umgebungen; Durchmischung des Alters und des Geschlechts).
- Peer debriefing und Selbstreflexion (Regelmäßiger Austausch mit kompetenten Personen innerhalb und außerhalb des Forschungsprojektes).
- Sicherheit im fachspezifischen Bereich durch eigene Berufserfahrung im Forschungsfeld und bereits intensiven wissenschaftlichen Beschäftigungen mit der Thematik in B.A.- und M.A-Thesis.
- Einsatz von Triangulation (Die im Vorfeld durchgeführte quantitative Erhebung ermöglicht im Sinne einer Triangulation die umfassende Untersuchung des Phänomens, indem sie als Basis für das Sampling dient und zudem als zusätzliches Messinstrument die Daten absichert).

- Die Forschungsergebnisse wurden im Sinne des Member checking (vgl. Kuckartz 2018, 218) mit einigen Forschungsteilnehmern besprochen und diskutiert.

Durch die Festlegung und Einhaltung der genannten Gütekriterien soll den beschriebenen Kritikeinwänden in dieser Forschungsarbeit entgegengewirkt werden.

4.6.1 Kategoriesystem

Um die pädagogische Arbeit mit sterbenden Menschen möglichst detailgenau erfassen und darstellen zu können, wurde ein Kategoriesystem mit verschiedenen Ankerbeispielen erstellt, welches im Anhang A.5 zu finden ist. Die nachfolgende Tabelle gibt bereits einen kurzen Überblick über die gebildeten vier Hauptkategorien, 13 Subkategorien sowie weitere sechs Unterkategorien.

Tabelle 3: Kurzdarstellung der Haupt-, Sub- und Unterkategorien

Hauptkategorie	Subkategorie	
Tätigkeiten der Pädagogen im Hospiz	Begleitung der An- und Zugehörigen	
	Begleitung der Sterbenden	
	Ehrenamtsarbeit	
	Trauerarbeit	
	Verwaltungsaufgaben und Öffentlichkeitsarbeit	
Handlungsformen in der Begleitung Sterbender	Außerpädagogisches Handeln	Physische Fürsorge
		Psychische Fürsorge
	Pädagogische Begleitmaßnahmen	Gesellige Begleitmaßnahmen
		Gestalterische Begleitmaßnahmen
	Pädagogisches Handeln	Vom Sterbenden veranlasst
		Initiierend

Hauptkategorie	Subkategorie
Phasen des Sterbens nach Kübler-Ross	Nichtwahrhabenwollen
	Zorn
	Verhandlung
	Depression
	Akzeptanz
Fort- und Weiterbildungen	

(Eigene Darstellung)

Die Hauptkategorie **„Tätigkeiten der Pädagogen im Hospiz"** fasst all diejenigen Aufgaben zusammen, die ein Pädagoge in stationären Hospizen einnimmt. Nach der ersten Sichtung des Materials lassen sich hier folgende fünf Subkategorien herausarbeiten: Begleitung der An- und Zugehörigen, Begleitung der Sterbenden, Ehrenamtsarbeit, Trauerarbeit sowie Verwaltungsaufgaben und Öffentlichkeitsarbeit. All diese Tätigkeiten nehmen einen wichtigen Stellenwert in der Arbeit der Pädagogen ein und werden daher explizit erfasst.

Die Hauptkategorie **„Handlungsformen in der Begleitung Sterbender"** wendet sich der Interaktion zwischen pädagogischer Fachkraft und Hospizgast zu. Die Herangehensweisen der Pädagogen sind sehr unterschiedlich, wodurch eine Unterteilung in die folgenden drei Subkategorien: Außerpädagogisches Handeln, pädagogische Begleitmaßnahmen sowie pädagogisches Handeln vorgenommen wird. In der Hospizarbeit nimmt der Aspekt der Fürsorge des Sterbenden eine entscheidende und wichtige Rolle ein. Jegliche Handlungen, die auf die Fürsorge des Sterbenden gerichtet sind, haben mit dem pädagogischen Aspekt der Führung allerdings nichts mehr zu tun. Sie werden daher der Subkategorie **„Außerpädagogisches Handeln"** zugeordnet. Da die Fachkräfte einerseits im physischen Sinne fürsorglich handeln, beispielsweise durch pflegerische Tätigkeiten oder in Form von Schmerzlinderung, andererseits aber auch im psychischen Sinne fürsorglich handeln, beispielsweise durch das Spenden von Trost, wird die Subkategorie in die beiden Unterkategorien **„Physische Fürsorge"** und **„Psychische Fürsorge"** unterteilt.

Eine weitere wichtige Bedeutung in der Hospizarbeit spielen auch die **„Pädagogischen Begleitmaßnahmen"**, welche die zweite Subkategorie darstellen. Wie das außerpädagogische Handeln auch, richten sich die pädagogischen

Begleitmaßnahmen nicht vorrangig auf die Führung zur Prüfung von Geltungsansprüchen, sie fordern den Sterbenden allerdings zum Nachdenken auf und können somit mit der Ermöglichung von Bildungsmaßnahmen einhergehen. Auch in seinem Sterbeprozess verspürt ein sterbender Mensch eine Reihe an Bedürfnissen nach Liebe, Zuwendung, Beachtung, Annahme und Aufgehobensein. Bedürfnisse, die für die pädagogischen Fachkräfte wichtig sind, und denen sie durch pädagogische Begleitmaßnahmen nachkommen. Dies geschieht unter anderem durch Geselligkeit oder auf gestalterische Art. Die Subkategorie der pädagogischen Begleitmaßnahmen lässt sich daher in **"gesellige Begleitmaßnahmen"** und **"gestalterische Begleitmaßnahmen"** unterteilen. Dabei haben die geselligen Begleitmaßnahmen schwerpunktmäßig das Ziel vor Augen, den sterbenden Menschen vor Isolation zu schützen. Dies geschieht unter anderem, indem der Pädagoge für den Sterbenden da ist, Präsenz zeigt, etwas vorliest, singt oder den Sterbenden am Gemeinschaftsleben teilhaben lässt. Regt der Pädagoge den Sterbenden zum Nachdenken an, indem er an den verschiedenen Willkommens- und Abschiedsritualen anknüpft, ihn auffordert ein Bild über seine Gefühle oder Todesvorstellungen zu gestalten oder eine Geschichte zu schreiben, rücken die gestalterischen Begleitmaßnahmen in den Vordergrund.

Die dritte Subkategorie **"pädagogisches Handeln"** wendet sich der Aktivität des Sterbenden unter dem Aspekt des Lernens zu und macht den Schwerpunkt dieser Forschungsarbeit aus. Dabei handelt es sich bei der Lernaktivität des Sterbenden, welche sowohl auf Wissen, Haltung und Handeln gerichtet ist, um die Voraussetzung sowie das Ziel des pädagogischen Handelns. Im Hinblick auf die pädagogische Begleitung sterbender Menschen setzt sich der Sterbende mit dem Sterben und dem Tod, seinen Ängsten auseinander (Gegenstand), wobei die pädagogische Fachkraft dabei hilft, „den Prozess dieser Auseinandersetzung anzustoßen, durchzuhalten und erfolgreich zum Ende zu bringen" (Rekus/Mikhail 2013, 348). Die pädagogischen Aufgaben liegen somit im Wesentlichen darin, die Selbsttätigkeit/Selbstbestimmung des Sterbenden zu ermöglichen, anzuregen und zu unterstützen. Der Sterbende muss in den Stand versetzt werden, eigene Geltungsansprüche erheben zu können. Der pädagogische Erfolg wird dadurch bestimmt, wie sich der Sterbende angesichts seiner Individuallage selbst bestimmt, ob er in Anbetracht seines Wissens und Könnens, seiner Vorerfahrungen und Befindlichkeiten, seiner Beeinträchtigungen und Begabungen, Gründe für sein Tun und Lassen anführen kann. Der Führungsaspekt des Pädagogen spielt dabei eine entscheidende Rolle. Da das pädagogische Handeln einerseits vom Pädagogen initiiert andererseits vom Sterbenden veranlasst sein kann, findet eine Unterteilung der Subkategorie in die beiden Unterkategorien **"vom Sterbenden veranlasst"** und **"Initiierend"** statt.

Die **"Phasen des Sterbens"** nach Elisabeth Kübler-Ross stellen eine weitere Hauptkategorie dar, welche sich in die fünf Subkategorien: Nichtwahrhabenwollen, Zorn, Verhandeln, Depression und Zustimmung unterteilen. In jeder Phase wird herausgearbeitet, worin die Pädagogen ihren Auftrag sehen, welche Schwierigkeiten die verschiedenen Verhaltensweisen der Sterbenden mit sich bringen und welche Handlungsformen der Pädagogen zum Greifen kommen.

Um abschließend herauszufinden, ob die Pädagogen einen weiteren Bedarf an Fort- und Weiterbildungen in Bezug auf die pädagogische Begleitung von Menschen in Hospizen haben, wird eine letzte Hauptkategorie **"Fort- und Weiterbildungen"** gebildet. Diese Kategorie liefert zudem ein Verständnis darüber, wie die Pädagogen ihre eigene Arbeit einschätzen und inwiefern sie sich bereits weitergebildet haben.

5 Ergebnisse

5.1 Tätigkeiten der Pädagogen im Hospiz

Die Auswertung der teilnarrativen Interviewbefragung zeigt, dass die Arbeit der Pädagogen in den Hospizen ein sehr buntes und weit gefächertes Tätigkeitsfeld umfasst. Neben der Begleitung[25] der Hospizgäste, welche in vielen Häusern einen eher geringeren Arbeitsanteil ausmacht, gehören zu den pädagogischen Aufgaben in den meisten Hospizen auch die Angehörigenbegleitung, die Qualifizierung und Koordination der Ehrenamtlichen, die Kontaktpflege zu verschiedenen Institutionen, die Trauerarbeit, Bürotätigkeiten sowie Öffentlichkeits- und Netzwerkarbeit. Je nach Struktur und Konzeption des Hauses fällt die Gewichtung dieser Bereiche von Hospiz zu Hospiz sehr unterschiedlich aus. In zwei Erwachsenenhospizen war den pädagogischen Fachkräften vor Beginn ihrer Tätigkeit sogar nicht bewusst, welche Aufgabenbereiche für sie als Pädagogen anfallen werden. Es fehlten die Zuordnungen, sodass diese pädagogischen Mitarbeiter ihr Feld selbst definieren mussten.

---

25 Dem allgemeinen Sprachgebrauch folgend, steht „begleiten" für: mitgehen, jemandem beistehen, sich jemandem anschließen oder sich zu ihm gesellen. Begleiten heißt nicht, für den anderen zu denken, Anweisungen zu geben, Ratschläge zu erteilen oder Entscheidungen zu treffen. Es geht um das „nahe sein, sich neben jemandem in der eigenen Emotionalität, mit der eigenen Ohnmacht, dem eigenen Schweigen, der eigenen Hilflosigkeit und den Gefühlen der Sinnlosigkeit, spürbar machen" (Specht-Tomann/Tropper 1998, 47). Als Begleiter möchte man an der Seite des Sterbenden oder der An- und Zugehörigen sein, sich mit ihren Gedanken und Gefühlen, Worten und Gesten auf sie einstellen und sich von ihrem Schicksal leiten und berühren lassen. Allein der Sterbende selbst oder seine An- und Zugehörigen stehen im Mittelpunkt der Bemühungen und nicht die Wegstrecke oder das Ereignis (vgl. Rest 2006, 18). Ein Bild, was häufig zur Veranschaulichung des Begriffes der Sterbebegleitung genutzt wird, ist ein Orchester. Der Sterbende spiegelt sich im Solisten und die Begleiter im Orchester wider, die den Solisten begleiten. Musikalisch gesprochen übernehmen die Begleiter also nicht die Führung, sondern nur eine Unterstimme. Allein der Solist steht im Vordergrund, bestimmt den Weg, das Tempo, vielleicht auch Umwege und die gewünschte Intensität der Hilfestellung. Er ganz allein hat die Führung und bestimmt, welche Gedanken und Gefühle im Mittelpunkt stehen, was er sagen möchte oder was unausgesprochen bleibt. Der Begleiter geht lediglich mit, wodurch der pädagogische Führungsaspekt in den Hintergrund tritt.

> „Also nein, es gibt keine Stellenbeschreibung. Ich habe auch schon mal ein Konzept geschrieben, wie ich es gerne hätte, das kennt der Hospizleiter, das hat er vorliegen, (...) ja die Rahmenbedingungen sind noch nicht so, dass ich das leben kann. Beziehungsweise es kostet mich sehr viel Anstrengung, weil ich mich dann gefühlt 90 Prozent des Teams gegenüber, jedem einzelnen, [...] abgrenzen muss und erklären und rechtfertigen muss [...]" (EHo1, 566ff.).

> „Ja und anfangs musste ich auch kämpfen [...] die haben dann am Anfang gesagt: „Was machst denn du eigentlich hier?" Da habe ich immer gesagt: „Das weiß ich auch noch nicht so genau." Bis ich, ich musste schon auch meine Bereiche so erkämpfen [...] und am Anfang [...] ich habe mich gefühlt wie ein Fisch ohne Wasser" (EHo6, 970ff.).

Undefinierte Aufgabenbereiche sowie Unklarheiten bezüglich des Aufgabenspektrums brachten in einigen Häusern auch die Schwierigkeit mit sich, dass die Stellen der pädagogischen Fachkräfte und die damit einhergehenden Kompetenzen der Pädagogen vom Pflegepersonal, der Hausleitung etc. noch nicht anerkannt, gesehen und geschätzt werden. Dies trifft besonders dann zu, wenn die Stellen noch nicht lange genug besetzt sind. Nicht selten haben die pädagogischen Mitarbeiter mit Gegenwind zu kämpfen, um sich und ihre Arbeit zu positionieren.

> „Manchmal würde ich mir allerdings wünschen, dass ich da auch vom Team her aktiver angesprochen werde, weil ich so das Gefühl, [...] dieser Teil der Tätigkeit ist noch nicht so, wie ich ihn gerne hätte. Dadurch, dass die Funktion Sozialdienst jetzt über ein Jahr immerhin, aber dann doch noch nicht so lange hier vorhanden ist, das hat sich noch nicht so etabliert [...] Zum einen habe ich schon das Gefühl, dass nicht alle, aber einige aus dem Pflegeteam Angst haben, ihnen wird etwas weggenommen, diese schönen Gespräche und dieses Bereichernde und man verbringt Zeit miteinander, kommt in Beziehung und so, das ist ja was Schönes und das wollen sie nicht weggenommen bekommen und fragen sich: „Wieso muss da noch jemand mitreden?" Wobei ich glaube, ich einen anderen Ansatz habe, mit denen zu reden, aus dem was ich mitbringe [...]. Also da ist noch sehr viel, wie soll ich sagen, Verbesserungsbedarf, weil die Funktion Sozialdienst ist ganz klar für diese psychosoziale Komponente da, die ist entweder nicht präsent oder nicht gewollt vom Team und da fühle ich mich manchmal auch so, dass ich gegen Windmühlen arbeite" (EHo1, 424ff.).

> „[...] dass die Qualität von der sozialpädagogischen Begleitung, dass die eine Akzeptanz findet und eine Wertschätzung, also im Allgemeinen sage ich jetzt mal, nicht dass die Kollegen mich nicht wertschätzen, aber die haben sich auch alle gefragt: „Was ist meine Arbeit?" Natürlich haben die sich das gefragt und das wird erst übers Tun ein Stück weit kommen, dieses Unverständnis oder vielleicht auch die Sorge, vielleicht etwas jetzt abgenommen zu bekommen, was man gar nicht hergeben will" (EHo2, 588ff.).

Um dem „Nichtwissen" der anderen Professionen entgegenzuwirken, bemüht sich das pädagogische Personal in beiden Hospizbereichen darum, ihre Arbeit für das multiprofessionelle Team, die Hospizgäste und Familienangehörigen transparent zu machen und ihre vielseitigen Tätigkeiten offen zu legen.

5.1.1 Begleitung der An- und Zugehörigen

Die Begleitung von An- und Zugehörigen durch das pädagogische Personal nimmt in der täglichen Arbeit einen sehr hohen Stellenwert ein. Es geht nicht ausschließlich um die Begleitung des erkrankten oder sterbenden Menschen, auch das gesamte Familiensystem wird von den pädagogischen Mitarbeitern in den Blick genommen.

> *„(..) Also, ich sehe es ein bisschen als meine Aufgabe, die Angehörigen auch ein Stück weit zu begleiten oder auch vorzubereiten"* (EHo10, 368f.).

> *„[...] das eine lässt sich oft gar nicht vom anderen, also einfach schon in meinem Hinschauen trennt sich oft das eine gar nicht vom anderen"* (EHo4, 189f.).

> *„[...] Schwerpunkt sind die Familienangehörigen, (..) die Begleitpersonen der Kinder"* (KiHo5, 106).

> *„Mein Schwerpunkt ist eher Jugendliche-, Eltern- und Geschwisterarbeit (.) das heißt aber nicht, dass ich erkrankte Jugendliche davon ausschließe"* (KiHo10, 99ff.).

Familienangehörige werden in den Hospizen somit genau wie der sterbende Mensch auch begleitet, unterstützt und gestärkt. Die pädagogischen Mitarbeiter begegnen ihnen mit einem offenen Ohr und bieten die Möglichkeit jegliche Aspekte des Sterbens, des Todes, der Trauer und die damit verbundenen Bedürfnisse der Sterbenden zu besprechen. Zudem suchen sie nach möglichen Ressourcen und Stärken der Familien, damit diese mit der herausfordernden Situation in Kontakt treten können. So bietet beispielsweise KiHo9 den Eltern regelmäßig ein Kraftquellenangebot an, um einen Zugang zu den eigenen Ressourcen zu ermöglichen (vgl. KiHo9, 96ff.). Des Weiteren sind die pädagogischen Fachkräfte besonders dann gefragt, wenn krisenhafte Situationen auftauchen, die mit dem sozialen Umfeld zu tun haben. Ein Beispiel hierfür ist für EHo6 und KiHo11 unter anderem das Verweigern des Essens seitens des Sterbenden, welches eine angespannte Dynamik auslösen kann. In solch einer Situation gehen die Pädagogen auf die Familie zu, erklären das Verhalten des Sterbenden und bieten Gespräche an, in denen jeder zu Wort kommt, um die familiäre Spannung zu lösen (vgl. EHo6, 66ff.; vgl. KiHo11 227ff.). Und auch bei Bewusstheitskontexten der geschlossenen Bewusstheit, der argwöhnischen Bewusstheit oder der wechselseitigen Täuschung sehen die Pädagogen ihren Auftrag unter anderem in der Begleitung der Angehörigen.

> *„Also nach meinem Gefühl wissen die Sterbenden schon viel länger Bescheid als die Angehörigen. Aber so dieses sich gegenseitig Schützen: „Ich weiß, wie krank ich bin, aber sagen Sie es nicht meiner Frau, die verkraftet das nicht" und die Frau sagt dann: „Ich weiß ja, wie krank mein Mann ist, aber reden Sie mit dem nicht darüber, das belastet ihn nur." Beide wissen es und an der Stelle kommt dann die Hilfe, wieder in Gänsefüßchen eigentlich: „Fragen Sie mal Ihre Frau, ich glaube, die weiß schon Bescheid" und ihr zu sagen: „Ihr Mann weiß es glaube ich, probieren Sie mal", kann ich nur Mut machen"* (EHo9, 210ff.).

Es werden sowohl der Hospizgast als auch seine Angehörigen gestärkt, mutig aufeinander zuzugehen und das Sterben und den Tod beim Namen zu nennen. Auch im Bereich der Kinder- und Jugendhospize sieht sich das pädagogische Personal besonders dann gefragt, wenn die Eltern versuchen den Tod und eine Auseinandersetzung mit ihm vor ihrem Kind fernzuhalten und zu verleugnen. KiHo2.1 berichtet sogar von einem Beispiel, in dem eine Jugendliche sich Selbstverletzungen zufügte, da der innere Druck, dass niemand mit ihr über das Sterben und den Grund für den Aufenthalt in einem Hospiz gesprochen hatte, zu groß wurde. Die Jugendliche riss sich daraufhin die Haare aus, drückte ihre Zähne aus und biss sich die Nägel ab. Erst nachdem es den Pädagogen gelang, die Eltern dorthin zu führen, mit ihrer Tochter offen über ihren bevorstehenden Tod, die Erkrankung und den Aufenthalt im Hospiz zu sprechen, verbesserte sich die Situation. Die Pädagogen schafften es, eine Brücke zu schlagen, die es ermöglichte, dass die Familie zueinander fand und über das Thema sprechen konnte. Das Mädchen erfuhr Sicherheit und konnte sich dadurch auf ihren bevorstehenden Tod konzentrieren (vgl. KiHo2.1, 275ff.). In vielen Fällen bemüht sich das pädagogische Personal aus diesen Gründen, die Eltern über die Bedeutung eines offenen Umgangs und möglicher entstehender Ängste der erkrankten Kinder aufmerksam zu machen.

> *„So, das geschieht bei den Eltern immer aus einer Sorge heraus, so die Kinder könnten zusätzlich zu ihrer Erkrankung, zu ihrem Tod, der auf sie zukommt, zusätzlich belastet werden. Ich versuche dann immer und auch meine Kollegen versuchen, das dann immer den Eltern zu erklären (..) dass wenn etwas offen bleibt, oder Kinder das Gefühl haben, ich darf es gar nicht aussprechen, dass das schlimmer sein kann als eine offene Kommunikation. So, also ich werbe bei den Eltern dafür, mit ihren Kindern offen auch das Lebensende anzusprechen, wenn Kinder danach fragen"* (KiHo5, 158ff.).

> *„Ich habe es mehrfach erlebt, dass die Eltern sagten: „Ne darüber reden wir nicht, das halten wir nicht aus, das wollen wir auch gar nicht und das brauchen wir auch gar nicht"*

und ich dann eher versuche in der Weise zu wirken: „Glauben Sie wirklich, dass Ihr Kind sich damit nicht auseinandersetzt?" oder: „Kann es sein, dass es Sie schonen möchte, weil es vielleicht Sorge hat, das Sie es nicht aushalten?" Also so ein bisschen in die Richtung versuchen zu öffnen (.) tatsächlich aber als ernstgemeinte Frage" (KiHo9, 334ff.).*

Wie im Erwachsenenhospiz auch wird den Eltern seitens der Pädagogen Mut gemacht, ihren Kindern einen offenen Umgang und eine eigene Auseinandersetzung mit der Endlichkeit, mit Ängsten und Wünschen etc. zu gewährleisten. Wollen die Eltern dennoch nicht, dass mit ihren Kindern über die Erkrankung oder den Tod gesprochen wird, ist es für einige Pädagogen entscheidend, den sterbenskranken Kindern und Jugendlichen immer mit Ehrlichkeit zu begegnen, sofern sie sich darüber austauschen möchten. Denn die Kinder sind diejenigen, die die Symptome tragen, diejenigen, die das Ganze aushalten müssen, und aus diesen Gründen ist es vielen pädagogischen Fachkräften wichtig, den Kindern nicht abzusprechen, zu verstehen, was mit ihnen passiert (vgl. KiHo7.2, 446ff.).

„[…] wenn die dann sagen: „Nein ich will das nicht", dann würde ich mit ihnen zumindest sprechen, wenn mich Ihr Kind fragt, dann antworte ich ehrlich. Wenn es mich nicht fragt, dann gebe ich auch keine von mir gut gemeinten, aber vielleicht manchmal doch Ratschläge, die eben doch auch Schläge sein können" (KiHo9, 340ff.).

„[…] wir sagen, wir lügen kein Kind hier an […] also wir werden hier keine Kinder anlügen. Wenn mich ein Kind fragt, ob es sterben wird, dann werde ich nicht sagen: „Nein, du wirst nicht sterben", sondern ich werde, wenn die Eltern eben mir sagen: „Ich möchte nicht, dass darüber gesprochen wird" dann wird man in der Situation, würden wir in der Situation zum Beispiel jetzt sagen: „Naja, es geht dir schon sehr schlecht und es kann sein, dass du stirbst, aber wir können dir nicht sagen, an welchem Tag du sterben wirst." So also, dass man da dann eben so drüber spricht und so ein bisschen dieses allgemeiner auch hält. Eben gut, wir werden alle sterben und dass man so aber den Kindern trotzdem die Möglichkeit gibt, dann über ihre Ängste zu sprechen" (KiHo8, 198ff.).

In diesen beiden Häusern besteht eine klare Vorgehensweise, mit der die pädagogischen Fachkräfte zu arbeiten wissen und die ihnen Sicherheit vermittelt. KiHo4 weist hingegen darauf hin, dass solche Situationen der geschlossenen Bewusstheit, der argwöhnische Bewusstheit oder der wechselseitigen Täuschung bei ihr schnell mit einer gewissen Überforderung einhergehen, wodurch die Pädagogin auch an ihre eigenen Grenzen stößt.

„Ganz große Mühe habe ich damit, wenn Eltern wollen, dass man überhaupt nicht darüber spricht. Wenn eigentlich so dieses: „Ich hole euch ins Boot, ihr lügt bitte mit mir", also ich sage es jetzt ein bisschen hart (.) das haben wir auch ab und zu schon gehabt (..). das finde ich ganz, ganz schwierig, also da habe ich dann (..) Mühe über diese elterliche Sorge das so

(...), die muss ich respektieren, das ist ganz klar und die haben auch das Recht zu sagen, was sie ihren Kindern sagen wollen, aber ich komme da ganz an eine persönliche Grenze" (KiHo4, 392ff.).

In solchen Fällen erweisen sich der Austausch im Team sowie Supervisionen oder Fallbesprechungen für die Mitarbeiter als wichtig und hilfreich (vgl. KiHo6.2, 525ff.).

Des Weiteren gehört es unter anderem zur Aufgabe der pädagogischen Mitarbeiter, Ausflüge zu organisieren, Eltern- und Geschwisterangebote durchzuführen oder den Angehörigen beratend zur Seite zu stehen.

„Ich sehe es als meine wichtigste Arbeit, dass ich vorrangig für die Gäste da bin und ihre Angehörigen natürlich. Und manchmal (..) ist es so, dass die Angehörigen wirklich mehr Betreuung brauchen, Begleitung brauchen als die Gäste, wo ich dann denke, den Gast sehe ich gar nicht mehr [...]. Man redet so viel mit den Angehörigen, weil da schon so viel Trauerarbeit ist und: „Wie geht's dann weiter und ich habe niemanden, ich bin da ganz allein", dass da noch ganz viel Unterstützungsarbeit ist" (EHo5, 148ff.).

„Denn die Angehörigen sind für Kinder und für Jugendliche die wichtigsten Begleiter. Und wir sind, ich empfinde uns immer so als diejenigen, die stärkend im Hintergrund stehen. Aber trotzdem das Geschehen so verfolgen, dass alle sich gut begleitet fühlen. Das gehört, zum Beispiel gehört es da zu meinen Aufgaben, die Eltern zu ermuntern ihrem Kind noch die Dinge zu sagen, die sie immer sagen wollten" (KiHo5, 254ff.).

Blickt man auf die Geschwisterarbeit in den Kinder- und Jugendhospizen, ist erkennbar, dass auch diese eine hohe Wichtigkeit besitzt. Einige Interviewteilnehmer sprachen während des Interviews immer wieder von den Geschwisterkindern, obwohl sich die Fragen klar auf die erkrankten und sterbenden Kinder richteten. Die Pädagogen sehen es auch als ihre Aufgabe an, den Geschwisterkindern die ungeteilte Aufmerksamkeit zu geben, die sie in einigen Fällen zu Hause wenig erleben. In der teilnarrativen Interviewbefragung wurde mehrfach hervorgehoben, dass es wichtig sei, die gesamte Familie in den Blick zu nehmen. Zudem sind Gespräche über Sterben und Tod mit den Geschwisterkindern für das Personal oftmals leichter, da eine Kommunikation über die Sprache möglich ist.

„[...] Die meisten Gäste sind eben nicht dazu in der Lage, weil sie zu klein sind, also im Kleinkindalter und weil sie eben die schweren mehrfachen Beeinträchtigungen haben, sodass da dann eher, also aus pädagogischer Sicht, die Arbeit mit den Geschwistern wieder wichtiger wird, weil da dann eben solche Gespräche laufen, also über den Tod des Geschwisterkindes und über das Sterben des Geschwisterkindes" (KiHo11, 203ff.).

5.1.2 Begleitung der Sterbenden

Auch die Begleitung der Hospizgäste und der Sterbenden zählt zu den täglichen Aufgaben der pädagogischen Fachkräfte, der Arbeitsumfang variiert jedoch sehr stark von Hospiz zu Hospiz. Findet eine Begleitung durch die Pädagogen statt, besteht ein allgemeiner Konsens darüber, dass sich die Begleitung sterbender Menschen immer an den individuellen Bedürfnissen der Hospizgäste orientiert. Dabei ist die Beziehung, die zwischen den pädagogischen Fachkräften und den Sterbenden entsteht, sehr prozesshaft und unterschiedlich stark von persönlichen oder funktionalen Faktoren geprägt.

> *"[...] für mich ist es nicht der Aufenthalt hier im Haus, weil die Menschen ganz unterschiedliche Persönlichkeiten, Charakterzüge, unterschiedliche Lebensformen die wie sie zu Hause vorher gelebt haben, mitbringen und dementsprechend unterschiedlich gestaltet sich auch der Aufenthalt des Gastes hier. Und uns in unserer Haltung ist es wichtig, den Gast in den Mittelpunkt zu stellen, zu gucken, was sind seine Bedürfnisse wie können wir ihn darin unterstützen und dass kann ganz unterschiedlich aussehen"* (EHo10, 60ff.).

Und so lässt sich auch die Frage, was eine gute beziehungsweise angemessene Begleitung am Ende des Lebens ist oder sein sollte, durchaus schwieriger und keineswegs empirisch beantworten. Denn hierbei handelt es sich um die normativen Aspekte der Sterbebegleitung, in denen die weltanschaulichen Überzeugungen eines Menschen (Würde, Lebensqualität etc.) mit einfließen.

> *"Was für die eine richtig und gut sein kann, kann für die andere Familie nicht passen, weil jede Familie und jedes Individuum so individuell ist"* (KiHo2.2, 436ff.).

Dennoch konnte durch die Interviews herausgearbeitet werden, worauf es den Pädagogen in der Begleitung eines sterbenden Menschen ankommt und was für sie ganz wesentlich ist. Dabei zeigen die Ergebnisse, dass es den Fachkräften in allen Häusern wichtig ist, dem sterbenden Menschen mit Wertschätzung, Verständnis und Anteilnahme gegenüber zu treten und ihn in seiner Geschwindigkeit und nicht in einem von anderen vorgegebenen Tempo zu begleiten.

> *"[...] die Familie in dem Tempo zu begleiten, in dem sie geht. Und es würde nichts bringen, wenn wir ihnen probierten, irgendetwas überzustülpen oder sie in eine Situation drängen, die sich für sie gerade nicht richtig anfühlt. Sondern einfach sie zu begleiten in ihrem Tempo"* (KiHo2.2, 381ff.).

> *"(.) In der Begleitung ist für mich das Wesentliche wirklich an der Seite der Menschen zu sein. (..) Und neben ihnen zu sein und nicht vor ihnen, um sie irgendwo hinzuziehen oder hinzuschubsen, sondern wirklich so an ihrer Seite zu bleiben. Das ist für mich Begleitung. Ich bleibe da, ich halte es mit dir aus (.), ich (.) höre dir zu, du kannst weinen, du kannst klagen, ich werde dasein. Das ist für mich Begleitung"* (KiHo5, 492ff.).

Eigene Befindlichkeiten, Ansichten und Meinungen werden von den pädagogischen Fachkräften zurückgestellt. Es geht um den sterbenden Menschen, der dort abgeholt wird, wo er gerade steht, mit all seinen Bedürfnissen. Es wird ein Raum geschaffen für alle Belange, Wünsche, Hoffnungen und Ängste. Die Pädagogen werden zum Gegenüber, sie sind Ansprechpartner in vielen Situationen, haben Zeit und hören zu.

> *„Also sich selber als Person ein Stück weit zurücknehmen und gucken, was bietet die Situation gerade? Und was braucht dieses Kind gerade wirklich? Oder was macht dem Kind gerade Freude? Und dann einfach gucken, was im Rahmen der Möglichkeiten, also auch gerade in der Finalversorgung, was ist da überhaupt noch möglich, was möchte das Kind überhaupt noch? Und dann vielleicht auch einfach mal innehalten und sagen: „Okay, also jetzt irgendein riesen bombastisches Programm noch bis zum Ende hin braucht das gar nicht", es möchte einfach nur da sein und möchte zum Beispiel mit seiner Mama oder seinem Papa Zeit verbringen"* (KiHo6.2, 126ff.).

> *„Den Raum haben (.) mit dieser ganzen Scheiß-Situation, wie sie für jeden, der hierher kommt, ist, umgehen zu können. (..) Und das ist so, also mein Auftrag sehe ich darin, da zu sein, so den Raum zu halten und mich selber mit meinen Meinungen, die teilweise komplett anders sind, eher zurückzuhalten. Also manchmal natürlich, wenn ich gefragt werde, sag ich was und dann sag ich auch, wenn ich es ganz anders sehe oder ich hab so das Gefühl, ich könnte doch auch mal so eine andere Sichtweise reinbringen. Aber wenn es wirklich um so reine Befindlichkeiten geht, die lasse ich erst mal sein"* (EHo1, 769ff.).

> *„Die Familie als Experten zu sehen für ihre eigene Situation und das zu respektieren und Entscheidungen, ja zu respektieren und akzeptieren so wie sie sind. Und nicht mit einem (.) ich sag mal in Anführungszeichen fachlichen Expertenwissen als Sozialarbeiter darauf zu schauen und zu sagen: „Das und das ist aber gut für dich und das rate ich dir jetzt mal an" [...]"* (KiHo10, 110ff.).

> *„Da sein, Zeit haben, zuhören (...), den Menschen wertschätzen, egal ob er jetzt vorher auf der Straße gelebt hat, ob er aus einem Land geflüchtet ist, da hat man vielleicht privat seine eigene Meinung zu manchen Dingen und zu manchen Lebensplänen, aber hier sind sie alle gleich und hier sind sie einfach arme Socken, die sich mit ihrem nahen Tod auseinandersetzen müssen"* (EHo7, 176ff.).

Indem sich die Pädagogen auf die Begleitung eines sterbenden Menschen einlassen, werden sie mit einer fremden Welt voller Dynamik, heftiger oft auch widersprüchlich scheinender Gefühle konfrontiert. Für Außenstehende ist diese Welt, die nahende Realität des eigenen Sterbens, nicht von vornherein zugänglich. Diese Fremde in ihrer prinzipiellen Unzugänglichkeit zunächst einmal auszuhalten und zu respektieren, kostet Kraft. Die Klarheit der Fachkräfte über die eigenen Motive, eine Begleitung sterbender Menschen durchzuführen und in einem Hospiz zu arbeiten, ist vor diesem Hintergrund sehr hilfreich. Während einige Mitarbeiter ihren Fuß in die Hospizarbeit aufgrund eigener Betroffenheit gesetzt haben, ist für andere Mitarbeiter die zutiefst spürende Dankbarkeit der Sterbenden und ihrer Angehörigen sowie die Ehrlichkeit am Ende des Lebens ein Grund, im Hospiz zu arbeiten und den Sterbenden eine pädagogische Begleitung zu ermöglichen. Zudem stellen das Schenken von Lebensqualität auf dem letzten Lebensabschnitt sowie der erkannte Sinn in dieser Arbeit weitere Motive dar.

„[...] keiner von uns kann (..) die Erkrankung heilen oder mehr Zeit schenken, aber alle, die in Kinderhospizen arbeiten, können Lebensqualität schenken und können die Zeit, die verbleibt, so schön wie möglich gestalten und ich finde, das Ganze macht die Arbeit so unglaublich wertvoll und so besonders für mich und deswegen mag ich die so gerne" (KiHo2.2, 413ff.).

„Und für mich ist es, dass ich das, ja einfach es besonders finde, mich hier in dieser Begleitung (..) ja also eine offene Auseinandersetzung mit Sterben, Tod und Trauer stattfindet, es sind keine Tabuthemen, aber es findet hier, sage ich mal, Begleitung am Lebensende (…) und der Alltag geprägt von Sterben und Tod, aber er ist auch sehr geprägt vom Leben. Und das, das ist etwas, was ich als wertvoll erachte und ich merke einfach, ich find es eine schöne Arbeit als Sozialpädagogin, Menschen in einer solchen Lebenssituation zu unterstützen und zu gucken, wie kann ich sie ein wenig entlasten, ein wenig unterstützen, diesen Weg zu gehen und das motiviert mich einfach, genau" (EHo10, 167ff.).

„[...] wenn ich nach Hause gehe, habe ich das Gefühl, ich habe einen sinnvollen Tag hinter mir" (EHo9, 198).

Einige Interviewteilnehmer erwähnen auch, dass das Leben im Bewusstsein der eigenen Vergänglichkeit und Sterblichkeit, das eigene Leben erst lebenswert macht. Durch die Arbeit im Hospiz lernen sie sich dem Leben stärker zuzuwenden, ihm einen Sinn zu geben und Prioritäten zu setzen.

„Und da sag ich mal der Benefit für uns auf der andern Seite, also der Seite der Begleitenden ist meiner Meinung nach, dass du die Chance hast, dein Leben auch anders zu betrachten, also dein persönliches und Zusammenhänge oder Situationen, denen du eine andere Gewichtung dafür übersetzt, weil du einfach manchmal glücklich hier raus gehst und denkst so: „Boah ich fahr jetzt heim, ich hab drei oder wir haben sechs gesunde Kinder und ich kann mein Urlaub planen" und also gehe davon aus, dass es klappen wird" (KiHo3, 238ff.).

„[...] eine absolute Bereicherung für das eigene Leben ist, wenn man sich mit dem Tod und dem Sterben auseinandersetzt. Weil es wirklich hilft, Prioritäten noch mal anders zu

> setzen. [...] Also, die Beschäftigung mit dem Tod führt uns eigentlich ins Leben, finde ich" (EHo9, 483ff.).

Ein weiteres genanntes Motiv ist auch das Entgegenwirken der Tabuisierung. Durch die Arbeit im Hospiz soll das Sterben und der Tod wieder ein Stück weit in die Gesellschaft zurückgebracht werden. Den Pädagogen ist es wichtig, dass es sich hierbei um ein Thema handelt, über das gesprochen werden darf (vgl. EHo8, 730ff.).

> „[...] so hospizliches Denken in die Gesellschaft hineinzutragen und auch Menschen, die draußen sind, die gesund sind, denen zu sagen: „Es gibt auch andere Seiten im Leben als nur diese „happy Seite" [...] es gibt nicht nur die heile Welt, es gibt hier in unserer Gesellschaft auch den Tod und das Sterben und auch den Tod und das Sterben von Kindern" und den Tod durch diese Arbeit, auch so aus dieser Tabuecke herauszuholen [...] dieses ganze Thema Tod und Sterben und auch Tod und Sterben von Kindern zum Lebensthema zu machen und den Tod überhaupt (.), er gehört ja zu uns" (KiHo5, 517ff.).

Diese unterschiedlichsten Motive werden von den Pädagogen immer wieder verinnerlicht, um gut in ihrer Arbeit tätig sein zu können und dem Sterbenden jeden Tag mit neuer Energie, Anteilnahme und einem entgegengebrachten Verständnis begegnen zu können.

5.1.3 Ehrenamtsarbeit

Eine weitere typische Tätigkeit der pädagogischen Mitarbeiter in stationären Hospizen liegt auch in der Koordination, Befähigung, Anleitung und Betreuung ehrenamtlicher Mitarbeiter. Lediglich in fünf Häusern zählt die Betreuung der Ehrenamtlichen nicht zu den Aufgaben des interviewten pädagogischen Personals. Ehrenamtliche haben in der Hospizarbeit einen sehr hohen Stellenwert, sie unterstützen das Team sowohl in hauswirtschaftlichen Tätigkeiten, begleiten die Hospizgäste und ihre Angehörigen, leisten Öffentlichkeitsarbeit und sind in vielen Fällen da und spenden ihre Zeit.

> „[...] also Ehrenamt ist bei uns auch sehr stark dabei, mit die Nahrung an-, zu-, vorzubereiten, anzubieten, zu begleiten, Zeit, Aufmerksamkeit, Präsenz zu schenken, ein Stück Normalität, ein Stück auch Angebote im Freizeitbereich, Begleitungen mit anzubieten" (KiHo9, 23ff.).

Dabei heben EHo2 und EHo6 die Notwendigkeit hervor, dass die Ehrenamtlichen während ihrer Einsätze vom pädagogischen Personal gut begleitet werden und ihnen eine angemessene Praxisanleitung zur Verfügung stehe.

> „Was ein Teil ist, was wichtig ist, ist das Ehrenamt zu begleiten, also weil die einfach viele Stunden da sind [...]dass man da regelmäßige Treffen macht, dass man da auch guckt, was

brauchen die, brauchen die eine Fortbildung, gibt es ein Arbeitsbereich, wo die sagen, wenn wir es da und damit zu tun haben, tun wir uns schwer, was fehlt denen da, wie kann man denen einfach Information, Wissen zukommen lassen, ein Handling, einfach auch dass die sich sicher fühlen hier in der Arbeit. Also, das ist einfach was, was auch zu mir gehört […]" (EHo2, 223ff.).

„Und mir wiederum angegliedert sind dann die Ehrenamtlichen, deren Einsatzleitung ich eben bin. Und ich bin einerseits für die dafür zuständig, dass die eben zunächst mal halt eine Vorbereitung bekommen und dann aber halt auch fortlaufend eben diese Praxisbegleitung" (EHo6, 33ff.).

In zwei der durchgeführten Interviews wird zudem ersichtlich, dass die Ehrenamtlichen gerade in der Finalphase eines Sterbenden an Bedeutung gewinnen und die Arbeit des pädagogischen Personals stark ergänzen. Sie verfügen über verschiedene Eigenschaften, welche das professionelle Personal nicht ohne weiteres ersetzen kann. So sind sie unter anderem Spezialisten für das Alltägliche und bringen vor allem einen Aspekt ein, der in den verschiedenen Berufsgruppen oft doch knapp bemessen ist: die Zeit.

„[…] dass ich bestimmte Patienten besuche, das ist schon auch immer drinnen […]. Wir haben welche, die sind über Wochen gar nicht ansprechbar oder so verwirrt, dass man jetzt, da denke ich mir, da ist dann der verlängerte Arm die Ehrenamtlichen, die sind ja viel bei den Patienten. Wir haben hier indirekt und in der Praxisbegleitung, besprechen wir dann bestimmte Situationen, die die erlebt haben, aber das ist dann nicht mein direkter Kontakt" (EHo6, 271ff.).

„Jo, (..) ich bin als Sozialarbeiterin für die Ehrenamtler zuständig und für die Gäste insofern, dass ich die persönliche Begleitung mache, aber auch gucke, dass ich die Ehrenamtler einsetze, also […] für die psychosoziale Betreuung unserer Gäste" (EHo8, 137ff.).

EHo1, die vor ihrer hauptamtlichen Tätigkeit ehrenamtlich im Hospiz gearbeitet hat, merkt sogar an, dass sie zu Zeiten ihres Ehrenamtes mehr im Kontakt und im Gespräch mit den Hospizgästen war, als dies jetzt der Fall sei (vgl. EHo1, 494ff.).

5.1.4 Trauerarbeit

Nach dem Tod eines Hospizgastes haben die Familienangehörigen auch die Möglichkeit, durch das pädagogische Personal in ihrer Trauer begleitet zu werden. In einigen Hospizen unterstützen die Pädagogen die Angehörigen bereits bei den Gesprächen mit den Bestattern und begleiten die Beerdigung. In anderen Häusern findet die Trauerarbeit in Form von Einzeltrauerbegleitungen oder Gruppenangeboten wie Trauercafés, Kinder- und Jugendtrauergruppen oder

Elterngruppen statt (vgl. EHo2, 134ff.; vgl. EHo10, 488ff.; vgl. KiHo2.1, 99ff.; vgl. KiHo7.1, 86ff.).

„Wobei das gehört auch noch zur Struktur des Hauses bei uns, dass wir die verwaisten Eltern nach dem Versterben des erkrankten Kindes weiter begleiten, sie also im Pool der uns angeschlossenen Familien bleiben, die werden zu Festivitäten, Veranstaltungen hier im Haus eingeladen und werden auch (..) in ihrer Trauer begleitet, wenn sie das möchten, einzeln oder im Rahmen des Trauercafés" (KiHo7.1, 86ff.).

„[...] begleiten dann die Beerdigung und alles andere, was nach der Beerdigung quasi stattfindet, sind Trauergruppen für Kinder, Trauergruppen für Eltern, aber auch punktuell Einzelbetreuungen durch uns [...]" (KiHo2.1, 89ff.).

„[...] wir haben ja oft Nachsorge- Trauergespräche noch, also es können sich noch Angehörige eine Zeit lang an uns wenden. Wir gucken auch, wo gibt es noch andere Angebote für die, aber sind ja auch hier noch als Gegenüber, die auch oftmals damit konfrontiert sind, dass Menschen in ihrem Umfeld das nicht verstehen können, dass sie nach einem Jahr noch trauern" (EHo10, 488ff.).

Des Weiteren werden in einigen Hospizen die Angehörigen ein paar Monate nach dem Versterben des Hospizgastes zu einer Gedenkfeier eingeladen, welche zum gemeinsamen Erinnern und zum Austausch dient (vgl. EHo3, 161ff.; vgl. EHo4, 383ff.; vgl. KiHo10, 274ff.).

Zudem schaut das pädagogische Personal nach weiteren Anlaufstellen und vermittelt die Angehörigen weiter.

5.1.5 Verwaltungsaufgaben und Öffentlichkeitsarbeit

Die Ergebnisse der Analyse zeigen, dass der Beruf der pädagogischen Fachkräfte in einigen Häusern gerne auf Verwaltungsaufgaben reduziert wird, besonders dann, wenn das Potenzial der Mitarbeiter bei den Kollegen noch nicht richtig anerkannt ist. Zudem wird darauf hingewiesen, dass die Bürotätigkeiten in vielen Fällen zunehmen und der direkte Kontakt zum Hospizgast dadurch oft nachlässt.

„[...] womit ich aber auch nicht glücklich bin, ist, dass meistens ich ein Telefon habe, wo alle eingehenden Anrufe einkommen, da fühle ich mich so bisschen wie eine Telefonzentrale, ist auch ein Thema [...]" (EHo1, 342ff.).

„[...] und gerade dieses, diese Komponente, das Psychosoziale, wirklich Gespräche mit Gästen und Angehörigen zu führen (..) das geht meistens ein bisschen unter, weil so viel Organisatorisches da ist" (EHo1, 474ff.).

"Ja, der Aufgabenbereich hat sich immer mehr ins Administrative verlagert" (KiHo1, 269f.).

"Also ich muss schon sagen, dass es sehr bürolastig ist, also ich auch das Gefühl habe, es wird mehr Büroarbeit" (KiHo7.2, 127f.).

Neben Telefondiensten gehört besonders in den Erwachsenenhospizen auch das Belegungsmanagement zu den Aufgaben einiger pädagogischer Fachkräfte. Dabei wird die Zusammenarbeit mit anderen Sozialdiensten, vor allem in Kliniken oder auf Palliativstationen als sehr wichtig eingeschätzt. Die Pädagogen bieten Infogespräche, stellen das Haus vor und planen die Aufnahmen (vgl. EHo1, 171ff.; vgl. EHo5, 25ff.; vgl. EHo3, 143ff.).

"[...] ich bin diejenige, die die Warteliste im Moment verwaltet und auch die Anrufe entgegennimmt, die Beratungsgespräche mit den Menschen führt, die sich für einen Hospizplatz interessieren, sei es Angehörige, seien es Betroffene selber [...]" (EHo7, 77ff.).

"[...] jetzt in meiner Funktion ist oftmals die größere Strecke, die vor der Aufnahme. Also ich habe sehr, sehr viel mit den Patienten und mit den Angehörigen zu tun, bevor sie überhaupt kommen. Wenn sie hier sind, sind sie ja dann versorgt, aber einfach diese ganze ängstliche Zitterpartie, die es oft vorher ist [...] ich würde sagen, der größte Teil dessen, was ich hier tue. Dass ich einfach sozusagen äußerlich gesehen mit der Warteliste rumgehe, aber Warteliste heißt halt immer auch abwägen und die Leute beraten, was sie in der Zwischenzeit tun können. Hat also ein großes Vorfeld und das ist eigentlich dann auch das, was hier sonst keiner macht" (EHo6, 47ff.).

Der entstandene Kontakt zu den Hospizgästen im Vorfeld wird von den Pädagogen jedoch als sehr wertvoll angesehen. Er ermöglicht es, unter anderem beim Aufenthalt des Sterbenden an verschiedene Dinge anzuknüpfen und bietet bereits eine gewisse Vertrautheit der Person (vgl. EHo3, 57ff.; vgl. EHo10, 37ff.).

Und auch die Öffentlichkeitsarbeit in Form von Informations- und Bildungsveranstaltungen, Workshops oder Vorträgen gehört zu den pädagogischen Aufgaben einiger Mitarbeiter (vgl. EHo1, 372ff.; vgl. KiHo6.2, 55f.).

5.2 Handlungsformen in der Begleitung Sterbender

Die Ausweitung der teilnarrativen Interviewbefragung zeigt, dass in den seltensten Fällen Konzepte oder typische Vorgehensweisen des Handelns in Bezug auf den sterbenden Menschen vorliegen. Dabei weist KiHo2.1 in seinem Interview darauf hin, dass für ihn schnell die Problematik bestehe, die Kinder aus dem Blick zu verlieren, wenn er nach einem bestimmten Konzept arbeiten würde. Für den Pädagogen ist hingegen die Individualität und Spontanität wichtig, um sich

Tag für Tag auf die Situation einzustellen und mit den Kindern ihren Weg gehen zu können. Die Kinder seien unterschiedlich, haben verschiedene Vorstellungen, Ängste und Bilder, die sich für KiHo2.1 nicht in einem Konzept erfassen lassen (vgl. KiHo2.1, 461ff.). Des Weiteren wird von KiHo1 hervorgehoben, dass auch im wissenschaftlichen Bereich nur sehr wenig Material zur Verfügung stehe, welches sich konkret auf die Arbeit mit erkrankten und sterbenden Menschen anwenden lasse.

> *„Weil es ja eigentlich wenig Materialien gibt, die sich wirklich mit diesem Klientel auseinandersetzen, vieles, was man dazu bekommt, ist eher so, hat so Ratgeberstruktur und ist auch eher so ein bisschen populärwissenschaftlich, würde ich mal sagen"* (KiHo1, 279ff.).

In beiden Hospizbereichen handeln die Pädagogen in aller Regel bedarfsorientiert und individuell nach den Wünschen und Bedürfnissen des Hospizgastes und verfolgen kein bestimmtes Schema. Sie schauen, was für den Sterbenden in der aktuellen Situation wichtig ist, wodurch das Vorgehen sehr unterschiedlich sein kann. Dies bedeutet allerdings auch, dass viele Handlungen der pädagogischen Mitarbeiter nicht unter dem pädagogischen Aspekt der Führung durchgeführt werden und somit kein pädagogisches Ziel verfolgen. In vielen Fällen werden außerpädagogische Maßnahmen wie die Fürsorge des Sterbenden sowie pädagogische Begleitmaßnahmen wie das Vermitteln von Nähe ersichtlich, welche durchaus sinnvoll und notwendig sind, mit pädagogischem Handeln jedoch nichts zu tun haben. Hier bleibt der pädagogische Aspekt der Führung, der Hilfe zur Selbsthilfe, aus. Da die von den Pädagogen durchgeführten Handlungen jedoch alle sinnvoll und notwendig sind, werden im folgenden Verlauf neben Handlungen, die sich auf das pädagogische Handeln unter dem Aspekt der Führung zur sachlichen und sittlichen Prüfung von Geltungsansprüchen richten, auch all diejenigen Handlungen herausgearbeitet, die außerpädagogisch sind oder pädagogische Begleitmaßnahmen darstellen.

Dabei lässt sich zunächst festhalten, dass die pädagogische Begleitung der Sterbenden von Hospiz zu Hospiz sehr stark variiert. Je nach Entwicklung, Struktur und Konzeption des Hauses fällt die tatsächliche Arbeitszeit in der Begleitung der Sterbenden unterschiedlich aus. Im Bereich der Erwachsenenhospizarbeit und der Kinder- und Jugendhospizarbeit verbringen die pädagogischen Mitarbeiter im Durchschnitt circa 15-20 Prozent ihrer Arbeitszeit beim Gast. In nur zwei der interviewten Hospize lag der direkte Kontakt zum Sterbenden bei 70 und 90 Prozent (vgl. EHo9, 108; vgl. KiHo12, 67). Während eine Mitarbeiterin mitteilte, dass ihr dieser geringe Anteil von circa zwei Stunden pro Tag ausreiche, da die Gespräche mit den Sterbenden und der Kontakt zu ihnen auch sehr anstrengend seien (vgl. EHo8, 253f.), wünschen sich andere Mitarbeiter, dass ihnen mehr Zeit für die Begleitung der Sterbenden und dem daraus resultierenden Aufbau einer engeren Beziehung zur Verfügung stünden.

„(..) Ich wünschte, es wären viel mehr Prozent, weil im Moment arbeite ich noch daran, das Konzept auszuarbeiten, dann geht Bürozeit auch noch weg" (EHo5, 130f.).

„Ich habe angefangen und konnte wirklich fast nur mit den Gästen in Kontakt sein und mit den Angehörigen. Mittlerweile hat sich sehr viel Organisatorisches dazu geschlichen, (.) finde ich auch nicht ganz so schön, aber das nur am Rande (..), das ist eigentlich auch das, wie ich eigentlich denke, wie es meine liebste Arbeit ist" (EHo11, 15ff.).

Während in den Erwachsenenhospizen in der Regel nur eine pädagogische Fachkraft tätig ist, können die Kinder- und Jugendhospize auf ein Team aus psychosozialen Mitarbeitern zurückgreifen. Doch auch hier bestehen starke strukturelle Unterschiede. In einigen Hospizen decken die pädagogischen Mitarbeiter sowohl die Bereiche Eltern- und Geschwisterarbeit sowie die Arbeit mit den erkrankten und sterbenden Kindern ab, in anderen Häusern herrscht hingegen eine klare und strikte Trennung der Aufgabenbereiche. KiHo6.1 und KiHo6.2 arbeiten beispielsweise viel mit den erkrankten Kindern, merken aber an, dass sie mit den Themen Sterben und Tod so gut wie gar nichts zu tun haben. Hierbei handle es sich um einen Bereich, der in diesem Haus lediglich von den Seelsorgern und dem Familientrauerbegleitteam abgedeckt wird (vgl. KiHo6.2, 204ff.).

„[...] so ein Junge zum Beispiel, der ist ja geistig 100 Prozent fit, der hat nur seine körperlichen Geschichten, aber wir reden da nicht drüber und wir fangen auch kein Gespräch an, weil das ist ja die Aufgabe von den Seelsorgern. Also der hat auch spezielle Gespräche und verabredet sich dann mit denen und sagt: „Wir reden jetzt mal darüber" da sind wir auch nicht dabei, das ist nicht unser Feld" (KiHo6.1, 215ff.).

Während im Hospiz von KiHo6.1 und KiHo6.2 klare Regelungen bestehen, dass die beiden Pädagogen nicht für Gespräche über den Tod zuständig sind, weisen auch viele weitere Interviewpartner darauf hin, dass Gespräche, welche eine Auseinandersetzung mit dem Sterben und dem Tod anregen würden, in der Arbeit eher selten und somit nur bei vereinzelten Hospizgästen stattfinden.

„Also ich erlebe es gar nicht so häufig, dass das ein Thema ist, über das geredet wird" (EHo1, 640f.).

„Aber das passiert selten, also die Gespräche sind sehr, sehr selten" (KiHo6.1, 237).

„Selten, selten es ist wirklich eigentlich die Ausnahme" (KiHo11, 203).

KiHo13 hebt zudem hervor, dass es den Kindern an Ideen fehle, sich mit dieser Thematik auseinanderzusetzen und sie die Kinder hingegen immer im Moment erlebe.

> *„Ich glaube, also wenn die jetzt keine Schmerzen haben, die haben ja nicht diese Ideen dazu mit: „Ja komme ich jetzt in den Himmel oder in die Hölle?" Wenn das jetzt nicht so vorbereitet ist, die sind einfach in dem Moment da und die erleben das, was gerade ist"* (KiHo13, 394ff.).

Dies lässt darauf schließen, dass nicht alle von den Pädagogen durchgeführten Handlungen ein pädagogisches Ziel verfolgen. Im Folgenden wird daher zunächst auf die außerpädagogischen Handlungen eingegangen, die durch die Interviewauswertung ersichtlich wurden.

5.2.1 Außerpädagogisches Handeln

Im Alltag vieler Pädagogen spielt die Arbeit mit den sterbenden Menschen eine untergeordnete Rolle. Pflegerische, fürsorgliche Aspekte kommen zum Tragen, und so stehen nicht selten die Schmerzfreiheit, das Wohlbefinden, die Unversehrtheit, der Trost oder der Angstabbau im Vordergrund der Begleitung. Aspekte, die kein pädagogisches Ziel verfolgen, für die Pädagogik an sich aber dennoch nicht belanglos sind und mit dem Terminus der Fürsorge belegt werden.

5.2.1.1 *Physische Fürsorge*

In den geführten Interviews weist der Großteil der pädagogischen Mitarbeiter in beiden Hospizbereichen darauf hin, dass der direkte Kontakt zu den Hospizgästen vorwiegend von den Pflegekräften übernommen wird. Die quantitative Dominanz der Pflegekräfte bestimmt daher das grundsätzliche Bild der Hospizarbeit. Im Zentrum der pflegerischen Bemühungen steht die Linderung körperlicher Symptome sowie das Bestreben, die Lebenssituation so angenehm wie möglich zu gestalten. Aufgrund der notwendigen pflegerischen Arbeit wie die Ermöglichung von Schmerzfreiheit, ist das Pflegepersonal näher an den Hospizgästen, wodurch schnell ein intimes Verhältnis entsteht, in welchem auch Gespräche über Sterben und Tod nicht selten sind. Die gesehene Notwendigkeit einer zusätzlichen pädagogischen Intervention wird aus diesem Grund in vielen Häusern geringer. Einige pädagogische Mitarbeiter erwähnen, dass sie sich in solchen Situationen zurücknehmen, sie wollen sich nicht weiter aufdrängen, um einer Überforderung der Hospizgäste entgegenzuwirken.

„[...] die Pflegekräfte [...] die sind ganz nah bei den Menschen, weil die einfach was Pflege und Medizin und Symptom- und Schmerzkontrolle angeht, ganz dicht dran sind, das ist ein ganz intimes Verhältnis. Das heißt, die haben auch schnell einen ganz dichten Kontakt und [...] dann sind die in einer psychosozialen Begleitung ein Stück weit auch drin und wenn dann jemand gut versorgt ist mit so jemand, dann gehe ich in die zweite Reihe und sage: „Also ich muss nicht bei jedem Gast was anbieten oder das ist gar nicht nötig"[...]" (EHo2, 202ff.).

„[...] im psychosozialen Bereich sind wir in der zweiten Reihe, die erste Reihe ist die Bezugspflege. Die, die Gespräche erst mal führt und vor allem sich um das kranke oder sterbende Kind kümmert [...]" (KiHo3, 637ff.).

„Und es kommt auch gar nicht so oft vor, dass ich diese Person bin, weil die Pflegekräfte, die sind ja eh im Zimmer und da ergibt sich das oft durch die Nähe und die Zeit, die die miteinander verbringen und das ist auch gut, das ist ja wunderbar. (..) Und dann ist es zum großen, oder manchmal teilweise auch damit schon getan. Also da brauch ich gar nicht auch noch dazukommen und wir haben ja auch noch die Ehrenamtlichen, die mit rein kommen. Also überfordern wollen wir auch niemanden" (EHo1, 419ff.).

Während viele Pädagogen dieses Vorgehen in den Hospizen tolerieren, ist dieser Ansatz für EHo1 sehr frustrierend. Ihre Kompetenz, mit den Gästen und den Angehörigen auch in schwierigen Konstellationen und Situationen in Kontakt und Beziehung zu treten, wird nicht genutzt. Dies löst in der Pädagogin eine große Unzufriedenheit aus und zeigt, dass sie in ihrer Arbeit noch nicht am pädagogischen Kern angelangt ist (vgl. EHo1, 540ff.).

Blickt man auf die Finalphase der Hospizgäste, wird auch hier ersichtlich, dass die Begleitung sowohl bei den Kindern und Jugendlichen als auch bei den Erwachsenen schwerpunktmäßig vom Pflegepersonal übernommen wird. Die Begleitung in der Finalphase durch die pädagogischen Fachkräfte stellt - wenn überhaupt - eine Ergänzung dar. Oftmals verlagert sich der pädagogische Schwerpunkt in dieser Situation auf die An- und Zugehörigen. Die Interviews zeigen, dass die Angehörigen oft stärker problembelastet sind als der Sterbende selbst, da nur in wenigen Fällen eine intensive Auseinandersetzung mit dem Verlust stattgefunden hat (vgl. EHo1, 656ff.). Gerade aus diesem Grund ist es den pädagogischen Fachkräften wichtig, das gesamte System Familie mit in den Blick zu nehmen. Denn die Hospizgäste verarbeiten ihre Situation oft bereits im Kontakt mit den Pflegekräften während der Pflegehandlungen.

„(..) Die Phase ist hauptsächlich durch die Pflegekräfte abgedeckt, (..) ich guck dann immer, wenn ich einen intensiveren Kontakt mit demjenigen hatte, mit dem Gast, dann gucke ich schon viel rein" (EHo11, 229ff.).

"Ja da sind wir gar nicht so drin, also (.) also die Schwestern, die sind dann eigentlich immer im Zimmer und die Eltern sind da [...]" (KiHo6.1, 274f.).

"Also das sind die Schwestern dann auch, also machen das, die Eltern dann ermutigen, das ist von der Pädagogik her jetzt nicht so ein Schwerpunkt [...]" (KiHo13, 145f.).

"(..) Also unsere reine Arbeitszeit ist quasi null bei den erkrankten Kindern. (...) Ich hab grad die Tage noch mal darüber nachgedacht; machen wir eigentlich Sterbebegleitung in dem Sinne und ne eigentlich machen [...] die, die Schwestern [...]. Also ich muss ganz ehrlich sagen, ich habe so gut wie nie, bin ich oder baue ich eine Beziehung zu einem erkrankten Kind auf, sondern ich habe eher zu dem erkrankten Kind über die Familie, über das Familiensystem Anbindung, das ist mein Empfinden" (KiHo7.2, 156ff.).

KiHo13 weist sogar darauf hin, dass es für sie keine Bedeutung habe, ob die Begleitung der Sterbenden durch eine pädagogische Fachkraft oder die Pflegekräfte abgedeckt werde.

"(..) Und letztendlich ist es egal ob ich das mache oder eine Schwester. Also die sind dann oft auch noch mal näher verbunden [...]" (KiHo13, 233f.).

Dies bedeutet jedoch auch, dass das pädagogische Handeln und die daraus resultierende Zuwendung zu den Aktivitäten des Sterbenden unter dem Aspekt des Lernens in manchen Häusern an Bedeutung verlieren. In einigen Hospizen besteht nicht die Möglichkeit, dass eine pädagogisch gebildete Person dem Sterbenden dabei helfen kann, sich angesichts seines bevorstehenden Todes selbst zu bestimmen. Dies gilt auch dann, wenn der sterbende Mensch nicht mehr in der Lage ist, sich über die Sprache zu äußern oder in einem so schlechten Zustand, dass er nicht mehr ansprechbar ist. Daraus resultiert, dass in manchen Fällen die Themen Sterben und Tod von den Pädagogen nicht bearbeitet werden.

"Ich gebe zu, ich selber habe ein Problem mit demenziell Veränderten, das darf dann gerne meine Kollegin machen oder da wo jemand nicht mehr sprechen kann. Wo es auch mit Zeichensprache nicht mehr funktioniert, also ich brauche ein Gegenüber wo wirklich auch etwas zurückkommt. Ich kann, (..) also das sind eher die, um die ich mich kümmere. [...] aber Gespräche, die nicht so auf Augenhöhe sind, da habe ich meine persönliche Schwäche, da komme ich nicht so gut zurecht" (EHo9, 152ff.).

"[...] viele sind in einem sehr, sehr schlechten Zustand. Es kommt ja auch mal jemand, der gar nicht ansprechbar ist, da komme ich überhaupt nicht mehr ins Spiel mit Patienten. Sondern da sind es dann vielleicht die Angehörigen allseits, aber (...) im Grunde sind es dann die, die entweder ansprechbar oder aufgeschlossen sind oder eben irgendwie eine andere Art von Gespräch wünschen, als das, was parallel von der Pflege oder den Therapeuten und so weiter angeboten wird" (EHo6, 60ff.).

„Das ist, die Kinder sind ja vorher kognitiv schon nicht zu erreichen und dann in der Situation schon gar nicht, insofern ist da im Grunde genommen nur der Weg und das sind vielfach halt auch unsere Kollegen in der Pflege, die dann (..) durch Lagerung, durch (..) ja andere Dinge da, Duft oder Musik über Licht oder Ruhe und was so ein feines Gespür für entwickeln müssen" (KiHo7.1, 467ff.).

„Wenn Kinder sehr jung sind und auch wenig in der Lage sind eine verbale oder für mich veränderliche nonverbale Kommunikation zu pflegen, kann es auch sein, dass es Tage sind, mit denen ich gar nicht mit betroffenen Kindern im Kontakt bin. Das da, das hat tatsächlich damit zu tun, inwieweit ich mit ihnen in Kontakt kommen kann. Wir haben viele Kinder, oder das ist zumindest meine Erfahrung, die eher über Körperkontakt reagieren, aber nicht so sehr in intellektueller, reflektierter Weise sich mit ihrem Leben oder mit ihrem Sein und nicht mehr Sein im Sterben auseinandersetzen. (.) Von daher sehe ich für mich weniger meinen Aufgabenbereich in, bei diesen Kindern, da glaube ich hat die Pflege bessere Möglichkeiten und Chancen [...]" (KiHo9, 143ff.).

Besonders dann, wenn ein Mensch verbal eingeschränkt ist, gerät der pädagogische Schwerpunkt schnell in den Hintergrund. Dabei zeigen die nachfolgenden Zitate sehr deutlich, wie wichtig es ist, jeden sterbenden Menschen als ein selbstbestimmtes, freies und lernfähiges Individuum anzunehmen und ihm auch in seiner letzten Lebensphase eine pädagogische Führung zu gewährleisten.

„Also wir haben schon so viele Situationen erlebt, wo ich mir gedacht habe, oder wo ein erkrankter Junge, also bei uns ist ein Kind verstorben und irgendwie war er so unruhig und dann hab ich halt gesagt: „Ja vielleicht mag er sich verabschieden" und da hat die Mama dann gesagt: „Ja keine Ahnung ob der das mitbekommt" dann haben wir ihn nach hinten geschoben, dann hat er gewunken am Sarg" (KiHo3, 192ff.).

„[...] hatte auch so ein Schlüsselerlebnis, dass ich bei einer Veranstaltung zum Thema „UK" war, unterstützte Kommunikation, und dort eine junge Frau gesprochen hat, beziehungsweise über ihre Audiosteuerung einen selbstgeschriebenen Vortrag abgespult hat. (.) Wo auch ich mich dabei erwischt habe, also als würde ich die einfach so irgendwo in einem anderen Kontext sehen, würde ich erst mal davon ausgehen, da passiert nicht viel. Da ist eigentlich, (..) was soll da laufen. So und als da deutlich wurde, also die Frau studiert, macht auch ihren Doktor und ist sehr eigenständig in ihrem, also sehr selbstbestimmt mit Assistenz und also das war für mich auch noch mal so ein Schlüsselmoment, wo ich gemerkt habe, so ja also, man muss immer davon ausgehen, es kommt an" (KiHo1, 474ff.).

„[...] ein Mädchen [...] die (..) schon kognitiv eingeschränkt ist, die aber über einen Talker kommunizieren kann und die auch vielfach unterschätzt wurde [...] und dann hat sie tatsächlich über diesen Talker gefragt: „Na, was ich so glaube, was nach dem Tod passiert?" (..) Und sie ist weit weg davon in einer, jetzt in einer finalen Lebensphase zu sein (.) es geht ihr eigentlich gut für ihr (.) ja es geht ihr gut und kommt immer wieder auch zur

Entlastung auch der Eltern (..) und dann sind da tatsächlich auf einem sehr hohen Niveau Gespräche gelaufen. Da habe ich sie gefragt: "Was sie so glaubt?" Und immer über diesen, mit Augensteuerung hat sie dann (.) über Ja-Nein-Fragen hat sie sich darüber dann ausgetauscht [...] Und die Eltern konnten das nicht glauben, weil die sich eben mit solchen Themen auch nicht beschäftigen [...] Sehr spannend [...] wie sehr sie sich Gedanken macht und gleichzeitig hat sie eben die Möglichkeit darüber zu kommunizieren. Und das ist die große Herausforderung bei den Gästen, die das eben nicht können (..) das dann herauszufinden" (KiHo11, 271ff.).

Die Pädagogen stehen vor der Herausforderung, einen Weg zu finden auch mit schwermehrfachbehinderten Menschen, dementiellen Menschen oder Menschen, bei denen die Kommunikation über die Sprache nicht mehr möglich ist, über ihren eigenen, bevorstehenden Tod zu kommunizieren und ihnen diesen näher zu bringen. Ein Großteil der Pädagogen sieht sich an diesem Punkt selbst noch in der Findungsphase. Besonders im Kinder- und Jugendhospizbereich lässt sich ein Dialog mit den erkrankten und sterbenden Kindern und Jugendlichen nicht leicht gestalten, da die Beeinträchtigungen oftmals sehr hoch sind. Die Pädagogen heben hervor, dass es ihnen bei vielen Hospizgästen nicht klar sei, wie viel sie überhaupt verstehen.

"Ja, also es sind ja auch viele Kinder, die hierhin kommen, wo wir nicht wissen, was kommt da tatsächlich an. Weil sie einfach so stark eingeschränkt sind oder auch in den kommunikativen Fähigkeiten so stark eingeschränkt" (KiHo1, 334ff.).

"[...] wir nicht wissen, was kommt bei schwerstmehrfach behinderten Kindern an" (KiHo5, 234f.).

"[...] das ist dann eine Herausforderung, weil sie eben eher passiv sind [...] das ist eine sehr, also eine einseitige Form der Kommunikation ist. Weil wir dann, das, was sie uns kommunizieren nur deuten können. Wir haben keine Gewissheit dann darüber, was sie uns sagen, (..) sodass ich das schon auch als eine große Herausforderung sehe [...]" (KiHo11, 245ff.).

In solchen Fällen greifen die Pädagogen nicht selten auf das Pflegepersonal oder die Angehörigen zurück, um das Wahrgenommene entsprechend zu deuten und mit den Sterbenden weiterarbeiten zu können.

"Wenn die Angehörigen da sind, versuche ich es mit den Angehörigen, dass man da wirklich noch mal guckt, was war denn da jetzt wichtig? Und was gab es für ein Ritual, oder was war eine totale Abneigung? Was geht denn gar nicht? Dann versuche ich das mit den Familienangehörigen zu besprechen" (EHo3, 362ff.).

"[...] also zum einen glaube ich, dass da noch mal auch in einer besonderen Weise die Angehörigen natürlich auch so ein Stück Ermittler und Verbinder sind, weil Angehörige

ja oft auch die nonverbalen Zeichen ganz, ganz, ganz fein [...] zu deuten wissen [...]" (EHo4, 317ff.).

"Mit jemandem, der so gar nicht sprechen kann, empfinde ich das als sehr schwierig, da versuche ich meistens den Kontakt über den Angehörigen, der denjenigen oder diejenige besser kennt [...]" (EHo11, 320ff.).

"[...] ob man es immer versteht so eine verwaschene Sprache, ob man die Pflege dazu braucht, die übersetzt [...]" (KiHo4, 344f.).

"Da wird es wirklich schwierig auch für mich als Pädagogin, weil ich bei so vielen Kindern, die können sich halt nicht äußern, die können mir nicht sagen, welche Gefühle sie haben. Die können mir nicht sagen, ob sie wissen, dass sie sterben und sie können mir auch nicht sagen, wo sie Schmerzen haben oder wo sie Angst vor haben. Und (.) das ist oft auch so ein bisschen dann Rätsel raten (.) und da arbeiten wir halt vor allem ganz eng mit der Pflege zusammen, weil die die Kinder durch die Versorgung natürlich auch kennenlernen und mit den Eltern natürlich auch" (KiHo8, 119ff.).

5.2.1.2 Psychische Fürsorge

Ein weiterer wichtiger Punkt in der Begleitung ist die psychische Fürsorge der Sterbenden. Die Pädagogen begegnen dem Sterbenden im Angesicht des Todes mit Menschlichkeit, bieten ihm Trost, hören zu, sind präsent und schenken ihre Zeit. Der Sterbende erfährt unter anderem durch die pädagogischen Fachkräfte Aufmerksamkeit, Annahme und Beachtung. Denn im Wesentlichen kreisen seine psychischen Bedürfnisse auch im Sterbeprozess um Zuwendung, Berührung, Nähe und Kontakt.

"(..) Wir bieten den Kindern und den Jugendlichen auch sehr viel Nähe an, körperliche Berührungen auch die Pflegenden, wenn das gewünscht ist auch Trost, auch in den Arm nehmen, auch ein gemeinsames Weinen, ein gemeinsames Schweigen, etwas, bei dem sie das Gefühl haben, sie können in ihrem Sein sich präsentieren, sich zeigen" (KiHo9, 442ff.).

Des Weiteren versuchen einige Pädagogen wie beispielsweise EHo5, den sterbenden Menschen bewusst durch Geschichten, Spiele, Gespräche über Hobbies etc. abzulenken, damit seine Gedanken nicht immer nur um das Sterben kreisen und Normalität in den Hospizalltag gelangt (vgl. EHo5, 160ff.). Und auch KiHo13 versucht, die sterbenskranken Kinder zu ermuntern, indem sie den Kindern beispielsweise das Angebot macht, bei schönem Wetter gemeinsam nach draußen zu gehen.

"Und (4sek.) eigentlich mehr noch mal so auch über, wenn man jetzt sagt, wenn jetzt so ein Kind da wäre, dass man sagt: „Es ist so schönes Wetter, wir gehen noch mal aus zusammen" oder so. Aber das wäre mehr so eine Ermunterung, ja eben nicht nur zu sitzen und

darauf zu warten, so dieses eben, wirklich noch was zusammen zu erleben, was dann später auch noch Bedeutung hat, wo die sich daran erinnern können" (KiHo13, 301ff.)

Den Pädagogen geht es weniger um die Führung zur Auseinandersetzung mit Sterben und Tod, es geht ihnen vielmehr darum, die letzte Lebenszeit für den Sterbenden und seine Familie so schön wie möglich zu gestalten und da zu sein. KiHo6.1, KiHo6.2 und KiHo11 weisen in diesem Zusammenhang darauf hin, dass es ihnen nicht um eine bildungsorientierte Arbeit gehe, die einen zielorientierten Ansatz verfolge.

> *„Es ist nicht irgendwie einen fördernden oder einen edukativen oder einen irgendwie (..) zielorientierten Ansatz zu verfolgen, sondern entscheidend ist eben die Zeit, die da ist, so zu gestalten, dass der Gast sie als eine lebenswerte Zeit empfindet und dass er sie (..) wenn wir auch auf die Angehörigen blicken oder auf die Geschwister, dass wir auch eine Zeit des mit positiven Erinnerungen, die den Angehörigen über das Versterben des Kindes hinaus (..) Erinnerung schenkt, die dann Unterstützung in der Trauer sind. Ja, dass sie sich an eine schöne Lebenszeit erinnern (.) das ist die wesentliche Aufgabe, die ich sehe"* (KiHo11, 164ff.).

> *„Und die pädagogische Begleitung ist auch eigentlich eher eine Begleitung und hat weniger mit der klassischen Pädagogik zu tun. Da geht es nicht um, wir bringen etwas bei oder wir wollen irgendwas reglementieren oder irgendwas einüben, irgendeine Struktur bieten, die jeder für sich so innehaben muss nach so einer Woche hier im Haus, sondern da geht es glaube ich eher um (..) dabei sein, da sein, wach sein, an der Seite stehen"* (KiHo6.2, 176ff.).

> *„Genau, es geht nicht um einen Bildungsauftrag und den machen wir auch nicht, wenn etwas hängen bleibt, ist es schön, und wir sind jetzt wie meine Kollegin gerade schon sagte, wir sind jetzt nicht hier, um Regeln aufzustellen, wir müssen natürlich schon irgendwie etwas begrenzen"* (KiHo6.1, 184ff.).

Ein Grund für außerpädagogische Handlungen ist unter anderem die Verweildauer der Hospizgäste, welche für die Begleitung sterbender Menschen aus pädagogischer Sicht eine bedeutende Rolle spielt. Während sich im Bereich der Kinder- und Jugendhospizarbeit die Aufenthalte in vielen Fällen über Jahre hinweg strecken, da es sich oftmals um Entlastungsaufenthalte handelt, haben die Erwachsenenhospize nicht selten mit sehr kurzen Aufenthalten zu kämpfen. Dies erschwert unter anderem den Aufbau einer Beziehung zu den Gästen und die Möglichkeit, eine pädagogische Begleitung zu gewährleisten, gerade dann, wenn die pädagogische Fachkraft nur in Teilzeit beschäftigt ist.

> *„Und auch wenn viele sehr kurz da sind, also wenn wir so manchmal, […] also wir hatten einmal ein Mai, das werde ich auch nicht vergessen, da sind 30 Leute verstorben in den 31 Tagen, und da waren das, da ist man dann einfach auch durch. Man hatte den Eindruck,*

man kann sozusagen gar niemand mehr kennenlernen und natürlich waren da auch ein paar da, die sozusagen auch länger da waren, aber die, die gekommen sind, sind gleich wieder verstorben, der eine ist nach drei Stunden verstorben" (EHo11, 413ff.).

"[…] kann es schon geschehen, dass es Donnerstag am späten Mittag oder so noch zu einer Aufnahme kommt und wenn ich Montag das nächste Mal komme, der Mensch schon verstorben ist" (EHo4, 343ff.).

Trotz längerer Aufenthaltsdauer weisen allerdings auch einige Pädagogen im Bereich der Kinder- und Jugendhospizarbeit darauf hin, dass sie sich der Grenzen ihrer Arbeit bewusst sein müssen. Für das pädagogische Personal ist es nicht immer einfach, an bestimmten Dingen intensiv festhalten zu können und so gegebenenfalls eine Auseinandersetzung anzuregen. Denn der Aufenthalt erstreckt sich zwar in der Regel über mehrere Jahre, den Kindern und Jugendlichen steht aber im Normalfall jährlich nur ein vierwöchiger Hospizaufenthalt zur Verfügung. Der Transfer und die Weiterführung bestimmter Dinge zu Hause sowie der Aufbau des dort nötigen Unterstützungsangebotes sind für einige Pädagogen laut Interviewauswertung daher von hoher Bedeutung.

"Genau und dieser Transfer, […] nach Hause ist meiner Meinung nach fast genauso wichtig wie die Förderung bei uns im Haus, weil viele sagen einfach, wenn die Kinder aus der Schule kommen und der Pflegedienst geht, dann wissen sie wirklich nicht mehr, so wirklich, was sie mit ihrem Kind machen sollen. Das ist auch nachvollziehbar, aber das ist einfach eine große Ressource, die ich da bieten kann, um sozusagen auch Materialideen: Was kann ich selber an Material erstellen, das sind ja keine wahnsinnig teuren und aufwendigen Dinge, in welche Richtung geht es, welcher Themenbereich ist es […]" (KiHo3, 116ff.).

"(.) Aber die Weiterführung für zu Hause, denke ich, ist was ganz Wichtiges, weil wir sind ein Mini-Abschnitt im Jahr (.) und der kann sehr, sehr hilfreich sein und der kann eine Basis sein und der kann eine Grundlage sein, aber das Eigentliche findet die 365, also abzüglich der Zeit, was hier ist, im häuslichen Rahmen statt. Also da muss man sich seiner Grenze eigentlich, was unsere Arbeit ist, auch wohl bewusst sein […]" (KiHo4, 255ff.).

Zudem wird von einer Pädagogin aus einem Kinder- und Jugendhospiz darauf hingewiesen, dass zwar alle Kinder sterbende Kinder sind, doch auch in Akutsituationen oftmals der Notarzt gerufen wird und das Kind in die Klinik kommt. Jedes Kind hat eine Verordnung, in der von den Eltern festgelegt wird, was in Notsituationen gemacht werden soll. Dies kann daher bedeuten, dass bei einer Aspiration Himmel und Hölle in Bewegung gesetzt wird, damit das Kind wieder zu Luft kommt (vgl. KiHo12, 400ff.). Dies heißt aber auch, dass in den Kinder- und Jugendhospizen lebensverlängernde Maßnahmen in Kraft treten können und es nicht ausschließlich um das Sterben geht.

5.2.2 Pädagogische Begleitmaßnahmen

In seinem Sterbeprozess verspürt der sterbende Mensch auch Bedürfnisse nach Geborgenheit, Rücksicht, Liebe, Dasein, Zuwendung und Nähe. Bedürfnisse, die für das pädagogische Personal einen hohen Stellenwert haben und unter anderem in Form von Solidarität und Anteilnahme entgegengebracht werden. Pädagogisch gesehen handelt es sich bei dieser Art von Unterstützung genau genommen nicht um pädagogische Aufgaben, sie gehören aber zum praktischen pädagogischen Handeln dazu und werden aus diesem Grund als pädagogische Begleitmaßnahmen beschrieben. Die Ermöglichung der Bildungsmaßnahmen kann mit ihnen einhergehen, auch wenn das vorrangige Ziel nicht auf die Prüfung von Geltungsansprüchen gerichtet ist.

5.2.2.1 Gesellige Begleitmaßnahmen

Pädagogische Begleitmaßnahmen wie das Vermitteln von Nähe und das Halten der Hand, wenn der Sterbende körperlichen Kontakt braucht, das Dasein, wenn der Sterbende Angst vor dem Alleinsein hat, haben - wie die Interviewauswertung zeigt -, einen enorm hohen Stellenwert in der Begleitung und weisen auf die Bedeutung der Geselligkeit[26] auch am Lebensende hin.

> „[...] empfinde ich schon auch als ein Auftrag in einer Situation auch einfach da zu sein und auch eine Angst, so ein Stück mit auszuhalten oder auch in (..), also ich glaube Angst ist auch die Emotion, die oft ein großes Sehnen nach körperlicher Nähe, nach Präsenz, nach Anwesenheit hat" (EHo4, 511ff.).

> „(..) Und wenn ich Kinder und Jugendliche frage, also diejenigen, die sich artikulieren können frage, was ihre Ängste sind? Wenn man darüber ins Gespräch kommt, da wird fast immer genannt: „Ich habe Angst, dass ich alleine bin." (.) Und ich hab schon vielen Kindern versprochen: „Du wirst hier nicht alleine sein, das verspreche ich dir, das sage ich dir

---

26 Auch Humboldt weist in seinen Werken auf die Bedeutung der Geselligkeit hin und erweitert seine Auffassung vom Menschen dadurch, dass er ihn nicht nur als ein denkendes und sprechendes Wesen begreift, sondern auch als ein geselliges. Geselligkeit ist für Humboldt sowohl ein anthropologisches Bedürfnis des Menschen als auch eine anthropologische Grundfähigkeit. Die Geselligkeit gibt dem Menschen „Überzeugung und Anregung. Die Denkkraft bedarf etwas ihr Gleiches und doch von ihr Geschiednes. Durch das Gleiche wird sie entzündet, durch das von ihr Geschiedne erhält sie einen Prüfstein der Wesenheit ihrer inneren Erzeugungen" (Humboldt 1836, 53). Und so bedarf jeder Mensch anderer Menschen sowie das Zusammenleben mit ihnen in Geselligkeit.

zu." Und das Versprechen ist auch hier in diesem Haus noch nie gebrochen worden. Also da wird Sorge für getragen" (KiHo5, 134ff.).

"[...] so wie ich meinen Auftrag verstehe, helfen tue ich unter anderem, also die Grundlage ist, dass ich da bin [...]" (EHo1, 386f.).

"[...] still einfach nur in Anführungsstrichen, am Bett sitzen. [...] nicht alleine im Zimmer sein [...] auch ganz leise, ganz stille Dinge die vollkommen unauffällig sind aber für die Person wichtig. Hände massieren, ein Öl, das jemand gerne riecht [...]" (EHo2, 159ff.).

Den Pädagogen geht es um den Schutz des Sterbenden vor Isolation. Der sterbende Mensch soll nicht alleine sein, sondern Gesellschaft erleben. Ihm wird in Angesicht des bevorstehenden Todes mit Nähe, mit Blick- und Körperkontakt begegnet. Besonders dann, wenn die Kommunikation über die Sprache nicht mehr möglich ist, sich der Sterbende bereits in der Finalphase befindet oder es nur wenig soziale Kontakte gibt. Die pädagogischen Fachkräfte lassen sich von den Hospizgästen leiten und versuchen zu spüren, ob es vielleicht Anzeichen von Ängsten oder Traurigkeit gibt, die dann gegebenenfalls verbalisiert werden können. Die Geselligkeit, aber auch die psychische Fürsorge gewinnen vor diesem Hintergrund nochmals an besonderer Bedeutung.

"[...] sei es, dass keine Angehörigen da sind, auch wenn es jetzt wirklich ins Sterben geht, sei es wirklich ganz praktisch am Bett sitzen und den Prozess begleiten und dem Menschen beistehen und ein Stück des Weges mit ihm gehen [...]" (EHo7, 151ff.).

"Unsere Kinder sind zu 50 Prozent blind und zu 95 Prozent können sie nicht sprechen, also fallen das Sehen und das Sprechen weg und dadurch braucht man eine völlig andere Art der Kommunikation. Und das ist ganz spannend, weil wir da eine Wahrnehmung entwickeln lernen und lernen müssen, die also die kriegt man nicht gelehrt, die macht man mit Erfahrung oder man lässt sich vom Kind leiten. (..) Und unsere Kinder sind da sehr, sehr gute Lehrer, also das Kind (..) wird wahrgenommen so gut es geht und dann mache ich ein entsprechendes Angebot" (KiHo12, 78ff.).

"Viel läuft dann natürlich über Körperkontakt, also dass dann die Hand gedrückt wird zum Beispiel" (EHo5, 253f.).

"[...] was mir wirklich wichtig ist, [...] dass die Kinder, auch wenn sie sich nicht äußern können, dass man versucht, sie wahrzunehmen. Das ist ganz wichtig, dass man sich Zeit dafür nimmt, dass man guckt, was kann ich vielleicht aus der Mimik oder aus der Träne, die runterläuft, erkennen. Also was, wie kann ich da auf die Kinder eingehen und dass man sich dafür wirklich Zeit nimmt, vor allem in so einem Hospiz. [...] genau dass man die Kinder einfach auch ernst nimmt und nicht nur (..) als Sterbende, die sich nicht äußern

können, sondern dass man versucht, zumindest sie zu verstehen und ja irgendwie mit ihnen zu kommunizieren, ja" (KiHo8, 585ff.).

Dem Sterbenden wird das Gefühl der Geborgenheit und des Aufgehobenseins vermittelt, er ist nicht alleine. So ist das Zusammenleben in vielen Hospizen sehr familiär gestaltet. Der sterbende Mensch hat die Möglichkeit, für sich alleine zu sein, kann sich aber auch in Gemeinschaftsräumen aufhalten und an verschiedenen Angeboten wie Musiktherapie, Kunstangeboten oder dem Besuch der Begleithunde teilnehmen.

„Wir haben verschiedene Angebote auch, die wir hier machen, seien es Kunsttherapeuten, die wir anfragen können, Musiktherapeutin, wir haben mittlerweile einen Therapiehund, der einmal in der Woche […] ins Haus kommt, wir haben einen Chor, der vierzehntäglich singen kommt […] dann haben wir ab und zu mal, war jetzt auch letzten Samstag, so ein Samstagsnachmittag, wir hatten am Samstag Wintergrillen hier ab 14 Uhr für die Gäste und Angehörigen, ja" (EHo7, 41ff.).

„Oftmals ist es ja so, dass die Jugendlichen dann im Zimmer sind oder zumindest im Bett, wir versuchen wenn möglich sie trotzdem an der Gemeinschaft hier teilhaben zu lassen. Das heißt, wenn wir eine Möglichkeit sehen, mit dem Bett noch mal aus dem Zimmer zu kommen, dann versuchen wir sie in den Gemeinschaftsraum, wo auch das Leben hier im Alltag stattfindet, auch mit einzubinden, einfach mit dabei zu sein und wenn das nicht möglich ist, dann gehen wir auch zu dem Jugendlichen ins Zimmer, erzählen auch mal was so im Alltag stattfindet […]" (KiHo10, 203ff.).

Besonders die musikalischen Angebote und das gemeinsame Singen tragen zur Geselligkeit bei und bieten den Pädagogen eine gute Einstiegsmöglichkeit in die Thematiken Sterben und Tod. Viele pädagogische Fachkräfte erleben in ihrer Arbeit, dass Musik bei sterbenden Menschen unglaublich viele Emotionen freisetzt, ohne dass das Thema Sterben und Tod von ihnen direkt angesprochen werden muss. Zudem kann Musik auch Erinnerungen im sterbenden Menschen hervorrufen, berühren, Mut machen und in einigen Fällen auch Ängste lindern.

„Also, eine Auseinandersetzung da ist die Musik ein wunderbares Medium, weil Musik etwas transportiert, wo man nicht darüber sprechen muss und wo man (..) über die Musik (.) entweder Menschen erreicht und Erinnerung kommt an Schönes, was dann einfach glücklich macht und man kann nicht hadern und glücklich sein gleichzeitig, das geht einfach nicht. […] Und mit diesen Liedern, die dann die Menschen natürlich von früher kennen, das ist was, was sie dann in Räume bringt, die weich machen oder die Mut machen, oder Angst lindern also das ist auch spürbar" (EHo2, 311ff.).

„Da haben wir so eine Runde, also wir versuchen so bisschen Rituale dazu zu machen, haben so […] einen Buzzer, wo wir so ein Lied von uns aufgenommen haben, so mit unserer Musiktherapeutin, und das singen wir dann mit unseren Kindern und jedes Kind kann

[...] das anmachen, oder wir machen es mit dem Kind zusammen, dass man erst mal so jedes Kind anspricht" (KiHo13, 84ff.).

„Also wir haben im Moment (.) einen Gast, [...] sie geht nicht mehr aus dem Zimmer, gar nicht mehr [...] Und dann [...] hab ich gesagt: „Was hören Sie denn gerne für Musik?" Und dann hat sie gesagt, welche Art von Musik sie mag, dann habe ich ihr die CD gebracht, dann hat sie sich die CD angehört und gesagt: „Das ist genau das Richtige für mich." Wollte sie die CD aber auch nicht haben, weil sie viel eigene Musik hat, aber dann kam das Konzert und dann hat sie das ja mitgekriegt, dass dieses Konzert ist, sie geht nie aus dem Zimmer, dann habe ich aber mit ihr vereinbart ob sie, also sie hat eigentlich gefragt, weil sie hatte erst mal die Frage gestellt: „Ob er vielleicht auf ihrer Beerdigung spielen könnte?" Das habe ich dann versucht zu besprechen, dazu war er nicht bereit [...] aber er hat dann von sich aus angeboten, er würde an dem Abend für sie noch mal speziell nach dem Konzert auf das Zimmer kommen. (.) Und dann [...] hat sie das dankend angenommen [...] Und dann hat sie sich einfach schöne Lieder ausgesucht, zum Teil waren das natürlich auch sehr schwere Lieder, wo dann auch die Tränen gekullert sind, zum Beispiel „knocking on heavens door" (.) aber auch andere Lieder, die wo sie einfach total gestrahlt hat und sich einfach nur bedankt hat. [...] Und ja so was, das ist das was ich (.) finde wir hier leisten können und das ist ganz viel Auseinandersetzung" (EHo8, 297ff.).

Es gilt an dieser Stelle darauf hinzuweisen, dass solche Musikangebote in den meisten Fällen nicht direkt vom pädagogischen Personal, sondern von Musiktherapeuten angeboten werden. Die Pädagogen sind allerdings für die Organisation zuständig. Neben der Musik werden auch Kinder- und Bilderbücher über Sterben und Tod von einigen Pädagogen in den Kinder- und Jugendhospizen oder Märchen bei Erwachsenen als Medium verwendet, um einen niederschwelligen Zugang zur Thematik zu bieten. Zudem bietet das Vorlesen Gesellschaft und Gemeinschaft (vgl. KiHo1, 435ff.; vgl. KiHo3, 325ff.; vgl. KiHo9, 181ff.). KiHo3 berichtet von einem Beispiel, indem sie über das Buch „Ente, Tod und Tulpe" einen guten Zugang zu einem erkrankten Jungen erhielt, der vor allem nachts große Ängste hatte, irgendetwas könne kommen, um ihn zu holen.

„[...] gleichzeitig hatte er sich aber einfach körperlich so verschlechtert, dass die Eltern gesagt haben: „Mensch, wir müssen irgendwie mal mit ihm sprechen und wie machen wir denn das? Und er will nicht und er will nicht." Und dann hab ich gesagt: „Ja, dann machen wir das jetzt einfach ganz offiziell, wenn er bei mir in Therapie ist, dann gucken wir ein Buch an." Und dann hab ich das von dem Wolf Erlbruch, das „Ente, Tod und Tulpe", lag das auf dem Therapietisch und er hat das angeguckt und sagte: „Ne, das Buch mach ich nicht auf." Dann hab ich gesagt: „Du, an Büchern ist es das Tolle, das muss man gar nicht vorlesen, da sind super schöne Bilder." [...] und dann hab ich gesagt: „Und wenn es dir zu viel ist, dann machen wir es einfach zu." Und dann durften wir das aufmachen und dann haben wir [...] die Bilder angeguckt und [...] bis zur Hälfte kamen wir dann und dann sagt die Ente genau auf der Seite: „Und wenn er nicht der Tod wäre, könnte er sogar

mein Freund sein" und er sagt: "Oh, der sieht da so nett aus, der schaut ein so an wie so ein Freund", wo ich gesagt habe: "Du, dann können wir es jetzt auch lesen, weil das steht da auch." Und dann in der zweiten Stunde haben wir dann das ganze Buch durchgelesen" (KiHo3, 321ff.).

Durch den Einstieg über dieses Buch konnten die Ängste des Jungen vor dem Schlafen reduziert werden. Die Pädagogin erwähnte, dass die Eltern das Buch auch für zu Hause gekauft hatten, um selbst mit ihrem Sohn in die Thematik einzusteigen, welcher drei Wochen später verstarb und kurz vor seinem Tod sagte: „[…] ich glaub, jetzt hab ich keine Angst mehr" (KiHo3, 344f.). Für den Jungen wurde durch die Pädagogin das richtige Mittel und der richtige Kanal gefunden, um zu seinem Sterben hinzuwachsen. Er erhielt den passenden Impuls und konnte dann für sich seinen Weg in selbstbestimmter Weise gehen (vgl. KiHo3, 345ff.). Durch das Buch kam es zur entsprechenden Prüfung von Geltungsansprüchen.

Es konnte gezeigt werden, dass das gemeinsame Singen und Lesen dem Sterbenden besonders dabei helfen können, mit seinen Ängsten umzugehen. Beim genaueren Blick auf die Ängste ist es dem pädagogischen Personal zudem bedeutend, diesen offen zu begegnen und sie zu verbalisieren und beim Namen zu nennen (vgl. EHo4, 523ff.). Dabei hebt EHo6 hervor, dass es ihr in diesem Zusammenhang ein großes Anliegen sei, ihr Gegenüber auch in seinen schlechten Erfahrungen, die er gegebenenfalls gemacht habe, wahrzunehmen. Denn auch sie können Gründe für vorhandene Ängste sein (vgl. EHo6, 822ff.). Richten sich die Ängste auf die Ungewissheit, was nach dem Tod passieren wird, begegnen die meisten Pädagogen den Sterbenden mit der Rückfrage nach ihren eigenen Vorstellungen. Den Hospizgästen werden dadurch keine Ideen und Meinungen vorgegeben, sie haben die Möglichkeit, in selbsttätiger Weise ihre Ansichten mitzuteilen. Richten sich die Ängste darauf, den Familienangehörigen nicht noch mehr zur Last zu fallen oder sie zu überfordern etc., sehen die Pädagogen ihre Aufgabe darin, die Ängste zu benennen, Brücken zu schlagen und zu vermitteln, denn durch das Benennen der Ängste, können diese schon ein wenig an ihrem Schrecken verlieren und die eigene Auseinandersetzung des Sterbenden mit seinen Ängsten anregen (vgl. EHo9, 419ff.; vgl. EHo11, 119ff.; vgl. KiHo2.2, 333ff.).

„[…] dass ich hinhöre, was sagt er und wenn ich da irgendwelche Gefühle, Ängste raus höre, dann kann ich das einfach aussprechen, ich brauche (..) dann kann ich aussprechen, wie derjenige: "Ich höre raus, Sie machen sich immer noch (..) große Sorgen um ihre Tochter. Da höre ich Ihre Angst raus, Sie müssen im Grunde von dieser Welt gehen und Ihre Tochter ist nicht versorgt." Also dass man so was einfach ausspricht und dann kommt wieder etwas, dass man Gefühle von den Gästen (..) versucht zu verbalisieren und gar nicht

mehr. Also eigentlich mehr muss man gar nicht machen, habe ich das Gefühl. Dann kommt wieder etwas an eigener Verarbeitung von dem Gast dazu" (EHo8, 545ff.).

Beziehen sich die Ängste darauf, wie es den Hinterbliebenen nach dem Versterben wohl geht, wie die Familie dann zurecht kommt, versuchen manche Pädagogen einerseits mit dem sterbendem Menschen gemeinsam zu erarbeiten, welche Ressourcen die Angehörigen haben (vgl. KiHo5, 196ff.), andererseits machen einige Pädagogen dem Sterbenden Mut, indem sie erzählen, wie sie die Angehörigen selbst erlebt haben und deren Stärken aufzeigen oder indem sie dem Sterbenden versichern, dass seine Familie auch nach dem Versterben gut begleitet wird (vgl. EHo9, 426ff.).

„[...] ihnen auch bisschen so die Sorge zu nehmen und zu sagen: „Die Eltern sind hier gut aufgehoben, wir kümmern uns. Wenn du sterben willst, dann sind wir da, wir fangen sie auf und unterstützen sie." Also, dass sie einfach diese Sicherheit haben" (KiHo2.1, 257ff.).

„[...] ich hatte zum Beispiel Kontakt zu einer 14-jährigen, wo über das kreative Angebot Ängste deutlich wurden. Wo sie immer beim Malen sagte: „Wie es wohl meiner Mama geht?" „Wie es wohl meiner Mama gehen mag?" dann habe ich gesagt: „Deine Mama ist doch hier, guck es geht ihr doch gut." Und dann sagte sie: „Nein, das meine ich ja gar nicht." Und es kam raus, dass sie sich Sorgen machte um die Mutter, wenn sie gestorben ist, wenn sie gegangen ist, was wird Mama dann tun, wie wird es ihr dann gehen? So und das habe ich natürlich dann aufgegriffen. Dann habe ich gefragt: „Ja deine Mama ist doch nicht alleine, wer ist denn da? Hat sie eine Freundin? Gibt es eine Schwester, einen Bruder, Oma, Opa?" Und erst als so dann deutlich wurde, oh da sind ja doch ganz viele Personen, wenn man jetzt so darüber nachdenkt und darüber spricht, die Mama ist ja gar nicht alleine. Das hat sie sehr beruhigt, das hat sie auch sehr, dann gut in Worte fassen können und dann war es gut für sie. Ja, also solche Dinge dann zu benennen, in Worte zu fassen [...]" (KiHo5, 192ff.).

Die Ängste können den Sterbenden von den Pädagogen nicht genommen werden, denn sie sind irrational. Indem der Sterbende aber die Möglichkeit hat, über seine Ängste ins Gespräch zu kommen, kann gemeinsam geschaut werden, was für ihn in solchen Situationen hilfreich ist. Die Ängste werden von den Pädagogen mitgetragen, sie sind da und unterstützen den Sterbenden, wenn er etwas braucht. Pädagogische Begleitmaßnahmen wie singen und lesen, können dabei helfen, den Umgang mit der Angst zu lindern.

„Und wenn es ihm hilft, die Angst vor dem Schmerz oder der Übelkeit zu besiegen, indem man die (4sek.) sozusagen mal imaginativ in eine Waschschüssel erbricht und wir die dann wegnehmen, wenn das hilft, dann kann das eine Möglichkeit sein" (KiHo11, 432ff.).

KiHo2.2 weist zudem darauf hin, dass es ihr in solchen Gesprächen auch wichtig sei, mit den Kindern anzusprechen, ob sie mit ihren Eltern über ihre Ängste und das, was sie bewegt, sprechen dürfen oder ob ein Gespräch mit allen gemeinsam darüber stattfinden soll (vgl. KiHo2.2, 339ff.). Während das Thema Ängste bei vielen Pädagogen ein Thema in der Begleitung darstellt, fällt es KiHo13 schwer, etwas zum Thema Ängste zu sagen, ihr fällt hierzu während des Interviews nichts ein (vgl. KiHo13, 289ff.).

Der Gemeinschaftscharakter und das familiäre Miteinander werden besonders in den Kinder- und Jugendhospizen auch dadurch ersichtlich, dass Mahlzeiten mit den Hospizgästen, ihren Familien und den Mitarbeitern zusammen eingenommen werden. Die Sterbenden können in einem geschützten Rahmen Gemeinschaft und Verbundenheit erfahren und ihre Selbsterfahrungen durch Selbst- und Fremdwahrnehmungen stärken. Sie haben Anteil und werden miteinbezogen.

„Dann gibt es hier [ein] […]gemeinsames Frühstück, für also auch mit den Eltern […] Und wir versuchen dann auch meistens, auch schon ein bisschen früher mit den erkrankten Kindern, denen ein Geschmacksangebot zu machen, also so dieses Frühstück, dass sie mit dabei sind, das ist so die Hauptidee" (KiHo13, 60ff.).

„Und das Zusammenleben muss man sich hier in diesem Haus sehr familiär vorstellen. Mahlzeiten werden gemeinsam eingenommen mit Mitarbeitern und den Gästen, die im Haus sind. Wir sitzen alle an einem Tisch, die Atmosphäre ist offen, freundlich, sodass Eltern sich denke ich sehr schnell, das melden sie uns zumindest sehr schnell zurück hier wohlfühlen und sich angenommen fühlen, dadurch, dass man sehr viel Kontakt zueinander hat" (KiHo5, 56ff.).

KiHo10 weist in seinem Interview zudem darauf hin, dass gemeinschaftliche Aktionen wichtig für den Aufbau von Vertrauen seien. Und dieses Vertrauen sei wiederum wichtig für Gespräche und die Auseinandersetzung mit dem bevorstehenden Tod (vgl. KiHo10, 47ff.). Geselligkeit als pädagogische Begleitmaßnahme kann somit mit der Bildungsmaßnahme, der Prüfung sachlicher und sittlicher Geltungsansprüche im Blick auf das Sterben und den Tod einhergehen.

Während sich in vielen Häusern der Gemeinschaftsaspekt durch die Teilhabe an Angeboten ausdrückt, erwähnt EHo6 in ihrem Interview, dass ein geselliges Beisammensein der Hospizgäste untereinander nur selten gegeben ist. Und auch EHo9 macht darauf aufmerksam, dass Gruppenangebote eher selten stattfinden und das psychosoziale Angebot eher individuell auf die Person abgestimmt ist.

„Bei uns ist halt nichts mit gemeinsam Dasitzen und dass da mehrere gleichzeitig sitzen könnten, das ist eben selten. Und wenn sie sitzen könnten, der eine kann nicht sprechen und der andere kann nicht denken und der nächste kann nicht gescheit sitzen und (…), also dann ist es eben, dann brechen sie nach zwei Minuten in Tränen aus, dann muss halt

unbedingt jemand dabei sein und eine Verabredung in dem Sinn funktioniert hier eben nicht" (EHo6, 668ff.).

"Ansonsten machen wir hier so ein Angebot in der psychosozialen Begleitung, weniger so Gruppenangebote sondern, das ist wirklich sehr individuell" (EHo9, 42ff.).

In diesen Fällen rückt das Dasein, das Halten der Hand oder das gemeinsame Schweigen in den Vordergrund, welches ebenso Kraft erfordert und von vielen Pädagogen als ihr eigentlicher pädagogischer Auftrag im Hospiz gesehen wird. Besonders in der letzten Phase braucht es laut einiger Interviewteilnehmer nicht mehr vieler Worte, in diesem Moment bedarf es einer menschlichen Begleitung durch Nähe und Zuwendung. In diesem Zusammenhang erwähnen vereinzelte Pädagogen auch, dass es für sie wichtig sei, die Begleitung nicht immer unter dem Aspekt zu sehen, etwas leisten zu müssen.

"[...] dass die Kinder auch so sein können, wie sie sind und (...) nicht so diesen Druck, halt etwas Bestimmtes erreichen zu müssen" (KiHo13, 251f.).

"[...] Ich habe mir angewöhnt auch manches einfach geschehen zu lassen. (...) Und mich auch selber nicht mehr unter Druck zu setzen, immer etwas leisten zu müssen im Blick auf Begleitung. Sondern einfach den Fokus auf das Dasein zu legen" (KiHo5, 451ff.).

"[...] ich glaube nicht, dass wir (.) egal wer an das Bett des Sterbenden geht, die Aufgabe haben (..) irgendwas bewirken zu wollen. [...] oder irgendwie intervieren, intervenieren zu müssen" (EHo8, 374ff.).

5.2.2.2 Gestalterische Begleitmaßnahmen

Einige Pädagogen greifen in ihrer täglichen Arbeit auch auf gestalterische Maßnahmen zurück, die in manchen Fällen auch die Auseinandersetzung mit der eigenen Endlichkeit anregen. Ein Beispiel hierfür können unter anderem die verschiedenen Willkommens- und Abschiedsrituale in den Hospizen sein, die den Pädagogen als Türöffner dienen. KiHo10 versucht beispielsweise beim Basteln des Willkommens- und Abschiedsrituals, in Form eines Schmetterlings bei Kindern oder eines Segels bei Jugendlichen, eine Brücke zu schlagen und die Auseinandersetzung mit dem bevorstehenden Tod anzuregen.

"Da gehen wir schon aktiv auf die Jugendlichen zu und sagen: „Du, es ist noch kein Segel gebastelt für dich, möchtest du ein Segel basteln?" Und dann erklären wir auch, was das heißt, das Segel zu basteln. Das heißt, man hat hier bei uns im Hospiz ein Platz (..) das Segel wird im Eingangsbereich aufgehangen, [...] und alle Segel, die dort hängen, sind Segel von Jugendlichen, die auch leben und hierherkommen und sich mit dem Thema auch auseinandersetzen, mit ihrer Krankheit, mit ihrem eigenen Tod. [...] und genau bei dem

> *Basteln [...] da gibt es so die erste Einstiegsmöglichkeit in das Thema Tod, Trauer, eigene Erkrankung, Erkrankung des Kindes (..) ja und das sind so die ersten Einstiegsmöglichkeiten und das öffnet uns die Türe dann auch für die weiteren Gespräche"* (KiHo10, 316ff.).

Und auch EHo10 versucht sich durch das Erinnerungsritual sachte an die Thematik heranzutasten und schaut, ob ihr Gegenüber mitgehen kann.

> *„[...] eine Dame, die ich hier begleitet habe, die über ihr Sterben und Trauer gar nicht gesprochen hat, dann saßen wir eine ganze Zeitlang irgendwann mal im Flur, weil sie einen kleinen Spaziergang machen wollte und saßen vor unserem Erinnerungsbaum und kamen über die Blätter ins Gespräch und da (..) auch mal anzudeuten, wofür stehen diese Blätter und zu gucken, was beschäftigt sie und steigt sie da mit ein? Und so kleine Impulse zu geben, aber nicht zu forsch zu sein, sondern ich will ja auch weiter ein Gegenüber sein für denjenigen"* (EHo10, 186ff.).

Des Weiteren bietet auch das Ritual der brennenden Kerze nach dem Tod eines Hospizgastes, welches sich in allen Hospizen wiederfinden lässt, einen Anlass für ein Gespräch und die eigene Auseinandersetzung mit der Sterblichkeit. Dabei ist es KiHo5 besonders wichtig, dass die gesamte Hausgemeinschaft über den Tod des Kindes informiert wird. Denn jeder Einzelne steht nun vor der Aufgabe, einen Umgang mit dem Tod dieses Menschen finden zu müssen. Die Pädagogin steht dabei für Gespräche jederzeit zur Verfügung (vgl. KiHo5, 294ff.). Die Informationsweitergabe nach dem Tod eines Hospizgastes an die gesamte Hausgemeinschaft ist nicht in allen Hospizen gegeben. Besonders im Erwachsenenhospizbereich weisen einige pädagogische Fachkräfte darauf hin, dass oftmals nur diejenigen Hospizgäste vom Tod erfahren, die auch die brennende Kerze sehen oder mit dem Verstorbenen in engerer Beziehung standen. Dass Erkennen der brennenden Kerze kann, wie die Interviewauswertung zeigt, bei einigen Hospizgästen allerdings auch zum Rückzug führen.

> *„Wir hatten schon einige Gäste die länger dort waren und vielleicht im Zimmer eins oder zwei waren, die halt irgendwann gesagt haben: „Ich kann mir das halt nicht mehr mitansehen, ich sehe halt immer den Leichenwagen und das ist für mich halt immer so, dass mir das bewusst ist, bin eigentlich im Hospiz und vielleicht bin ich der Nächste" [...]"* (EHo5, 334ff.).

> *„[...] es macht auch immer was mit den Zurückbleibenden, das muss man auch ganz klar sehen. Wir haben zum Beispiel auch in den Jahren gehabt, da haben wir immer schon mal so Trupps gehabt, die sich zusammenschließen und wo wirklich auch Freundschaften entstanden sind und ich weiß, ich kann mich an einen Gast zum Beispiel erinnern, die hat sich zweimal darauf eingelassen auf diese Situation und als das dann schon wieder passiert ist, ist sie raus, hat sich zurückgezogen. Sind dann nicht mehr rausgekommen zum Essen,*

haben dann mehr Zeit im Zimmer verbracht und das war ganz klar, die will, die schützt sich, dass sie nicht noch mal diesen Verlust zu erleben" (EHo7, 274ff.).

In solchen Fällen gehen einige Pädagogen ins Gespräch und schauen, welche Bedürfnisse der Hospizgast verspürt, ob er reden möchte oder einfach alleine sein will. Die pädagogische Begleitmaßnahme der Geselligkeit findet in solchen Situationen wieder ihren Ausdruck. Durch das geführte Interview erkennt EHo3, dass sie in solchen Situationen die anderen Hospizgäste noch aktiver ansprechen sollte. Die pädagogische Führung kommt bisweilen zu kurz.

„Und da denke ich, ist es auf jeden Fall noch eine Stelle, wo ich glaube, ich noch offensiver ansprechen könnte, müsste. Auch zu sagen: „So und so ist das, haben sie es mitbekommen, wollen sie es ansprechen." Weil ich glaube, die Hürde zu sagen: „Ich spreche es nicht an, der andere spricht es auch nicht an" das ist schneller. Oder man denkt, der hat es jetzt gar nicht gemerkt" (EHo3, 259ff.).

Wie die Auswertung zeigt, können die verschiedenen Rituale den Mitarbeitern als Türöffner dienen, um an den Themen Sterben, Tod, Trauer, Erkrankung, Ängste und Gefühle anzuknüpfen. Dies setzt jedoch voraus, dass der Pädagoge die Thematik auch entsprechend aufgreift. Zudem kann solch ein Ritual auch die eigene Auseinandersetzung des Sterbenden mit seinem Tod anregen, da ihm dadurch immer wieder aufs Neue ersichtlich wird, warum er selbst in einem Hospiz ist.

Während in den Erwachsenenhospizen die Auseinandersetzung schwerpunktmäßig durch Gespräche stattfindet, weisen die Pädagogen in den Kinder- und Jugendhospizen noch auf weitere kreative Möglichkeiten hin, durch die das Sterben und der Tod zum Thema werden können. KiHo8 bietet den Kindern und Jugendlichen beispielsweise ein Sprachrohr, indem sie über einen kreativen Zugang gemeinsam Schatzkisten bastelt. Diese Methode ermöglicht es, den erkrankten und sterbenden Kindern und Jugendlichen einerseits offen über ihre Wünsche, Ängste oder Bedürfnisse sprechen zu können, andererseits bietet sie aber auch die Gelegenheit, Geheimnisse vor anderen zu bewahren. Für KiHo8 hat jedes Kind und jeder Jugendlicher auch weiterhin das Recht, für sich selbst zu trauern und mit sich selbst zu sein. Die Auseinandersetzung darf auch im Stillen geschehen und muss nicht sofort herausgefordert werden (vgl. KiHo8, 177ff.). Des Weiteren erhalten einige Pädagogen einen Zugang bei den Kindern über Rollen- oder Puppenspiele. KiHo5 stellt fest, dass es für Kinder einfacher sei, durch einen Stellvertreter auszudrücken, wie es ihnen wirklich gehe (vgl. KiHo5, 175ff.). Neben Rollen- und Puppenspielen wird von weiteren Pädagogen in beiden Hospizbereichen auch ein Zugang über das Malen, über Kunst oder das Schreiben von Gedichten und Geschichten geschaffen.

„(..) Kinder lassen wir schon mal malen, wenn sie es noch können. (.) So, die sagen dann: „Ich weiß auch nicht wie der Ort sein soll, aber schön soll der sein." Dann sagen wir: „Magst du es uns mal aufmalen?" (.) und da sind schon sehr, sehr schöne Bilder entstanden" (KiHo5, 412ff.).

„[...] also sie und ich, wir haben angefangen eben auch eine Geschichte zu stempeln. Ich habe Stempel gebastelt mit ihr und wir haben angefangen über ein Totemtier [...] was dich stärkt. [...] es war ein Hund [...] und dann haben wir praktisch diesen Hund bestimmt als, also als die Stellvertreter von ihr und haben über das eine Geschichte [geschrieben]. Der findet dann einen Freund und der fragt ihn: „Warum es ihm nicht so gut geht?" und er mag es erst nicht so sagen und dann geht das immer so weiter und wir sind noch nicht am Ende angelangt von unserer Geschichte. Da ist jetzt nämlich ein großes Fragezeichen" (KiHo3, 442ff.).

„Durch Geschichten zum Teil oder Gedichte, (.) dass man dadurch halt (..) ja um die Ecke herum quasi das Thema annehmen kann" (EHo5, 230f.).

„[...] dass die Lyrik da manchmal auch ein guter, also so was Gutes bietet. Also weil ein Gedicht ist für mich Verdichtung, also Verdichtung im Sinne von, die Dinge verdichten sich, es wird in wenigen Worten, ist ganz vieles präsent und es macht ja manchmal auch so dieses: „Boah das zu hören und zu sagen, boah das bringt es auf den Punkt, was ich jetzt so fühle" [...]" (EHo4, 474ff.).

Im Bereich der Kinder- und Jugendhospizarbeit heben einige Pädagogen auch die Bedeutung von Symbolen hervor. Die Arbeit mit der Raupe und dem Schmetterling als Symbol der Hoffnung ermöglicht es, den Pädagogen unter anderem die eigene Auseinandersetzung anzuregen und Hoffnungsbilder entstehen zu lassen (vgl. KiHo9, 216ff.; vgl. KiHo12, 100ff.).

„Also eine Metapher ist die Raupe, also die eben ihre Form verliert, aber ein neues Sein bekommt und zu schauen, kann man, findet man mit Kindern eine Idee, eine Fantasie, eine religiöse Vorstellung, eine Philosophie, die es ihnen ermöglicht nicht nichts zu denken, was das Sterben angeht. Sondern eine Idee zu entwickeln, was sein kann. Wenn ich denke, da bin ich so überzeugt von, wir wissen alle nicht, was danach ist, niemand kann wirklich überzeugend sagen: „Ich war da, ich weiß wie es ist und ich bin wieder zurückgekommen" keiner, das heißt, dieses Nichtwissen lässt ganz viel Ideen zu, Fantasien zu und die kann man sich doch nutzen, die kann man gestalten. Auch mit der Idee in Kontakt zu kommen, vielleicht etwas in dem Leben auch der lebenden Angehörigen zu finden, was andockt an die mögliche nicht mehr materielle, transzendente Existenz der Kinder, denn das, was wir wissen ist nur, sie sind nicht mehr hier, mehr wissen wir nicht und das können wir ausbasteln, das können wir nutzen" (KiHo9, 216ff.).

Die Hospizgäste erhalten über diese Vielzahl an gestalterischen Begleitmaßnahmen ein Sprachrohr ihrer Ängste und Gefühle, das, was sie bewegt und das, was sie für sich selbst brauchen, entsprechend auszudrücken und mitzuteilen. Möchte das Kind, der Jugendliche oder der Erwachsene dennoch nicht über sein Sterben, seine Ängste oder seinen bevorstehenden Tod sprechen, wird dies von den Pädagogen akzeptiert und von einigen Fachkräften vorerst stehengelassen.

> *„Also wir gehen nicht auf die Leute zu, es ist eher, Dinge, die von den Gästen an uns herangetragen werden, in irgendeiner Form [...] Es ist ja schwierig zu sagen: „So okay, ich bin hier Sozialarbeiter, ich will mich mit dir über dein Sterben unterhalten", das halte ich für schwierig"* (EHo7, 197ff.).

> *„Wir holen keine künstliche Situation hervor, das machen wir nicht, aber wir würgen auch so eine Situation nicht ab. Die Türe bleibt so lange offen, wie das Kind die Türe auf lässt und wenn es sie zumacht, dann respektieren wir das [...]"* (KiHo2.1, 306ff.).

> *„Für mich ist einfach nur wichtig, dass man damit niemanden überfährt, aber dass man gleichzeitig das Signal gibt, man kann darüber sprechen"* (EHo11, 271ff.).

5.2.3 Pädagogisches Handeln

Während in vielen Fällen Gespräche und die Auseinandersetzung mit dem bevorstehenden Lebensende selten sind und von einigen Pädagogen auch stehengelassen werden, zeigt die Interviewauswertung auch pädagogische Handlungen, die auf die Führung zur Prüfung von sittlichen und sachlichen Geltungsansprüchen zielen und somit die Auseinandersetzung anregen. Einigen Pädagogen ist es wichtig, den sterbenden Menschen dazu zu ermutigen, bei ihnen alles ansprechen zu können, was ihn bedrückt. Sie werden in allen Situationen entsprechend da sein, ihm zuhören und den Weg mit ihm gemeinsam gehen.

> *„[...] Das Erste und Wichtigste ist glaube ich (.), sichtbar zu machen oder zu zeigen, dass man dafür ansprechbar ist. Dass man sich davon nicht scheut, das zu thematisieren [...]"* (KiHo11, 174ff.).

> *„Wir sind in aller erster Linie diejenigen, die dem Sterbenden signalisieren müssen, dass er bei uns alles, was ihn bedrückt sagen darf, dass er bei uns traurig sein darf, dass er über sein Leben sprechen darf, dass er alles, was ihn beschäftigt, aussprechen darf. Also im Grunde müssen wir den Sterbenden ermutigen, seine Gedanken aussprechen zu dürfen und auch trauern zu dürfen"* (EHo8, 376ff.).

> *„Also eher zu gucken, wann ist denn die Person wirklich selber auch bereit, sich auf das Thema einzulassen? Also Angebote zu machen und dann eben auch zur Verfügung zu stehen [...]"* (KiHo1, 367ff.).

5.2.3.1 Vom Sterbenden veranlasst

Gibt der Hospizgast Hinweise, die auf eine Auseinandersetzung mit der Thematik schließen lassen, greifen der Großteil der pädagogischen Fachkräfte das Thema entsprechend auf und ermöglichen so dem Sterbenden, einen weiteren Schritt zu gehen und sich mitzuteilen. Dies setzt für die Pädagogen jedoch voraus, dass sie gut zuhören und auch darauf achten, was sich im Dialog zwischen den Zeilen ergibt.

> *„[…] was sich da so äußert, sie wollen über Essen sprechen aber eigentlich geht es um, wenn ich nicht esse dann sterbe ich […]"* (EHo6, 1010f.).

> *„[…] ihre Zeichen und nicht über die Zeichen hinweg gehen, sondern die Zeichen auch nehmen und spiegeln und dann kommen die Gespräche von ganz alleine […] oder auch Sätze, ganz klar: „Ja, so was wird uns ja immer verwehrt bleiben", „Meine Ideen der Zukunft und des Lebens waren ja ganz andere"[…]"* (KiHo4, 297ff.).

> *„[…] ich finde es immer wichtig, auch so die versteckten Botschaften zu hören, also wenn dann jemand sagt: „Ja, meine Familie kommt mich gar nicht mehr besuchen" könnte ich sagen: „Gucken Sie mal, Ihre Tochter war doch gestern da, vorgestern die Ehefrau, da kommt ja immer jemand", aber anscheinend, scheint das nicht zu reichen und darauf einzugehen und sagen: „Sie haben das Gefühl es kommt keiner, was vermissen Sie denn?" Dass sie so von sich erzählen können"* (EHo9, 130ff.).

Die Hospizgäste werden durch die Pädagogen wahrgenommen und erhalten die Möglichkeit, sich neben dem ganzen Input, den sie während der Pflegebehandlung und von anderen Personen erhalten, mitzuteilen. Die Bereitschaft geht vom Zuhörer aus, indem er dem Sterbenden klar signalisiert, ich bin da und du kannst dich offen mit mir über deine Situation unterhalten.

Die meisten dieser Gesprächssituationen entstehen allerdings spontan, bei Kindern besonders im kreativen Tun oder im Spiel. Ein niederschwelliges Angebot, welches sich spielerisch, gestalterisch, sportlich etc. ausdrücken kann, und als pädagogische Begleitmaßnahme bereits angesprochen wurde, schafft eine gute Plattform, um auch ins Gespräch gehen zu können. Denn oftmals erleben die Pädagogen, dass gerade dann, wenn sie nicht damit rechnen, der Hospizgast die Gelegenheit ergreift in einen Dialog zu gehen. Dies bedeutet aber auch, dass die Pädagogen immer ein Stück weit darauf eingestellt sein müssen, dass jeden Moment eine vom Sterbenden veranlasste Auseinandersetzung stattfinden kann.

> *„Ich glaub oftmals entsteht es im Spiel und da einfach mitzugehen. Wenn die Kinder spielen, dass die Barbie plötzlich umfällt, ist es für mich ein Grund zu fragen: „Ach was ist denn mit deiner Barbie gerade passiert?" Und dann kommen Antworten wie: „Ja, die ist gerade gestorben." Und das sind die Sequenzen, wo man dann mit den Kindern sprechen kann und die (…) ja den Moment nutzen kann, um mit ihnen darüber zu sprechen oder*

ihnen das Angebot zu machen, man ist da, man spricht mit ihnen oder ich spreche mit ihnen dann auch über das, was sie beschäftigt, auch über Themen wie Sterben und Tod und dann kann es sein, im nächsten Moment ist die Barbie wieder, die steht und fährt in Urlaub. Und dann war das die Sequenz, in der wir gesprochen haben und danach ist es okay" (KiHo2.2, 292ff.).

„Manchmal kommt das Thema einfach so zwischen Tür und Angel, wenn man gerade rausgehen möchte oder so, oder wenn man gar nicht damit rechnet" (EHo7, 187ff.).

„[…] ich erinnere mich auch an den Kontakt zu einer 16-jährigen, geistig etwas retardierten jungen Frau, die sich aber sehr gut ausdrücken konnte. Die immer wieder zu mir sagte: „Ich möchte nicht, dass sie kommt." (..) Und dann habe ich sie gefragt: „Wer kommt denn? Bekommst du Besuch?" „Nein, ich möchte nicht, dass die Oma kommt" sagte sie dann. Dann hab ich gesagt: „Ja dann müssen wir mal mit deiner Mama sprechen, die muss ja auch nicht kommen." Dann habe ich mit der Mutter gesprochen und die wechselte so richtig ihre Farbe und sagte: „Die Oma ist doch schon Jahre tot." (..) Und als das Gespräch dann beim nächsten Mal auf die Oma kam, oder wieder der Satz fiel, ich möchte nicht, dass sie kommt! Da habe ich dann gesagt: „Du, die kann doch gar nicht kommen. Die Oma ist doch gestorben." Und dann sagte dieses junge Mädchen: „Ja, aber sie ruft mich immer." Und wir kamen dann darüber ins Gespräch, so ja: „Macht dir das Angst, wenn sie dich ruft?" „Hast du Angst?" „Steckt da vielleicht die Angst hinter, dass du bald sterben wirst?" Ja und genau die Angst steckte dahinter. (..) Weißt du, das meine ich damit, so Gedanken, Gefühle, ja in Worte zu fassen, darauf einzugehen, die nicht zu überhören. Auch mal nachzufragen, den Mut haben nachzufragen" (KiHo5, 204ff.).

„Das war eine Malsituation im Kreativraum, das war, das kam auch ganz plötzlich, also wir haben davor auch noch nie über dieses Thema gesprochen gehabt […] und dann war ich im Kreativraum und wir haben eine Weihnachtskarte gebastelt. […] Und dann hatte er Lust darauf, das zu machen […] und wir haben überlegt, was könnten wir machen und so und dann sind wir einfach ins Quatschen über alltägliche Dinge gekommen. Wirklich dann ging es darum, um die Pflege und wie nervig er das findet, dass er immer von Frauen versorgt wird, dies und jenes und dann kamen wir (.) auch über dieses Thema plötzlich darauf, ja: „Ich weiß auch gar nicht, wie das sein wird wenn ich tot bin, wer zieht mich um?" also so dann kam so eine Frage: „Wer macht das, macht das meine Mama? Macht das der Bestatter? Da habe ich noch gar nicht drüber nachgedacht", und dann habe ich eben nachgefragt: „Hast du denn da Vorstellungen?" also so: „Würdest du dir da was wünschen oder wie ist das?" Und dann fing er halt an, erst mal zu überlegen: „Okay, meine Mama, die wird das doch gar nicht schaffen und aber eigentlich finde ich das schön, wenn das jemand macht, der mich kennt und nicht so ein fremder Bestatter" und dann ging es halt wirklich darum, was ziehe ich an, was möchte ich tragen und da kamen dann wirklich so ganz komplexe Fragen und da passierte wirklich ganz viel" (KiHo8, 338ff.).

Die Pädagogen treten mit den Sterbenden in einen Dialog, der es den Hospizgästen ermöglicht sich mit ihren Vorstellungen auseinanderzusetzen und an die

Vernunft zu binden. Kommt es in solchen Gesprächssituationen vor, dass der Hospizgast erfragt, was nach dem Tod passiert, reagieren die meisten pädagogischen Fachkräfte mit gezielten Rückfragen an das Kind, den Jugendlichen oder Erwachsenen nach ihren eigenen Vorstellungen. Dadurch gelingt es den Pädagogen, den Sterbenden nichts vorzugeben, worauf sie selbst keine Antwort haben. Der Hospizgast wird hingegen in seiner Selbsttätigkeit angeregt. Eine gemeinsame Reflexion im Anschluss kann zudem Ängste der Sterbenden nehmen (vgl. EHo6, 395ff.; vgl. KiHo1, 348ff.; vgl. KiHo3, 490ff.; vgl. KiHo7.2, 387ff.).

> *„Ja oder Fragen wie: „Was passiert denn wirklich mit mir?" Das sind natürlich Situationen, wo man dann auch sehr sensibel mit den Kindern sprechen muss. Und wo es aber auch kein Patentrezept gibt. Also und wir den Kindern auch nicht eine Vorstellung implizieren wollen, die vielleicht sich gar nicht mit dem deckt, was ihre Vorstellung ist oder was vielleicht auch für kulturelle Vorstellungen in ihrer Familie sind. Ja, also dass man dann eher fragend in so ein Gespräch geht und fragt: „Was denkst du denn, was passiert?" Oder: „Was hat man dir denn erzählt?" Ja und dann so gemeinsam reflektiert, wie sich das denn anfühlt und ob das denn eine schöne Vorstellung ist oder was vielleicht eine andere Vorstellung wäre und eher so ins Gespräch zu gehen"* (KiHo1, 343ff.).

> *„[…] und oft ist es halt die Gegenfrage: „Was glauben Sie denn?"[…]"* (EHo6, 397f.).

> *„[…] bei Fragen, die einfach eine konkrete Antwort verlangen, stell ich die Frage ganz oft zurück, (.) weil ich eigentlich die Erfahrung gemacht habe, dass die Kinder eine Vorstellung haben und die nur von mir bestätigt haben wollen. Und wenn das Kind zu mir sagt: „Ich glaub im Himmel ist eine Toilette", dann sag ich: „Ja das kann ich mir auch vorstellen", wenn es sagt: „Ich glaub da ist keine Toilette, weil man ja nicht mehr Pippi muss, wenn man tot ist", dann würde ich auch sagen: „Ja, finde ich logisch wie du das gerade erklärst." So also ich finde, man kann da immer ganz gute Gespräche mit den Kindern führen ohne auf die reine Wahrheit zu bestehen, weil die kennen wir ja alle nicht. Also das ist ja, ich kann dem Kind ja auch nur vermitteln, an was ich glaube und das ist ja noch lange nicht das, was das Kind glauben muss"* (KiHo7.2, 387ff.).

Durch den offenen Rede-Kontext können auch unangenehme Fragen so aufgenommen werden, dass der Sterbende sich in den Prozess ihrer Beantwortung mit hineingenommen fühlt und somit seine moralische und sachliche Urteilsfähigkeit selbst vorantreiben kann. Das Einbeziehen der Hospizgäste durch gestellte Rückfragen wie: „Hast du eine Idee, wie das wohl sein könnte?"; „Darüber denkst du nach?" oder: „Was denkst du denn dazu?" kann die Sterbenden dazu ermutigen, ihre ganz persönlichen Überzeugungen darzustellen und diese so mitzuteilen, dass ein Diskurs darüber stattfinden kann.

Des Weiteren weisen einige Pädagogen darauf hin, dass sie den Sterbenden und ihren Familien auch klar signalisieren, wenn sie selbst keine Antwort auf die Fragen haben. Ihnen ist es jedoch trotzdem wichtig, dass der Hospizgast und seine Angehörigen jederzeit die Möglichkeit haben, alle Fragen zu stellen und daraufhin gegebenenfalls nach einer gemeinsamen Antwort gesucht werden kann.

„[...] ich habe immer gesagt auch zu meinem Team: „Hier darf keiner, kein erkranktes Kind und kein erkrankter Jugendlicher das Haus verlassen, ohne dass er gefragt hat, was er fragen möchte. Und ohne dass er mit tragfähigen Antworten hier raus gegangen ist"[...]" (KiHo5, 219ff.).

Während des Dialogs kann es auch vorkommen, dass der Sterbende beispielsweise den Themenbereich wechselt, nach Zusammenhängen fragt und vom bisher Gelernten auf neue Gedanken schließt (Unterrichtsprinzip der Konzentration (vgl. Kapitel 8.2.3)). In solchen Situation ist es vereinzelten Pädagogen wichtig, sich als Bindeglied zwischen den verschiedenen Professionen zu sehen und dem Sterbenden ein Gegenüber zu sein für all seine Fragen (vgl. EHo4, 658ff.). Einige Pädagogen weisen beispielsweise darauf hin, dass oft auch spirituelle und religiöse Dimensionen in Form von Hoffnung in solchen Gesprächen ihren Ausdruck finden und sich die Pädagogik nicht eindeutig von der Seelsorge abgrenzen lässt.

„[...] wo halt dann einfach dieses Spirituelle reinkommt, wo ich dann einfach sage: „Darf ich mal, mir fällt da der und der Satz ein", also dass ich dann vielleicht wirklich irgendeine Gedichtzeile oder irgendwo aus einem Psalm was sage, anbiete, frage und das sind, da ist dann schon oftmals auch eine Ansprechbarkeit, weil es eben, es ist halt eine andere Sprache dann" (EHo6, 409ff.).

„Ich finde es immer so eine Mischung aus Seelsorge, ein Touch Therapie, ein Touch normales Gespräch unter Freunden [...] weil ich immer gemerkt hab, da ist ein Bereich, der dockt an, an das, was so über uns Menschen hinausgeht, so dieses: „Wofür bin ich auf der Welt?" Das kann ich ganz sachlich abhaken, ja weil die Kinder da sind, sonstiges, das kann ich aber auch so mit Sinn des Lebens und was ist das Größere wo wir alle reingehören und dann ist es gleich was Spirituelles. Da war ich immer so auf der Suche, habe gemerkt, die Gespräche, wo es gelingt da anzudocken, das waren immer die ergiebigsten" (EHo9, 166ff.).

Darüber hinaus heben weitere Pädagogen die medizinischen Dimensionen zum Beispiel in Form der Schmerzlinderung hervor, die in Gesprächen mit dem Sterbenden durchaus auftauchen, aber auch einen pädagogischen Aspekt mittragen können.

„Und oft ist es auch (..) so impliziert, dass die halt merken, irgendein Symptom kommt dazu, es kommen Schmerzen oder eine Atemnot oder Übelkeit [...] und daran hängen sie sich dann auf, was das jetzt ist [...] wenn jemand irgendwie [...] Übelkeit hat: „Ich hab was

> *Falsches gegessen?", da reden wir dann schon offen und ehrlich mit ihnen und sagen dann (..) so von wegen: "Es kann auch ein Progress sein, was mit Ihrer Krankheit zu tun hat, dass sich da was verändert hat" [...] und so hat man oft den Anhaltspunkt, dann doch zu dem Thema zu kommen. Aber gar nicht so viele benennen das und sagen: "So was ist denn mit Sterben, Tod?" Also einige ja, aber das sind eher Menschen eh, die eh schon sehr reflektiert damit umgehen"* (EHo1, 675ff.).

> *"[...] wenn das Pflegepersonal über bestimmte Problemlagen spricht mit einem Sterbenden [...] da geben die immer ganz viel Input, also ein Dauerkatheter, der muss doch jetzt sein, da haben sie die und die und die Vorteile davon. Und ich bin eher die, die dann sagt: "Dauerkatheter, Sie sind nicht so einverstanden, was hindert Sie denn daran, oder was haben Sie für Befürchtungen?", also dass der Output kommt"* (EHo9, 125ff.).

> *"[...] aber ich würde es immer auf das, was ich glaube, wo er jetzt momentan steht. Also wenn jetzt der Schmerz ist, dann würde ich jetzt nicht über den Tod sprechen, sondern über den Schmerz, weil das ist es, was es jetzt momentan. Natürlich steht das immer dahinter und wenn das Zeichen von einem Kind ganz klar da ist (.), von wegen ich habe keine Zukunft oder irgendwie so was, dann ist da der Tod natürlich das Thema, aber das Thema macht das Kind eigentlich"* (KiHo4, 354ff.).

Die anstehende Thematik wird von den Pädagogen entsprechend aufgegriffen, indem sie gegebenenfalls selbst den Sterbenden fachübergreifend beraten, nach seinen Ängsten und Belangen Ausschau halten oder an die entsprechenden Professionen weitervermitteln (vgl. EHo6, 313f.).

5.2.3.2 Initiierend

Neben dem plötzlichen Aufgreifen jeglicher Hinweise, die auf eine Beschäftigung mit Sterben, Tod und Trauer schließen lassen, bemühen sich vereinzelte Pädagogen auch darum, die Auseinandersetzung anzuregen, indem sie durch langsames Vortasten bei Kindern und Jugendlichen besonders im kreativen Tun oder im Spiel Brücken bauen und Impulse setzen. Die pädagogische Führung mit dem Ziel der Selbstbestimmung steht im Vordergrund.

> *"[...] Also ich finde, dass es schon wichtig ist, die Signale aufzugreifen, die ein Mensch gibt und ich finde ein Mensch hat auch Recht darauf, Dinge zu verdrängen und nicht anzugucken und das, also das ist mir persönlich jedenfalls auch ganz wichtig, das auch zu akzeptieren (..) und gleichzeitig ist es mir wichtig, mich nicht voreilig [...] damit zufrieden zu geben. Also das ist so mein, dass ich glaube, ja ich kann dieses Signal, das ein Mensch auch sagt: "[...] ich will mit Ihnen lieber über das Wetter reden", sag ich jetzt mal ein bisschen überzogen. Das Signal nehme ich wahr und nehme ich ernst (..) und ich nehme es schon zum Anlass durchaus, auch noch mal zu gucken, gibt es noch eine andere Brücke, die man irgendwie noch versuchen kann zu schlagen, weil ich schon auch [...] so merke, dass Menschen in der Situation oft auch ganz viel Ermutigung brauchen"* (EHo4, 288ff.).

"Für mich ist es, also für mich im Hospiz als hospizlichen Aspekt ist es auch noch mal ein großer Baustein zu gucken, wie kann die Abschiednahme gestaltet werden. [...] Das ist aber nicht einfach anzusprechen, also das sind wir nicht gewöhnt zu fragen oder zu sagen: „Können Sie sich vorstellen, wenn Sie gestorben sind, was Sie anhaben möchten?" Das finde ich zum Beispiel einen elementaren Punkt, wäre mir jetzt wichtig, ist nicht jedem wichtig, aber manch einem wo ich es angesprochen habe. Der war total dankbar, dass es jemand angesprochen hat, das ist wirklich ein wichtiger Aspekt, aber da muss man immer gucken, erwischt man die richtige Zeit. [...] Das wäre mir, also eher so der pädagogische, wie so ein Auftrag zu gucken, erfüllt Hospizarbeit diesen Zweck, das aktiv anzusprechen, aktiv umzusetzen, [...] Genau, ja Dinge anzusprechen die noch zu klären sind, da auch mutig zu sein und ein bisschen auch zu gucken, dass man es von der medizinischen, pflegerischen Ebene ein Stück wegbringt, eher zu einer menschlichen Situation, das finde ich wichtig, aber auch schwierig" (EHo3, 283ff.).

Findet eine Kommunikation über Bedürfnisse, Fähigkeiten, Vorlieben, Wünsche etc. statt, eröffnet sich auch der Aspekt der Selbstbestimmung der Hospizgäste. Besonders vier der elf interviewten Pädagogen aus den Erwachsenenhospizen und drei der 14 interviewten Pädagogen aus den Kinder- und Jugendhospizen erwähnen den Aspekt der Selbstbestimmung und ordnen ihm einen sehr hohen Stellenwert zu (vgl. EHo1, 804ff.; vgl. EHo4, 490ff.; vgl. EHo6, 297ff.; vgl. EHo10, 223ff.; vgl. KiHo2.1, 681ff.; vgl. KiHo3, 149ff.; vgl. KiHo9, 370ff/471ff.). Denn in seinem Sterben oder durch die fortgeschrittene Erkrankung, spürt der Sterbende oft eine gewisse Abhängigkeit und erkennt, dass er viele Dinge nicht mehr selbst entscheiden beziehungsweise durchführen kann. Die Fremdbestimmung wird vor diesem Hintergrund immer größer. Den Pädagogen ist es daher wichtig, dem Sterbenden an manchen Stellen auch Wahlmöglichkeiten zu schaffen, in denen er selbstbestimmt entscheiden und gegebenenfalls auch ganz bewusst „Nein" sagen kann.

"Das ist eine Aufgabe von Sozialarbeitern, Ressourcen zu stärken und zu gucken, was die Würde desjenigen, was ist seine Selbstbestimmung und dahin zu fühlen. Und das fängt ja schon in dem an, dass ich ihm seine Selbstbestimmung lasse, über welche Themen möchte er sprechen, über welche nicht. Aber auch wenn jemand bei uns im Haus aufgenommen wird, machen wir immer eine so kleine biografische Pflegeanamnese (.) weil wir wollen ja nicht, dass der Gast sich uns anpasst, sondern dass wir gucken, was braucht der Gast. Und da sind sowohl pflegerische Themen drin, aber auch so: „Was wünsche ich mir für die Zeit hier im Haus? Was darf nicht passieren? Was sollen die anderen beachten?" Und da schon zu gucken, jedem seine selbstbestimmten Wünsche auch zu lassen und zu gucken, wie können wir das hier umsetzen [...], für den einen ist es, ich möchte um acht Uhr aufstehen und möchte gerne einen Kaffee und für den anderen ist es, ich bin gewohnt um zwölf Uhr zu duschen, ich möchte da gerne Unterstützung. Wenn unser Rahmen es hergibt, versuchen wir genau solche Wünsche zu erfüllen und genauso auch zu gucken, *wenn die Pflegekollegen denjenigen Gast unterstützen: „Bei welchen Dingen wünscht er Unterstützung und wo nicht? Was möchte er noch selber machen oder auch zuschauen? Möchte derjenige, wenn wir es umsetzen können, möchte derjenige durch einen Mann versorgt werden oder durch eine Frau?" Da eben auch selbstbestimmt zu gucken, was sind seine Bedürfnisse, was sind seine Wünsche. Und genau, solche Dinge halt in den Blick zu nehmen, da noch mal darauf zu gucken und das finde ich total wichtig"* (EHo10, 503ff.).

„Die Kleinigkeiten, die einfach eine Selbstbestimmung hochhalten, so. So Sachen wie, weiß ich, wenn Leute rauchen, wir verbieten ihnen nicht das Rauchen, auch wenn die sterbenskrank sind, [...] und wenn sie rauchen, müssen sie aber auf den Balkon auch wenn es jetzt ziemlich frostig ist, aber auch da, wir haben da so eine nichtentflammbare Raucherdecke, die kriegen sie umgelegt und wenn es sein muss, hält auch jemand von uns Ehrenamtlichen, Schülern, Praktikanten, wer auch immer die Zigarette, obwohl wir Nichtraucher sind oder so. Und das sind auch so die Kleinigkeiten, wenn das die letzte Freude ist, der letzte, so ein letzter Akt von: „Das kann ich noch, ich kann noch dran ziehen, ich kann es noch genießen"[...]" (EHo1, 804ff.).

„[...] dass dann einfach klar ist, das ist ihr Raum, es ist ihre Freiheit, sie machen aus dem Tag solange sie es können, was sie wollen und das, was sie nicht möchten, das kann, also einfach, dass man wirklich sagt, die Selbstbestimmung ist davon nicht berührt, es sei denn, es ist so, dass sie sozusagen jemand anderem dann schadet" (EHo6, 814ff.).

Der sterbende Mensch erhält dadurch bei der individuellen Selbstverwirklichung der Realisierung eigener Wünsche und Bedürfnisse möglichst viele Freiheiten. Zudem sind die pädagogischen Handlungen der Mitarbeiter auf das „Selberentscheiden", „Selberdenken" und „Selberwerten" des Sterbenden gerichtet. Der Sterbende wird dadurch in den Stand versetzt, eigene Geltungsansprüche zu erheben. Auch KiHo2.2 hebt im Interview eine Situation hervor, in dem die Selbstbestimmung eines Mädchens zum Tragen kommt.

„[...] ich habe einmal jetzt zum Beispiel, das war schon relativ kurz vor dem Versterben mit einem kleinen Mädchen gesprochen und ich hab dann Luftballons, wir machen Heliumluftballons für die Kinderbeerdigung für die, die es möchten und bin dann einfach, hab überlegt mit den Farben und wollte die Mama fragen, dann dachte ich, ach eigentlich kann ich sie selber fragen, weil die war auch so selbstbestimmt, wollte immer selbst die Dinge in die Hand nehmen und sagen, was wie wann passiert. [...] und dann hat sich das gerade gut ergeben, weil eine Pflegekraft hat ihr ein Märchen vorgelesen, was mit Farben zu tun hatte und dann habe ich gesagt: „Hör mal zu, ich würde dich gern was fragen, (..) wenn es bei deiner Beerdigung, wird es Luftballons geben, möchtest du das?" Und dann hat sie so genickt, also sie konnte nicht mehr reden zu dem Zeitpunkt und dann habe ich gesagt: „Willst du die Farben aussuchen?" Und dann hat sie wieder genickt. Dann hab ich ihr einfach die Farben aufgezählt und da wo sie es wollte hat sie genickt und wenn sie es nicht wollte, hat sie es nicht gemacht" (KiHo2.2, 680ff.).

Das Mädchen wurde durch pädagogische Führung angeregt, sich mit ihrer Beerdigung in selbsttätiger Weise auseinanderzusetzen und mitzubestimmen.

Von KiHo3 wird in diesem Zusammenhang ein weiterer wichtiger pädagogischer Aspekt hervorgehoben. Mit dem Ansatz von Montessori steht für KiHo3 auch die Bildsamkeit der erkrankten und sterbenden Kinder im Vordergrund. Jeder Mensch möchte im übertragenen Sinne wachsen und lernen, das trifft auch auf die erkrankten Kinder zu, ganz egal welche Einschränkungen sie haben. KiHo3 weist darauf hin, dass es ihr besonders wichtig sei, diese Haltung auch einzunehmen. Würde dies nicht so gesehen werden, könne man bei den Kindern auch nur noch von einem reinen Dahinvegetieren sprechen (vgl. KiHo3, 149ff.).

„Dann geht es nur noch um Ausscheidung, Essen, Schlafen so und irgendwie vielleicht Wohlfühlen, aber ich merke das ganz oft, wenn ich zum Beispiel ein Kind in so einer ganz hypotonen Haltung in seinem Rollstuhl reingeschoben wird oder Rehabuggy und so in sich versunken dasitzt und ich mach irgendwas oder sag dann: „Ja Mensch, ich hab gehört, du gehst jetzt in die Schule und hast du denn Freunde?" oder so, ich spreche so ganz normal mit diesen Kindern, dann kommt einfach eine Aufrichtung oder so ein Blick so ja, der mir eben sagt: „Hey, die spricht mit mir." Also wir wissen ja nicht, was wirklich ankommt, aber die Haltung macht es einfach aus. Und auch altersadäquat zu handeln und das ist schon, ist, glaube ich schon, so mein Kernpunkt. Also das Wertschätzen, dass diesem Körper, egal wie der aussieht, in dem Menschen was ist, was einfach Fähigkeiten besitzt, die da so schlummern und die entdecken und zu fördern und gleichzeitig wirklich diese Freude in dem Menschen, das man spürt, wenn man das tut. Also, das ist wirklich wahnsinnig schön" (KiHo3, 153ff.).

Das erkrankte Kind wird nicht von dem prinzipiellen Anspruch der Bildsamkeit ausgenommen. Die pädagogische Fachkraft ist von der Voraussetzung der Bildsamkeit bei diesem Kind ausgegangen und hat es sich als bildsam vorgestellt (vgl. Kapitel 7). Pädagogisches Handeln zielt somit auf die Hilfe eines freien Umgangs mit sich selbst auch in der letzten Lebensphase. Der Selbstbestimmungsaspekt spielt dabei eine entscheidende Rolle.

Liegt der Mangel an Kommunikation ausschließlich an einem mechanischen Problem, sprich wäre der Hospizgast kognitiv noch dazu in der Lage Dinge zu formulieren, versuchen einige Pädagogen Angebote über den Bereich der unterstützenden Kommunikation anzubieten (vgl. EHo11, 314ff.; vgl. KiHo1, 448ff.; vgl. KiHo8, 364ff.; vgl. KiHo11, 271ff.).

„[…] sei es irgendwelche einfachen Taster, mit denen ich Ja/Nein klarmachen kann oder auch Dinge einfach selber betätigen kann. (..) Oder übers iPad kann man inzwischen unglaublich viel machen, da gibt es total viele Apps für, für diese Bereiche, die gut funktionieren" (KiHo1, 452ff.).

Dadurch erhalten die Hospizgäste die Gelegenheit, ihre Wünsche, Bedürfnisse und Meinungen entsprechend zu äußern, wodurch die Selbstbestimmungsidee in diesen Häusern an Gültigkeit gewinnt. Die Selbstbestimmungsidee ermöglicht es zudem, dass die Hospizgäste nicht gegen ihren Willen oder gegen ihre Interessen gefördert werden. Die Ermöglichung und Förderung eines Dialogs ist somit für einige Pädagogen eine zentrale pädagogische Aufgabe, wenn es um Selbstbestimmung geht.

In einem weiteren von KiHo8 geäußerten Beispiel wird allerdings auch ersichtlich, dass nicht alle Pädagogen trotz möglicher unterstützender Kommunikation an der Auseinandersetzung von Sterben und Tod anknüpfen. KiHo8 beschreibt einen Jungen, der sich durch Kopfbewegungen und schließen der Augen entsprechend mitteilen kann.

> *„Also, der möchte das äußern und er versteht das, aber er kann mir nicht sagen, was seine Ängste und seine Wünsche sind und das ist so schwer, für die Mama auch. Und ich glaube auch manchmal ist es auch wirklich schwer für den Jungen, also das ist wirklich schon auch so ein Gefangensein in sich und sich da nicht äußern können, aber mit Sicherheit Vorstellungen zu haben, also ich bin fest davon überzeugt [...]"* (KiHo8, 372ff.).

Auf die Frage, wie bei diesem Junge angesetzt wurde, um mit ihm gemeinsam über seine Ängste zu kommunizieren, erwähnt die Pädagogin, dass mit dem Jungen nicht weiter an diesem Thema gearbeitet wurde, da die Mutter dies nicht wollte (vgl. KiHo8, 385ff.). Der pädagogische Aspekt der Führung blieb in diesem Fall komplett aus.

Ist die Kommunikation über die Sprache nicht mehr möglich, achten einige pädagogische Fachkräfte zudem darauf, dass der sterbende Mensch bei Gesprächen in seiner Gegenwart immer einbezogen wird. Zudem werden Handlungen am Sterbenden erklärt, damit er ein Gespür hat, was genau getan wird.

> *„[...] auch trotzdem über Dinge mit diesem Kind reden, auch wenn wir nicht wissen, was kommt davon eigentlich an. (..) Und auch einfach Dinge erklären, warum wir was wie machen, beim Tun, also auch da in erster Linie ein Ernstnehmen stattfindet, wo aber wenig zurückkommt"* (KiHo1, 468ff.).

> *„[...] bei einem Jungen ist es so, der hat, braucht für seine Körperpflege die Badewanne, der hat immer Angst, weil er in seiner körperlichen Motorik so eingeschränkt ist, dass er sich nicht mehr selber halten kann [...] und dort dann auch wirklich [...], mit ihm einzelne Schritte abzugehen. Wie weit geht es jetzt mit der Duschliege ins Wasser rein, er kann mit Finger noch etwas zeigen, Zeichen geben, wie tief darf er rein gehen, ist das Wasser warm, wann darf jemand oder soll jemand den Raum verlassen oder soll drinbleiben. Also möglichst kleinschrittig und nachvollziehbar, dass die Kinder selber die Beherrschbarkeit in den Händen behalten"* (KiHo9, 473ff.).

Zusammenfassend lässt sich festhalten, dass Gespräche und der daraus entstehende Dialog den Pädagogen als Grundlage für eine Auseinandersetzung mit der eigenen Endlichkeit dienen. Dabei spielt es allerdings eine bedeutende Rolle, ob und inwieweit sich die Hospizgäste bereits selbst mit ihrer Endlichkeit beschäftigt haben. EHo5 weist darauf hin, dass die Gespräche immer sehr individuell seien. Einige Sterbende verschließen sich dem Thema gegenüber, während andere ganz offen dafür sind (vgl. EHo5, 219ff.).

5.3 Phasen des Sterbens nach Kübler-Ross

Ziel der geführten teilnarrativen Interviewbefragung war es, unter anderem auch herauszufinden, wie sich das eigens wahrgenommene pädagogische Handeln der Fachkräfte im Hinblick auf die unterschiedlichen Verhaltensweisen sterbender Menschen gestaltet. Hierzu wurde auf die Phasen des Sterbens nach Kübler-Ross (1977) zurückgegriffen, da diese einen guten Überblick möglicher auftretender Verhaltensweisen wiedergeben. Wie bereits mehrfach hervorgehoben, sind die von Kübler-Ross beschriebenen Phasen kritisch zu betrachten. Die Phasen lassen sich nicht immer eindeutig voneinander trennen, sie können je nach Individuum unterschiedlich lang ausfallen, die Reihenfolge kann wechseln, die Phasen können sich wiederholen und auch nicht jede Phase muss von jedem Sterbenden durchlebt werden. Hierauf weisen auch einige Mitarbeiter der Kinder- und Jugendhospize sowie der Erwachsenenhospize explizit hin (vgl. EHo5, 388ff.; vgl. EHo7, 336ff.; vgl. KiHo2.1, 477ff.).

> *„Früher, als ich noch mein Diplom gemacht habe, da war es ja, zuerst hieß es in Phase eins, dann in zwei und heute ist es ja eher so ein Wechselspiel der Phasen, und die Phasen wechseln sich ab und dann kommt die eine wieder und dann ist es eher so eine spiralförmige Geschichte"* (EHo7, 336ff.).

> *„Also ich kann das auch bestätigen, dass es diese Phasen bestimmt gibt. Unterschiedlich lang, manchmal auch durcheinander, manchmal wiederholen sie sich, das kann man schon auf jeden Fall sagen"* (KiHo2.1, 477ff.).

Das Wissen um die verschiedenen Phasen und die daraus resultierenden Verhaltensweisen kann dem Personal jedoch helfen, sensibler mit dem Sterbenden umzugehen und sein Verhalten zu verstehen. Neben der Kritik, die Phasen nicht als starre Reihenfolge zu betrachten, scheint es für einige Mitarbeiter sowohl im Bereich der Kinder- und Jugendhospizarbeit als auch der Erwachsenenhospizarbeit zudem schwierig zu sein, die Phasen überhaupt zu erkennen und richtig zuzuordnen. Besonders dann, wenn eine Kommunikation über die Sprache nicht mehr gegeben ist.

„Naja, ich muss mal gleich sagen, also bei uns ist, also die Kinder können die Phasen (.) schwer, schwer deutlich machen, weil sie eben (..) keine verbalen Äußerungen machen können oder das eben, also die werden die auch haben, aber, aber man kann sie nicht so gut erkennen. Ich meine mit unseren Jugendlichen ist das kein Problem, wir haben also mehrere Jugendliche mit Muskeldystrophie, die eben im Geist völlig klar sind und da kommt schon, genau diese Phasen und alles und vor und zurück und Wellenhoch und Wellental und Wellenkamm, da kann man das gut beobachten. Bei den Kindern, die sich verbal nicht äußern können oder eben auch, das mit den Augen nicht machen können, ist es viel, viel schwerer, dort diese Phasen auszumachen, also (.) ja, weil das sehr schwierig ist" (KiHo12, 255ff.).

„Ja, das ist sicher so, aber eben bei den Kindern selbst, man kann so ein bisschen, manchmal denken ja, jetzt ist er vielleicht ein bisschen deprimiert, aber Kinder sind oft, glaube ich, nicht so, eher im Moment und auch die sterbenden Kinder" (KiHo13, 392ff.).

„Oder ich erkenne es vielleicht auch manchmal gar nicht so, manchmal reflektiert man vielleicht auch nicht so sofort, wo steht denn jetzt der andere. Zum Teil finde ich ja auch so schwierig, dass (.) bedingt durch die Krankheit oder auch durch längere Prozesse schon die Kommunikation ja oft auch nicht so grade ist, sondern immer irgendwie verrutscht [...]" (EHo3, 547ff.).

Das Modell von Kübler-Ross kann für das Personal jedoch einen Rahmen stellen, welcher das Erkennen, Einordnen und Erfassen der individuellen Verhaltensweisen des Sterbenden erleichtert. Das Wissen um mögliche auftretende Verhaltensweisen und die Sterbephasen bietet Sicherheit im Umgang mit dem Sterbenden und kann auf potenzielle Probleme Sterbender aufmerksam machen. Wie bereits angesprochen, ist allerdings auch entscheidend, dass die Pädagogen, ihre Beobachtungen nicht allein an einem festgelegten Kategoriesystem bewerten, sondern mit dem Sterbenden in Kontakt treten, um seine Bedürfnisse, seinen Unterstützungsbedarf und seine Befindlichkeiten abzuklären. Ob und wie dies in den verschiedenen Hospizen, abläuft wird im Folgenden dargestellt[27].

---

27 Die von Kübler-Ross (1977) beschriebenen Phasen können von den Pädagogen als ein Leitfaden für die Strukturierung pädagogischen Handelns gesehen werden. Sie stehen in Analogie zu dem für den Schulunterricht erforderlichen Artikulationsschemata. Jedes pädagogische Handeln bedarf eines Artikulationsschemas, dies gilt auch für die letzte Phase des Menschseins, welches durch diese wissenschaftliche Arbeit entfaltet wird. Für den Schulunterricht entwickelte unter anderem Heinrich Roth (1983) ein sechs Stufen Modell (1. Stufe Motivation, 2. Stufe Schwierigkeiten, 3. Stufe Lösungen, 4. Stufe Tun und Ausführen, 5. Stufe Einüben und Wiederholen, 6. Stufe Übertragung und Integration des Gelernten), in welchem er die Schritte des Lernens beschreibt und deren Bedeutung in den Vordergrund rückt (vgl. Roth 1983, 222ff.).

5.3.1 Phase 1: Nichtwahrhabenwollen

Sitzt der Schock beim Betroffenen so tief, dass er keine Sprache findet, jeglichen Kontakt meidet und nur noch starr und bewegungslos vor sich hinlebt, können auf die pädagogischen Mitarbeiter verschiedene Aufgaben zukommen. Die nachfolgende Tabelle gibt hierüber einen kurzen Überblick.

Tabelle 4: Zusammenfassende Darstellung Phase 1: Nichtwahrhabenwollen

Typische Merkmale	Beispiele typischer Äußerungen	Denkanstöße der Pädagogen
- geschockt - verleugnen - verdrängen	- ich fühle mich hilflos - ich kann es nicht glauben - ich denke immer wieder, das ist alles bloß ein Traum - ich bin wie gelähmt	- abwartendes, aktives Zuhören - Annahme und Akzeptanz - Zuwendung/Kontakt - Gesprächsbereitschaft signalisieren - nicht widersprechen - so nah wie möglich bei der Wahrheit bleiben

(Eigene Darstellung)

Die Ergebnisse der teilnarrativen Interviewbefragung zeigen, dass es für viele pädagogische Fachkräfte in der Phase des „Nichtwahrhabenwollen" wichtig ist, auf den Sterbenden zuzugehen und ihm die Bereitschaft zu signalisieren, über seine Gefühle oder die tödliche Diagnose sprechen zu dürfen.

> *„Ich denke, sie müssen drüber reden dürfen, man muss sie nicht vom Gegenteil überzeugen und jede Phase hat für denjenigen in dem Moment einfach auch Sinn"* (EHo8, 600ff.).

> *„Die Ablehnung auszuhalten und immer wieder trotzdem ansprechbar zu sein für die Sorgen, die damit verbunden sind"* (KiHo11, 385ff.).

> *„Das wirklich aktiv auch noch mal ansprechen und noch mal gucken, wieweit kann denn der andere die Türe aufmachen"* (EHo3, 493f.).

Dabei wird auch darauf hingewiesen, dass die Verleugnung des Sterbenden keineswegs gewaltsam von außen durchbrochen werden sollte, indem man dem Sterbenden beispielsweise immer wieder den medizinischen Befund darlegt und ihn auffordert, diesen doch endlich zu begreifen.

„[...] was ist denn da gewonnen, wenn ich dem Kind dann aber versuche, zwanghaft einzubläuen, es ist aber so. Also was gewinne ich denn dadurch? Ich hab recht, ja vielleicht. Ne, aber dem Kind geht es ja dadurch nicht besser" (KiHo1, 493ff.).

„[...] ich habe nicht den Ehrgeiz, [...] dem dann einzuprügeln, dass er das jetzt endlich akzeptiert, sondern es ist okay" (KiHo11, 378f.).

„Man muss halt den richtigen Zeitpunkt abwarten und wenn jemand nicht bereit ist, darüber zu reden, kann man es auch nicht aufzwingen, ja" (EHo5, 371f.).

Den Pädagogen ist es hingegen wichtig, die Verhaltensweisen des Sterbenden zu akzeptieren, wahrgenommene Widersprüche sollten nicht durchbrochen werden. Für sie gilt, den Sterbenden da abzuholen, wo er gerade steht. Dies kann auch bedeuten, dass die Situation seitens der pädagogischen Fachkräfte so stehengelassen und ausgehalten wird.

„Wir haben ja durchaus Leute und auch nicht so selten, [...] und die sagen wirklich bis sie sterben: „Und ich komm hier wieder raus. Ich trainiere, ich muss nur wieder essen, ich muss wieder kräftiger werden und dann komm ich hier wieder raus" und dann sterben sie. Also wirklich (..) und also ich persönlich finde auch, (.) wer bin ich so was, so eine Hoffnung zu zerschmettern [...] also ich fahr sehr gut damit, dass ich Dinge oft einfach stehenlasse. Dass ich die gar nicht kommentiere, also dass ich, wenn jemand sagt: „Ich komm hier wieder raus" und das ist völlig klar, die Person kommt nie wieder hier raus, also nicht lebend, (..) dann sag ich da gar nichts, also ich sag auch nicht: „Ja klar" nur weder das noch: „Ne, ne, ne, sie werden gar nicht raus kommen." Ich lasse das stehen" (EHo1, 684ff.).

„Der wollte, hatte sag ich mal mit seinem eigenen Tod nichts am Hut, der wollte wirklich lieber Computerspiele bis zum Schluss spielen (..). Ja, was machst du da, gar nichts, du lässt es [...]" (KiHo3, 509ff.).

„[...] ich denke die Psyche tut, was sie braucht. Und ich finde, man darf es auf keinen Fall jemandem verheimlichen und man darf auf keinen Fall jemanden davon ausschließen von diesen Erkenntnissen. Wenn aber jemand sich selbst konsequent davon distanziert, finde ich, darf das sein" (EHo6, 500ff.).

„[...] meine Haltung wäre aber dazu, wenn die Kinder oder die Jugendlichen mit mir nicht über dieses Thema in Kontakt treten wollen, dann dränge ich mich nicht auf, dann würde ich meine Arbeitsweise, über Beziehung zu arbeiten, verraten" (KiHo9, 415ff.).

Einige Mitarbeiter begegnen der Phase des „Nichtwahrhabenwollen" auch mit großer Vorsicht, da sie es in den Hospizen auch schon erlebt haben, dass ein Hospizgast das Haus wieder verlassen konnte, da er sich gesundheitlich entsprechend stabilisierte.

"Also das ist, da haben wir schon sehr, nicht sehr oft, nicht pausenlos und nicht ständig aber es ist doch so immer wieder und regelmäßig (...) allen Prognosen zum Trotz und auch aller Fachlichkeit zum Trotz, haben sich doch schon einige Patienten erholt. Also und ich meine, es wurde immer gesagt, dass es auf keinen Fall so eintreten wird (...) aber es ist dann doch. [...] eine ist zum Beispiel letztes Jahr an Weihnachten gekommen, von einem SAPV-Team reingedrängt mehr oder weniger, also da war wirklich von Tagen die Rede und die hat jetzt ein ganzes Jahr zu Hause, die ist wieder Fahrrad gefahren und so weiter" (EHo6, 178ff.).

"[...] ich würde sagen so fünf, sechs Mal im Jahr kommt das vor, dass Gäste auch wieder ausziehen. [...] ich sag mal so ein Beispiel mit einem akuten Nierenversagen und man rechnet eigentlich damit (.) dass der, also natürlich ist der maximal behandelt worden im Krankenhaus, aber nichts hilft mehr und es ist dann entschieden worden meinetwegen keine Dialyse mehr (.) und plötzlich kriegen die hier keine Medikamente mehr und erholen sich wirklich auch deswegen und plötzlich arbeitet die Niere wieder und sie sind dann plötzlich am falschen Ort" (EHo8, 192ff.).

Während einige Pädagogen die Phase des „Nichtwahrhabenwollen" stets stehenlassen und in einigen Fällen auch keine weiteren Impulse geben (vgl. EHo10, 362ff.), bemühen sich andere Pädagogen dennoch um Klarheit und Ehrlichkeit. Dies bedeutet jedoch nicht, dass das Sterben und der Tod dauerhaft thematisiert werden. Einige Fachkräfte begleiten in dieser Phase, scheuen sich aber nicht davor, das Sterben und den Tod beim Namen zu nennen, um eine persönliche Auseinandersetzung anzuregen. Dabei steht es allerdings jedem Sterbenden frei, inwieweit er mit dieser Ehrlichkeit umgehen möchte.

"Ich merke so für mich, es ist total gut und wichtig, die Frage auch in Klarheit zu stellen und das ist, hat glaube ich viel mit diesem, es eben „Nichtwahrhabenwollen" und was baue ich da an der Stelle für eine Brücke? Indem ich die Dinge mit Klarheit benenne, lasse ich dem anderen trotzdem auch den Freiraum zu sagen: „Und ich will sie mir nicht mit dieser Klarheit angucken." Aber ich kann die Klarheit geben und die kann, die macht glaube ich oft Mut (..), da auch wieder ein Stück näher heranzurücken oder auf dem Weg auch wieder ein Schritt nach, weiter zu gehen, den Dingen ins Auge zu sehen sozusagen" (EHo4, 445ff.).

"[...] ich muss sie da abholen, also man muss ehrlich bleiben, man muss auch sagen: „Okay wir kennen den Ablauf", wir kennen ja oft auch Kinder mit ähnlicher Erkrankung. Ich muss das Verständnis aufbringen, dass es was Unglaubliches ist, was diese Familie getroffen hat und dass ich sie gerne auch in dem Unglaublichen lassen würde, aber sie wären ja auch nicht bei uns, wenn sie nicht eine lebenslimitierende Erkrankung haben und drum sage ich: „Also, ich denke, ich wünsche alles und wie lange ihr Weg sein kann", man kann schauen, wie lange ihr gemeinsamer Weg positiv ablaufen kann und kann erzählen von Familien, die eben jetzt diesen Sprung geschafft haben [...]" (KiHo4, 495ff.).

„Wir hatten mal einen Jugendlichen hier, der uns ganz am Anfang gesagt hat: „Keine Gespräche über den Tod. Ich lebe und ich will das nicht." Und dann habe ich gesagt: „Aber du weißt schon, dass deine Krankheit zum Tod führt?" „Das weiß ich, aber ich möchte darüber nicht sprechen." So (..) und dann haben wir das akzeptiert" (KiHo5, 314ff.).

Aktives Zuhören, ein entgegengebrachtes Verständnis, das Signalisieren von Gesprächsbereitschaft, das Mitgehen oder Stehenlassen dieser Situation sowie Ehrlichkeit und Klarheit nehmen für die interviewten Pädagogen in der Phase des „Nichtwahrhabenwollen" eine hohe Bedeutung ein. Aus pädagogischer Sicht können diese Verhaltensweisen des pädagogischen Personals, dem Sterbenden zudem helfen, seine Diagnose und die damit verbundene Auseinandersetzung des begrenzten Lebens selbst zu erkennen (Unterrichtsprinzip der Selbsttätigkeit (vgl. Kapitel 8.2.2)). KiHo12 versucht beispielsweise an das bereits vorhandene Erfahrungs- und Wertebewusstsein des Sterbenden anzuknüpfen, indem sie auf Hochs und Tiefs im Leben des Sterbenden hinweist. Hierdurch verhilft sie dem Sterbenden Geltungsansprüche zu prüfen und das bisher Gelernte auf seine aktuelle Situation zu beziehen.

„[…] Es ist immer möglich, auf Unterschiede (..) im Leben hinzuweisen, also auf Hochs und Tiefs. Und (.) da kann man schon sagen: „Ja, es geht dir gut und genieß das und das ist so gut, dass es dir gut geht und wenn du das andere jetzt nicht hören willst, ist das auch völlig in Ordnung, aber das wird auch kommen" so. Also dass man das nicht jeden Tag sagt, also ich bin dafür, das einmal klar zu sagen […]" (KiHo12, 270ff.).

EHo9 probiert hingegen die Selbsttätigkeit des Sterbenden durch Ehrlichkeit und geschicktes Fragen anzuregen.

„(..) Ich kann mich an eine Situation erinnern, wo ich das wirklich habe stehen lassen. Das war ein älterer Herr, der (..) wusste, wie krank er ist und dass er den nächsten Sommer nicht mehr erlebt. Aber es war so ein Tag, da ging es ihm richtig gut und er saß im Bett und strahlte mich an und sagte: „Meine goldene Hochzeit nächstes Jahr, die schaffe ich noch." Und dieser Blick sagte mir, rede mir das jetzt nicht aus. Dann sagte ich: „Das wünsche ich Ihnen, dass Sie das schaffen." Also das zu sagen: „Stimmt nicht, werden Sie nicht schaffen", das würde ich auch niemals so tun. […] Ich bemühe mich immer um Ehrlichkeit, […] Dieses: „Ich wünsch Ihnen das" oder wenn mir jemand sagt: „Ich werde wieder gesund" dann sage ich: „Ich würde es Ihnen wünschen." Und frag dann eher nach dem Körpergefühl: „Was meinen Sie denn?" oder „Was meint Ihr Körper denn dazu, wenn Sie so gucken, was sich getan hat in der letzten Zeit?". Manchmal hat man Glück und jemand geht noch mal darauf ein oder er blockt ab und will nicht, dann ist es so. Aber ich versuche da schon irgendwie (..) so ein bisschen dahinterzugucken" (EHo9, 368ff.).

Dem Sterbenden werden von dieser Mitarbeiterin seine Hoffnungen und Wünsche nicht genommen. Durch gezielte Rückfragen seitens der pädagogischen Fachkraft über das Körpergefühl, erhält der Sterbende die Möglichkeit, sich in selbsttätiger Weise mit seiner aktuellen Situation auseinanderzusetzen und weiter daran zu arbeiten. Auf den Sterbenden wurde eingegangen, er wurde in seinem Menschsein und in seinen Fähigkeiten anerkannt. An dieser Stelle ist darauf hinzuweisen, dass das genannte Beispiel der Pädagogin auch in die Phase der Verhandlung geordnet werden könnte, jedoch in diesem Fall als Nichtwahrhabenwollen angesehen wurde. Wie bereits erwähnt, scheint eine klare Zuordnung der Phasen vor diesem Hintergrund schwierig.

Auch die Aufrechterhaltung der Hoffnung sowie das Bauen von Brücken spielen in der Arbeit der Pädagogen eine entscheidende Rolle. Einige pädagogische Mitarbeiter heben hervor, dass es für sie zudem wichtig sei, zu schauen wie unter dem Bewusstsein, dass die Lebenszeit begrenzt sei, die übrige Zeit noch gut genutzt werden kann, ohne dass die Hoffnung des Sterbenden verloren gehe.

„(..) Wenn das so wäre, wenn ich es mitbekommen würde, dann würde ich dem Kind signalisieren, dass ich das verstehen kann, dass das Kind das nicht hören möchte, dass es bald sterben wird, dass es aber leider für diese Erkrankung keine Heilung gibt. Aber ich würde auch versuchen, diesem Kind trotzdem noch so Hoffnung zu geben, indem ich dann vielleicht sagen würde: „Aber wir tun alles dafür, dass es dir möglichst lange gut geht oder dass wir noch ganz viel Schönes zusammen erleben können" [...]" (KiHo5, 305ff.).

„[...] ich versuche halt irgendwie zu gucken, wie tickt derjenige in Anführungsstrichen und nehme vielleicht Wortwendungen oder Interessen, die derjenige hat, als Brücke, um es halt darüber zu erklären beziehungsweise Hilfestellung zu geben" (EHo5, 416ff.).

„So also eher zu, trotzdem zu schauen wie unter dem Bewusstsein, dass die Zeit begrenzt ist, wie können wir trotzdem diese Zeit irgendwie noch mal gut hinkriegen, aber ich würde ihm jetzt nicht diesen Glauben nehmen, dass das noch mal wird" (KiHo1, 501ff.).

„[...] die Hoffnung ist in Ordnung, die Hoffnung darf man auch behalten. Und ich denke mal, fast alle haben die Hoffnung, dass ein Wunder passiert und sie wieder gesund werden. Und ich glaube, das ist ein Schutz des Körpers, einfach die Situation auch auszuhalten, dass man nicht verrückt wird und von daher finde ich es durchaus in Ordnung" (EHo7, 350ff.).

Neben der Aufrechterhaltung der Hoffnung gewinnen auch die Beziehung und das Vertrauen, welches die Sterbenden und ihre Familienangehörigen zu den pädagogischen Fachkräften haben, sowohl in der pädagogischen Arbeit als auch in der Phase des Nichtwahrhabenwollen an Bedeutung. KiHo8 weist darauf hin, dass bei vielen Familien erst nach regelmäßigen Besuchen und einem über längere Zeit aufgebauten Vertrauen, Gespräche über den Tod und das Sterben stattfinden (vgl. KiHo8, 420ff.). Und auch bei weiteren Pädagogen finden Gespräche, in denen über das Sterben und den Tod gesprochen wird, in den meisten Fällen nur dann statt, wenn eine Beziehung zu den pädagogischen Fachkräften hergestellt wurde (vgl. EHo1 694ff.; vgl. EHo5, 403ff.). Die Beziehungsebene zwischen den Sterbenden und den Pädagogen nimmt vor diesem Hintergrund in der Hospizarbeit eine bedeutende Rolle ein. Für EHo6 hängt die Finalbegleitung durch die Pädagogin sogar von der aufgebauten Intensivbeziehung ab.

> *„Also von daher gibt es da wirklich welche, die kennen mich dann gar nicht und dann gibt es welche, die kennen mich gut und intensiv. Und wenn ich sie gut und intensiv kenne, dann gehe ich rein [...]"* (EHo6, 525ff.).

EHo6 hebt zudem hervor, dass es für sie hilfreich sei, das Leben des Sterbenden einmal genauer zu betrachten. Vieles, was dem Menschen unrecht erscheint, was er sich selbst nicht aktiv herbeigewünscht hat, womit er sich nicht auseinandersetzen möchte, versucht er immer wieder auf später zu verschieben. Im Fall einer lebensbedrohlichen Erkrankung gibt es aber kein später, denn später ist der Tod. Zudem kommt es aufgrund des medizinischen Fortschrittes nicht selten vor, dass auch im Leben eines erwachsenen Menschen noch keine direkten Erfahrungen mit dem Sterben und dem Tod gemacht wurden.

> *„Also ich habe den Eindruck, dass es doch unglaublich viel mehr mit dem zu tun hat, was jemand in seinem Leben, wie weit jemand mit seinem Leben sich geistig mit bestimmten Möglichkeiten auseinandergesetzt hat. Wir haben hier ja wirklich Leute, die sind 85 und die haben noch nie darüber nachgedacht, dass es sein könnte, dass der Partner stirbt oder die haben auch noch nie einen Verlust erlebt in ihrem Leben und mir scheint es, also ich weiß natürlich nicht, ich bin ja selbst nicht am Ende, aber mir scheint es doch so, dass eben eine gewisse, also Vorausschau und eine gewisse antizipierte Auseinandersetzung mit diesen Themen in jedem Fall hilfreich ist [...] Und ich glaube, dass es eben viel von diesen Faktoren abhängt, also was jemand irgendwie überhaupt so aus sich, aus seinem Leben so, aus seiner Weltsicht so gemacht hat [...]"* (EHo6, 698ff.).

Auch KiHo10 begegnet den Sterbenden und ihren Familien mit der Haltung, dass eine frühzeitige Auseinandersetzung mit der Endlichkeit hilfreich sei, um im Ernstfall auf gelernte Verhaltensweisen zurückgreifen zu können.

> *„[...] das sind negative Dinge, das macht betroffen, das (..) tut weh und (.) oftmals ist es einfacher, das zu verdrängen (..) aber wenn es dann soweit ist, dann ist es umso schwerer damit umzugehen. Und genau das ist im Prinzip auch das, was (..) was unsere Haltung auch ist. Je eher man sich damit auseinandersetzt, desto leichter ist es im Ernstfall. Also es ist immer schwer, aber desto einfacher wird es im Ernstfall damit umzugehen, weil man ja schon mit Familienmitgliedern darüber sprechen konnte, die wissen genau, was man möchte, nach dem Tod oder vor dem Tod schon, in der Sterbephase, was einem gut tut und (..) so selbstbestimmt auch zu sterben, ja"* (KiHo10, 129ff.).

Die Haltung der pädagogischen Mitarbeiter gewinnt vor diesem Hintergrund an hoher Bedeutung. Denn nicht alle Hospizgäste kommen sortiert und reflektiert in ein Hospiz, um ihre letzte Lebensphase zu vollenden. Je nachdem, welche Erfahrungen der Sterbende mit der Endlichkeit des Lebens gemacht hat, wie intensiv er sich bereits zuvor in seinem Leben damit auseinandergesetzt hat und welche Haltung auch sein Gegenüber zum Sterben und Tod hat, spielt für die Auseinandersetzung des Sterbenden mit seinem Tod eine beachtliche Rolle.

> *„(…) Ich glaube, tatsächlich ermutigend ist oft schon unsere Haltung zu dem Thema gegenüber, also dass bei uns Sachen ausgesprochen werden dürfen und dass das Gegenüber nicht erschreckt […]"* (KiHo7.2, 280ff.).

> *„Wir haben hier eine relativ lange Phase gehabt wo, (.) wo wir auch eine Scheu hatten, das anzusprechen (.), weil das immer auch persönliche Auseinandersetzung mit eigenen Erlebnissen bedeutet und auch eigenen Perspektiven bedeutet. Und mittlerweile ist es so, ich würde sagen, dass schon der sehr große Teil des Kollegenkreises das auch als Chance sieht und auch mutig ist, mit Jugendlichen darüber zu sprechen. […] Also Mut zu machen, darüber zu sprechen und auch erst mal überhaupt einen Raum zu bieten, wo auch Tränen fließen dürfen und, (..) und auch erst mal gehört wird, was denn da überhaupt auf dem Herzen liegt, so. Also das ist wirklich erst mal auch da, es ist immer wieder die Haltung oberstes Gebot"* (KiHo10, 355ff.).

> *„Also dann merkt man ganz gut, dass die Kinder auch spüren, ob der Gesprächspartner dem Gespräch gewachsen ist oder nicht […]"* (KiHo7.2, 375ff.).

Die Zitate verdeutlichen die Notwendigkeit, dass auch das Personal mit seiner eigenen Sterblichkeit im Reinen sein muss, wenn es die Verleugnungstendenzen des Sterbenden nicht weiter unterstützen möchte. Denn der Sterbende erkennt, ob sein Gegenüber eine Brücke zwischen der Sonnenseite und der Schattenseite des Lebens bauen kann, oder ob der Pädagoge selbst von Angst umgeben ist.

Zusammenfassend lässt sich festhalten, dass die pädagogischen Fachkräfte in der Phase des Nichtwahrhabenwollen ihre Aufgaben unter anderem darin sehen, dem Sterbenden Gesprächsbereitschaft zu signalisieren, Verständnis aufzubringen, dem Sterbenden nichts aus- beziehungsweise einreden zu wollen und jegliche Stimmungsschwankungen auszuhalten. Von einigen Pädagogen wird die Phase jedoch auch stehengelassen, akzeptiert und nicht weiter daran gearbeitet, der pädagogische Aspekt kommt in diesen Fällen daher zu kurz.

5.3.2 Phase 2: Zorn

Während seines Sterbeprozesses können sich beim Sterbenden auch eine Reihe ambivalenter Gefühle anbahnen, die ihren Weg nach außen suchen. Die Auflehnung gegen das eigene Schicksal und die Tatsache, dass das, was für die Zukunft geplant war, nicht mehr umgesetzt werden kann, kann im Sterbenden Zorn und eine angstvoll aggressive Anspannung entstehen lassen.

Tabelle 5: Zusammenfassende Darstellung Phase 2: Zorn

Typische Merkmale	Beispiele typischer Äußerungen	Denkanstöße durch Pädagogen
- wütend - ärgerlich - zornig - kritisch - nörgelnd - weist Schuld zu	- warum gerade ich? - warum muss ich das alles aushalten? - alles geht mir auf die Nerven!	- verständnisvolle Zuwendung - nichts persönlich nehmen - aktives Zuhören - Gefühle und Angstzustände wahrnehmen und behutsam ansprechen - dem Sterbenden zeigen, dass seine Gefühle verstanden werden

(Eigene Darstellung)

Einige Pädagogen berichten, dass es nicht selten vorkomme, dass der Hospizgast das Personal zum Objekt seiner realen Wut mache. Bei manchen Mitarbeitern entsteht so der Eindruck, dass dem Sterbenden nichts recht gemacht werden könne und dieser immer wieder weitere Ansprüche stelle.

> *„Das finde ich eine ganz spezielle Phase [...], so weil da merken wir oft, da wird so die Wut und der Zorn gegen alle gerichtet, irgendwie kann dann keiner etwas recht machen, so ungefähr"* (EHo5, 422ff.).

Dieses Verhalten des Sterbenden kann, wie die Auswertung der Interviews zeigt, eine große Belastung für die Umgebung darstellen und in einigen Fällen Verärgerung und Verunsicherung bei den Fachkräften hervorrufen. Nicht selten hat dies zur Folge, dass dem Sterbenden in dieser Phase nicht immer die nötige Aufmerksamkeit geschenkt wird. In einigen Fällen geht es sogar so weit, dass die Kontaktpersonen den Zorn des Sterbenden als eine persönliche, gegen sie gerichtete Ablehnung empfinden und letztendlich mit dem Rückzug reagieren.

> *„Weil die sind manchmal wütend und lassen die Wut an einem aus und dann haben wir hier auch Kolleginnen, die das persönlich nehmen, die dann ein Thema damit haben"* (EHo1, 736ff.).

"Es ist natürlich, dass es was mit mir macht, wenn jemand eben mit diesen negativen, also weil, man versucht ja oder es ist ja so ein Ideal, dass eben alles bei uns willkommen und erlaubt und so weiter sein soll, aber natürlich stößt man an seine Grenzen, wenn jemand zu unausstehlich ist (...). Das ist ganz schwer für mich, ich kann ganz schwer aushalten, wenn jemand so hadert" (EHo6, 762ff.).

"Und entweder man kann das aushalten und wächst da rein oder es bleibt halt für einen selber ein Problem" (KiHo6.2, 524f.).

Dabei wird von einigen pädagogischen Mitarbeitern hervorgehoben, dass es wichtig sei, die ambivalenten Gefühle nicht auf sich selbst zu beziehen. Denn dies führe dazu, dass der ohnehin schon verzweifelte Sterbende nun auch noch vielfach das Gefühl der Einsamkeit zu bewältigen habe. Für einzelne Pädagogen ist die eigene Reflexion in solch einer Situation daher eine unabdingbare Voraussetzung. Auch wenn der Eindruck entsteht, dass dem Sterbenden nichts recht gemacht werden kann und dieser mehrfach weitere Ansprüche stellt, vergegenwärtigen sich diese Mitarbeiter immer wieder, dass es nicht um sie geht, sondern dass der Sterbende ein Bedürfnis signalisiert, beachtet und nicht vergessen zu werden.

"Aber ich finde es extrem wichtig, dass jeder dann für sich weiß, ich nehme das nicht persönlich und ich bin für die Person da und versuche das aufzufangen [...]" (EHo1, 745ff.).

"Also, klar zu haben, dass es nicht meine Person ist, um die es geht, dass es nicht gegen mich gerichtet ist, das etwas ist, was für den Menschen einfach jetzt auch so sein muss [...]" (EHo2, 443ff.).

"Das ist der Unterschied zwischen professionell, also zugeben, dass ich die Gefühle habe, aber auch sagen, es hat eigentlich nichts mit mir zu tun" (KiHo2.1, 531f.).

"Das nicht persönlich nehmen, wenn es auch gegen einen selbst gerichtet ist, [...] Das nicht persönlich nehmen, das auszuhalten und trotzdem immer wieder die Hand, ja die Hand ausstrecken oder zeigen, dass man sich hiervon jetzt nicht abschrecken lässt, sondern dass man weiterhin da sein wird" (KiHo11, 397ff.).

EHo8 erwähnt außerdem, dass sie es auch als ihre Aufgabe sehe, in solchen Situation das Pflegepersonal mit in den Blick zu nehmen und gegebenenfalls zwischen dem Gast und den Pflegepersonen zu vermitteln und mit einem anderen Blick auf bestehende Konflikte und mögliche Verhaltensweisen der Sterbenden hinzuweisen (vgl. EHo8 442ff.).

Neben der Notwendigkeit, den Zorn und die ambivalenten Gefühle des Sterbenden nicht persönlich zu nehmen, weist EHo10 zudem darauf hin, dass die eigene Reflexion für sie auch bedeute, zu schauen, ob sie für den Sterbenden in dem Moment auch das richtige Gegenüber sei und diese Situation mittragen könne, oder ob es eine andere Person als Gegenüber brauche (vgl. EHo10, 395ff.).

Um ansatzweise zu verstehen, weshalb der Sterbende sagt, was er sagt, ist es für den Großteil der interviewten pädagogischen Fachkräfte zudem entscheidend, sich in die Situation des Betroffenen hineinzuversetzen, Verständnis aufzubringen und seine ambivalenten Gefühle und Zornausbrüche zu akzeptieren. Denn diese ermöglichen dem Sterbenden, seine emotionale Last ein wenig zu reduzieren.

> *„[...] also pädagogischer Auftrag für mich, die Leute so nehmen, wie sie in dem Moment sind und damit umgehen und dass das es sein darf"* (EHo1, 754f.).

> *„[...] den absoluten Verlust von, (4sek.) wie soll ich sagen, also dieses Selbstwertgefühl, das ja auch ein Jugendlicher hat für seinen Körper und für seine Ausscheidungen, wenn das einfach alles so dahin geht [...] Das so ganz zu verlieren und einfach mit klarem Geiste da so zu sein und dass dann da eine Aggression aufkommt, kann ich gut verstehen"* (KiHo3, 530ff.).

> *„[...] immer Raum für all ihre Gefühle zu lassen, also das ist für mich das Wichtigste. Hier soll jeder Mensch, der hier im Haus ist, seine Gefühle rauslassen dürfen, das können Tränen sein, das kann Wut sein, das kann alles sein, und da wirklich denen den Raum geben, ihr dürft das und ihr dürft das hier raus lassen und das ist für mich das Wichtigste und das A und O, dass sie das eben dürfen und können"* (KiHo8, 438ff.).

> *„Also ambivalente Gefühle dürfen ihren Raum haben, auch wenn es herausfordernd ist. Wir versuchen Umgebungssituationen oder Umstände zu schaffen, in denen ambivalente Gefühle einen Ausdruck finden können"* (KiHo9, 434ff.).

Erkennt die pädagogische Fachkraft, dass sich die Wut nicht auf sie selbst bezieht, kann auch auf Aussagen wie: „Mir geht es fürchterlich, du bist keine Hilfe", verständnisvoller eingegangen werden, indem die Pädagogen nicht mit Vorwürfen reagieren, sondern den Sterbenden gezielt darauf ansprechen, was ihn beschäftigt: „Was alles macht es so fürchterlich für dich?" „Was macht dir am meisten Mühe?" „Es ist nicht leicht für dich, wovor hast du am meisten Angst?" Die Antworten, die der Sterbende auf diese Fragen gibt, fördern zudem den Dialog und gestatten dem Sterbenden über seine Gefühle zu sprechen.

Die Ergebnisse zeigen in diesem Zusammenhang, dass unter anderem KiHo5 und EHo9 mit den Sterbenden in einen Dialog treten und versuchen, die Ambivalenzen zu verbalisieren. Dabei geht es den Interviewten nicht darum, den

Sterbenden zu überreden oder zu drängen. Im Dialog ermöglichen sie, dass sich der Hospizgast dem fügt, was er selbst erkannt und als sinnvoll erachtet hat.

> *„Oder aber auch mal einem Kind zu sagen: „Ich sehe, da ist jetzt mit dir gar nicht drüber zu verhandeln, was können wir stattdessen tun?" „Was würde dir jetzt helfen in dieser schwierigen Situation, in der du gerade bist?" (.) und manchmal kommt dann: „Lass mich einfach in Ruhe." Das kann ich gut akzeptieren, das können wir alle, denke ich, ganz gut. Oder manchmal kommt auch: „Ich will raus", oder: „Ich will Fernsehen", oder: „Laute Musik hören"[...]"* (KiHo5, 236ff.).

> *„[...] einfach zu spüren: „Sie sind in letzter Zeit so unzufrieden, man kann Ihnen gar nichts recht machen, irgendwie gelingt es uns nicht, so für eine Ruhe bei Ihnen zu sorgen. Ich hab das Gefühl, da tobt Wut" und dann wenn ich das richtige Gespür hab und derjenige sagt: „Ja, können Sie aber auch laut sagen" dann sage ich: „Was genau ist es denn?" Also, ein Versuch in der Form, da auch hinterzugucken [...]"* (EHo9, 401ff.).

Der Dialog ermöglicht sowohl dem Sterbenden als auch dem pädagogischen Mitarbeiter, sich prinzipiell im Lehren und Lernen an die Vernunft zu binden und sich in „sachlicher Argumentation und ethisch begründeter Motivation an die Wahrheit und das Gute zu binden und es „stückwerkhaft" hervortreten zu lassen" (Rekus/Mikhail 2013, 204). Zudem kann der Dialog als ein Ventil gesehen werden, durch das der Sterbende lernt, mit seiner Situation umgehen zu können. Der Sterbende erfährt durch die pädagogischen Fachkräfte, dass das Hospiz ein Ort ist, an dem alle Gefühle ihre Berechtigung haben und ausgelebt werden dürfen.

> *„[...] zu sagen: „Ja, das ist ein Gefühl, was absolut zulässig ist, was man auch so kommunizieren darf und was auch sein Ventil braucht"[...]"* (KiHo1, 523f.).

> *„(..) Ja, kurz gesagt, alles darf sein"* (KiHo10, 379).

Einige Pädagogen weisen außerdem darauf hin, dass es durchaus hilfreich sein kann, im Dialog den Sterbenden dazu zu ermutigen, sich an seine eigene Lebensgeschichte zu erinnern und ihm mit einer großen Offenheit und Neugier für sein Leben zu begegnen.

> *„[...] ein Stück Biographie bezogen auch zu schauen, was ist das für ein Mensch? Was sind einfach auch Werte in seinem bisherigen Leben (.) gewesen [...]"* (EHo4, 458ff.).

> *„[...] dann ist es auch ganz gut, wenn man auch viel über das Leben mit den Leuten erzählt, was die so erlebt haben und erfahren haben und dass man die Sachen einfach wieder aufgreifen kann. Das dann so: „Ja, stimmt, ich hatte es ja schon ganz gut" oder ja"* (EHo5, 242ff.).

> *„Die Gäste müssen im Grunde die Möglichkeit haben oder so erlebe ich das (...), also sehr viel über ihren Lebensweg noch mal zu sprechen, ihr Leben noch mal zu reflektieren und (.) so ein Stück weit Frieden schließen mit ihrem Weg, den sie gegangen sind. Manchmal tauchen dann Dinge auf, wo sie nicht zufrieden mit sind, wo man vielleicht auch gucken kann, was kann soziale Arbeit da leisten, um zum Beispiel noch mal Angehörige zusammenzubringen, um Gespräche zu führen, irgendwas aufzulösen"* (EHo8, 263ff.).

Vereinzelte Pädagogen greifen die Lichtpunkte im Leben des Sterbenden auf, ohne dabei die dunklen Zeiten wegzureden. Sie bieten dem Sterbenden die Auseinandersetzung und Reflexion seines eigenen Lebens. Gerade für ältere Menschen kann dies die Vergewisserung bedeuten, dass ihr Leben einen Sinn gehabt hat. Ebenso kann das pädagogische Personal dadurch auch an dem bereits vorhandenen Erfahrungs- und Wertebewusstsein des Sterbenden anknüpfen. Die wiedergewonnenen Erinnerungen können dem Sterbenden zeigen, wie er bereits mit früheren Krisen umgegangen ist (Unterrichtsprinzip Anschaulichkeit (vgl. Kapitel 8.2.1)).

> *„So ein Stück Lebensbilanz zu ziehen, zu schauen was ist denn gewesen, was sind denn Dinge, auf die ich mit Stolz, mit Freude, mit Traurigkeit, mit (.) Enttäuschung, mit ungestillter Sehnsucht, mit Glück, also da ist ja auch die ganze Bandbreite da"* (EHo4, 250ff.).

> *„[...] für manche ist es hilfreich zu gucken, jeder hat ein Leben schon gelebt und was ist wahr, [...] keiner kommt hierher und hat nicht schon Leid erfahren, auch vorher in irgendeiner Form oder Trauer oder Verlust oder Ängste und jeder hat die überwunden und das war und jetzt ist er hier, jeder immer, meistens ist man sich auch gar nicht bewusst, wie man es schafft und das Zurückblicken oder das Nachsinnen, wer oder was hat mir da vielleicht auch geholfen. Festzustellen, es gab immer Beistand in Personen und auch jetzt sind sie da oder man [hat] Dinge schon immer alleine gemacht und hat sie immer alleine geschafft und dass das eine Leistung ist, darüber sind sich manche gar nicht im Klaren, also das schon immer Lebensleistungen waren, und dass es jetzt um eine letzte geht, wo man eigentlich, wenn man sagen muss 30, 40, 50, 60 Jahre schon immer geschafft, geschafft, geschafft immer geschafft, warum sollte ich die jetzt nicht schaffen, auch wenn sie Angst macht, weil es um etwas geht, wo es, wo es keine Erfahrungen bei niemandem gibt und es aber zum Leben dazu gehört und das haben alle anderen auch schon geschafft, die gestorben sind"* (EHo2, 549ff.).

EHo2 schafft eine Situation und lenkt die Hoffnung auf etwas hin, was der Sterbende für sich selbst überprüfen kann. Der Sterbende erhält so die Möglichkeit, sich zu überlegen, welchen Wert das Lösen dieser Aufgabe für ihn hat (Unterrichtsprinzip Anschaulichkeit (vgl. Kapitel 8.2.1)) (vgl. EHo2, 475ff.).

Die Ergebnisse zeigen auch, dass in den Hospizen auf verschiedene Methoden zurückgegriffen wird, um den ambivalenten Gefühlen Ausdruck zu verleihen. Dabei wird wie bereits in Kapitel 5.2 erwähnt, auch hier durch die Auswertung ersichtlich, dass die Methodenvielfalt in den Kinder- und Jugendhospizen um einiges höher ist als in den Erwachsenenhospizen. Während in den meisten Erwachsenenhospizen die Gefühle verbal über Gespräche und den entstehenden Dialog ausgedrückt werden, sofern dieser stattfindet, greifen die Pädagogen in den Kinder- und Jugendhospizen gerne auch auf gestalterische pädagogische Begleitmaßnahmen zurück.

KiHo1 bestärkte den Sterbenden beispielsweise seine Wut und seinen Zorn zum Ausdruck zu bringen, indem gemeinsam Totenmasken gebastelt wurden und dieser Vorgang durch den Pädagogen adäquat begleitet wurde. Durch diese Methode hatte der Hospizgast die Möglichkeit, seinen Zorn auszudrücken (vgl. KiHo1, 526ff.). KiHo3 malt mit den Sterbenden nasse Bilder, die im Anschluss verbrannt werden können, um dem Zorn einen Ausdruck zu verleihen (vgl. KiHo3, 563ff.). KiHo4 schaut, ob es für das Kind hilfreich ist, in seiner Wut und seinem Zorn etwas kaputt zu machen (vgl. KiHo4, 539). Hingegen schaffen KiHo8, KiHo9, KiHo11 und KiHo12 für die Kinder und Jugendlichen eine Umgebung, in denen die ambivalenten Gefühle auch durch körperliche Aktivitäten ausgedrückt werden können. Dies geschieht unter anderem, indem das Kind beispielsweise auf einen Boxsack oder andere Dinge schlägt, Gegenstände wirft, seine Wut an einem Wutball auslässt und sich körperlich austobt, sofern es dazu in der Lage ist (vgl. KiHo8, 447ff.; vgl. KiHo9, 435ff.; vgl. KiHo11, 405ff.; vgl. KiHo12, 287ff.). Den pädagogischen Mitarbeitern ist es dabei wichtig, dass die sterbenskranken Kinder und Jugendlichen jederzeit die Möglichkeit erhalten, ihre Gefühle zum Ausdruck zu bringen. Die Gefühle gilt es auszuhalten, zu akzeptieren und zu begleiten. Treten allerdings Gefahren für andere Personen auf, oder macht ein Kind in seinem Zorn jegliche Dinge kaputt, werden den Kindern und Jugendlichen auch klare Grenzen von den Pädagogen gesetzt (vgl. KiHo1, 523ff.; vgl. KiHo2, 505ff.; vgl. KiHo5, 337ff.).

Beim Blick auf die Arbeit in den Erwachsenenhospizen wird ersichtlich, dass die ambivalenten Gefühle zum Großteil über Gespräche ausgedrückt werden. Den Pädagogen ist es wichtig, dass der Sterbende mit seinen Ambivalenzen, seiner Wut und seinem Zorn verstanden wird. Dies geschieht unter anderem, indem die Pädagogen die Gefühle des Sterbenden widerspiegeln.

> *„[...] dieses Gefühl ansprechen und das auch aushalten [...] diese Validation, das Gefühl was da ist, das widerspiegeln. Das Gefühl und dann kommt man oft zu so einer Stimmung oder zum Thema, was dann wieder auch so eine Erleichterung verschafft und auch ein Ventil öffnet [...]"* (EHo1, 739ff.).

> *„[...] da würde ich dann auch sagen: „Hey du, ich kann verstehen, dass du jetzt wütend bist" mit spiegeln also zu arbeiten"* (KiHo4, 537f.).

Das Widerspiegeln der Situation und die Gespräche helfen dem Sterbenden, mit seinem Zorn umgehen zu können. Zudem haben die Hospizgäste in allen Häusern jederzeit das Recht, ihre Wut auch auszulassen, wenn gewisse Grenzen dabei nicht überschritten werden und das Personal weiterhin mit Respekt behandelt wird. KiHo2.1 und EHo2 ist es dabei auch wichtig, den Sterbenden nicht immer mit Samthandschuhen und größter Rücksichtnahme zu begegnen, sondern ihm als Gegenüber auch klar zu sagen, dass man selbst diese Situation gerade nicht aushalten kann und zu einem späteren Zeitpunkt wieder komme (vgl. EHo2 448ff.; vgl. KiHo2.1, 501ff.).

Drückt sich die Wut bei den Sterbenden hauptsächlich durch Gespräche aus, schaut EHo10 zudem, ob es noch etwas anderes braucht, als nur das Verbalisieren der Wut.

> *„[...] halt auch zu gucken, braucht es etwas anderes als das Sprachliche, um die Wut gerade irgendwo kanalisieren zu können? Und das kann ein Boxsack sein, es kann das Kissen im Bett sein, wo er reinhauen kann, ja, da auch reinzuspüren, zu gucken"* (EHo10, 409ff.).

Und auch EHo2, die mit dem Ausagieren von Gefühlen bislang zwar keine Erfahrungen gemacht hat, bietet den Sterbenden aber gelegentlich die Möglichkeit, ihren Zorn auszudrücken, indem die Sterbenden ihre Hand halten und fest daran drücken können.

> *„[...] ja dass also Hände halten und drücken, dass das was ist, was hilft. Also wo man über Druck natürlich etwas los wird und gleichzeitig ist es aber etwas, wo man Sicherheit bekommt und wo man eine Berührung hat auch, also die Erfahrung hab ich dann eher. Also über Festhalten, Festdrücken oder wenn Schmerzen sind, drücken"* (EHo2, 467ff.).

Während es in vielen Häusern konkrete Ideen und Methoden gibt und die pädagogischen Fachkräfte viel mit ambivalenten Gefühlen arbeiten, erwähnt EHo3 hingegen, dass es ihr oftmals auch an konkreten Ideen und deren Umsetzung fehle und es ihr nur selten gelinge, Brücken zu bauen, um eine Auseinandersetzung dennoch anzuregen (vgl. EHo3, 633ff.). Und auch KiHo6.1 weist darauf hin, dass er solche Ambivalenzen in seiner täglichen Arbeit im Hospiz bisweilen nicht erlebt habe.

> *„Das habe ich selber halt gemerkt, dass diese Anfangsphase vom Hospiz so dynamisch war, dass man erst mal warten muss, bis alles sich so ein bisschen ruckelt, und dann vielleicht auch wieder Muße hat zu sagen: „Was könnte das denn geben, was können wir denn auch entwickeln, wo man noch mal Hilfestellungen gibt"[...]"* (EHo3, 511ff.).

> *„Also Wut, Zorn gibt es eigentlich, erlebt man selten. Eigentlich gar nicht. So traurig schon mal so ein bisschen, also der eine Junge, der ist vielleicht zwölf, der ist schon mal ein bisschen traurig, weil er seine Mutter vermisst, so. Der war letztes Mal alleine hier und dann*

> *telefoniert er schon mit seinem Vater, mit seiner Mutter und mit seiner Tante, aber so richtig, also aufs Thema Tod oder Krankheit bezogen habe ich so noch nicht erlebt, dass jemand irgendwie wütend oder traurig oder sauer ist oder so (..) ja"* (KiHo6.1, 489ff.).

Zusammenfassend lässt sich festhalten, dass die meisten pädagogischen Fachkräfte in der Phase des Zorns dem Sterbenden mit Verständnis gegenübertreten und es ihnen wichtig ist, Gesagtes ernst, aber nicht persönlich zu nehmen, sowie negative Gefühlsregungen und Zornausbrüche nicht zu bewerten oder zu verurteilen. Durch aktives Zuhören und dem Aufrechterhalten der Gesprächsbereitschaft signalisieren sie dem Sterbenden, dass er mit all seinen ambivalenten Gefühlen ernst genommen wird und dass er keine Schuldgefühle haben muss, wenn die Wut ihn überkommt. Die pädagogische Fachkraft ist auch dann noch für ihn da.

> *„[…] es war immer gut, dass man diesen Frust, diese Wut auch rauslassen konnte und nicht ein Schuldgefühl nicht haben musste: „Oh, jetzt hab ich sie hier noch so angeblökt" oder so, sondern zu merken: „Ah, die bleibt ja trotzdem da und ist danach genauso freundlich wie vorher und ist hier für mich, wow hier darf ich das und das ist normal, ich kann sein wie ich bin" […]"* (EHo1, 750ff.).

Der Sterbende wurde in seiner Einmaligkeit und Würde angenommen. Die Ergebnisse zeigen aber auch, dass die pädagogische Arbeit in einigen Hospizen noch weiter ausgelebt werden kann und sollte.

5.3.3 Phase 3: Verhandeln

In seinem Sterbeprozess kommt es immer wieder vor, dass Sterbende atemberaubende Verhandlungsstrategien entwickeln, um ihr Ziel, den Wettlauf mit dem Tod, doch noch zu gewinnen. Die Pädagogen stehen daher auch hier vor der Herausforderung, den Sterbenden adäquat zu begleiten.

Tabelle 6: Zusammenfassende Darstellung Phase 3: Verhandeln

Typische Merkmale	Beispiele typischer Äußerungen	Denkanstöße durch Pädagogen
- verhandlungsbereit - hoffnungsvoll - umgänglich - kooperativ - aktiv	- ich nehme alles auf mich, wenn … - wenn Gott mich nur noch ein Jahr leben lässt, dann… - nur noch die Hochzeit meiner Tochter, dann…	- Hoffnungen lassen, jedoch keine unrealistischen Hoffnungen wecken - zuhören - Themen nicht abrupt wechseln, wenn sie einem unangenehm erscheinen - keine Ratschläge erteilen, wenn man nicht ausdrücklich darum gebeten worden ist - so nah wie möglich an der Wahrheit bleiben

(Eigene Darstellung)

EHo9 begegnet dem Sterbenden in solch einer Situation beispielsweise mit besonders großem Fingerspitzengefühl, um ihm einerseits vor unrealistischen Hoffnungen zu bewahren und ihm andererseits nicht den letzten Funken Hoffnung zu nehmen.

> *„[…] Zum Verhandeln gehören auch ein Stück diese äquivalenten eigentlich, so die Frage: „Lass ich noch mal eine Chemo machen, probiere ich es nicht doch noch mal und wenn ich nur ein halbes?" Ich glaube, das ist es, dass ich bei diesem Verhandeln immer gucke, mit welchem Ziel oder versuche demjenigen die Fragen dann so zustellen, dass er für sich klar hat, mit welchem Ziel verhandle ich denn. Also wenn es dann wirklich das Ziel nur ist, ich möchte aber Weihnachten noch erleben, wo ich denke, (..) klingt jetzt komisch, wo ich denke, das ist realistisch, dann finde ich das in Ordnung. Verhandle ich immer mit ganz unrealistischen Zielen, da hätte ich da selber ein komisches Gefühl dabei und würde das auch in irgendeiner Form zur Sprache bringen […]"* (EHo9, 441ff.).

EHo9 versucht so, die Hoffnung des Sterbenden nicht zu zerstören, ihn aber zeitgleich vor Illusionen zu bewahren. KiHo1 sieht die Verhandlung des sterbenden Kindes hingegen als Überlebensstrategie an, die für ihn in keinem Fall durchbrochen werden soll. Das Verhalten des Kindes wird akzeptiert und stehengelassen.

> *„Also ja, das kommt alles vor, aber auch da, was soll ich denn verhandeln? Also auch da so ein bisschen wie mit der Frage nach der Leugnung. Das wird passieren ja aber, es macht für mich oft einfach wenig Sinn, dann in die Diskussion zu gehen, so quasi so, du musst das*

jetzt anerkennen. Also auch das einfach, also das zu nehmen, was es ist. Also auch das ist ja irgendwie eine Überlebensstrategie und Suche nach Kraft, nach Halt oder nach so einem Hoffnungsschimmer auch. Und dieser Hoffnungsschimmer hat für ganz viele einfach auch eine hohe Bedeutung weiterzumachen. Eben sich nicht aufzugeben, ja sondern auch trotzdem den Alltag zu leben und das zu genießen" (KiHo1, 538ff.).

EHo4 legt den Fokus in dieser Phase darauf, nochmals zu schauen, ob der Sterbende letzte Wünsche hat oder es eventuell Dinge gibt, die für den Sterbenden noch offen sind.

„Also, da finde ich, finde ich schon auch gut, das auch nicht vorzeitig abzutun so im Sinne von:, „Naja okay den kenne ich ja, der hat ja mit dieser Phase zu tun, jetzt noch dieses oder jenes", sondern tatsächlich auch zu gucken, gibt es noch Dinge, die einfach tatsächlich auch noch getan sein wollen, die noch vollzogen sein wollen [...] Das wäre jetzt, so glaube ich, auch in dieser Phase des Verhandelns mir wichtig, da auch trotzdem wirklich hinzuschauen, was liegt vielleicht da noch (.) wirklich auch an konkretem Wunsch und (...) ja, an konkretem Wunsch noch" (EHo4, 537ff.).

Während einige pädagogische Fachkräfte für sich einen ganz klaren pädagogischen Auftrag in der Phase des Verhandelns gefunden haben, weisen andere Pädagogen darauf hin, dass für sie dieses Verhandeln der Sterbenden oft sehr schwer zu erkennen sei. Die Verhandlung des Sterbenden findet gegebenenfalls im Inneren statt und verläuft weniger sichtbar nach außen.

„Dieses Wenn...Dann. Ja (...) erst mal glaube ich, sind diese Phasen so klar nicht immer zu erkennen. Jedenfalls hier nicht für uns im Haus. So, ich habe schon mal Jugendliche erlebt, die sagen: „Ja das möchte ich auf jeden Fall noch erleben." „Ich möchte auf jeden Fall noch die Silberhochzeit meiner Eltern erleben oder Weihnachten." Das kommt schon mal (..). Aber das ist vielleicht nur so anfangshaft erlebt. Ich würde das akzeptieren das Verhandeln" (KiHo5, 433ff.).

„Könnte ich jetzt gar nicht sagen, dass ich da jetzt irgendwas, dass mir da jetzt irgendetwas Spezielles (..) auf oder einfällt, wo ich sage, da machen wir jetzt schon was, das glaube ich nicht. (..) Oder ich erkenne es vielleicht auch manchmal gar nicht so, manchmal reflektiert man vielleicht auch nicht so sofort, wo steht denn jetzt der andere" (EHo3, 545ff.).

Während das Verhandeln beim Sterbenden selbst nicht immer erkannt wird, werden für die Pädagogen viele Arten der Verhandlung bei den Angehörigen ersichtlich. Den pädagogischen Fachkräften kommt dann die Aufgabe zu, die Familienangehörigen zu begleiten. KiHo11 weist beispielsweise darauf hin, dass er oft den Eindruck habe, die Kinder nehmen viel auf sich und lassen sich auf Verhandlungen ein, um den Schmerz der Eltern nicht noch mehr zu vergrößern. In solch einer Situation sieht KiHo11 seinen pädagogischen Auftrag darin, die Eltern zu begleiten und sie zu ermutigen, dass sie ihrem Kind das Signal senden, dass es okay sei, wenn es seinen Weg gehe und sterbe (vgl. KiHo11, 443ff.). Auch EHo8 sieht ihre Aufgabe in solchen Situationen darin, die Angehörigen zu stärken und da abzuholen, wo sie gerade stehen (vgl. EHo8, 677ff.).

Einen weiteren bedeutenden Aspekt erwähnt KiHo10 während des Interviews. KiHo10 weist darauf hin, dass es in der Phase des Verhandelns auch immer wieder vorkommen kann, dass das Personal sich in den Handel der Sterbenden mit hineinziehen lässt und so an seine eigenen Grenzen stößt. Mit einer sehr großen entgegengebrachten Offenheit und Ehrlichkeit erzählt KiHo10 von einem eindrücklichen Beispiel über einen sterbenden Jugendlichen.

> *„[…] Ich war glaube grade so ein knappes halbes Jahr hier, also habe vor einem halben Jahr angefangen hier zu arbeiten, dann kam Nico. Nico war ein 17-jähriger Junge an einer Krebserkrankung erkrankt, ein Hirntumor und (4sek.) das war schwierig. Das war für mich auch schwierig, auch emotional schwierig, das mitzubegleiten und auch zu hören wie er damit umgeht, weil Nico so voller Hoffnung war. Nico wollte alles (.), also von Wunderheiler bis noch irgendwas, also hätte er, Nico hätte alles ausprobiert, hätte er die Chance darin gesehen, dass das irgendwas an seinem Krankheitsverlauf verbessert. Und (.) Nico ist hierhergekommen, das erste Mal zu einem regulären Aufenthalt und das zweite Mal war es schon so, dass klar war (.), er kann zu Hause nicht mehr versorgt werden und es kann sein, dass es jetzt relativ schnell geht. Im Endeffekt war Nico, ich weiß gar nicht wie viele Wochen hier (.), aber schon eine ganze Weile, ich glaube zwei Monate könnte in etwa hinkommen, aber auf jeden Fall schon mehr als nur ein, zwei Wochen. Und (5sek.) Nico hat immer gesagt: „Die Hoffnung stirbt zuletzt und meine schon mal gar nicht." (..) Und Nico hat immer so viel davon gesprochen, dass er alles ausprobieren will und auch Dinge, die (..) ja sehr (..) skeptisch betrachtet wurden, und auch sehr viel Geld gekostet haben oder hätten und wo gar nicht klar war, hilft das jetzt wirklich und gibt es für ihn da noch irgendwie eine Chance, aber er wollte alles probieren. Und das war (..) für alle drum herum sehr anstrengend, weil wir uns gefragt haben: „Weiß er, dass er stirbt?" beziehungsweise, doch er weiß, dass er stirbt, aber (..) ist es bei ihm angekommen, dass (..) ja dass es voraussichtlich passieren wird und dass dann nur Wunder helfen können. Und Nico hat es so auch ausgesprochen, er sagte: „Ja, ich warte auf ein Wunder. Natürlich weiß ich, dass ich irgendwann sterben werde" hat er irgendwann gesagt: „Aber ich warte noch auf ein Wunder" und das hat uns alle, glaube ich, auch ein Stück weit auch also, ich rede jetzt mal nicht von allen, sondern rede mal von mir, aber mich hat es ganz schön zerrissen dann. Nico hat ganz viel gefragt: „Wie stellst du dir das vor, was nach dem Tod kommt?" Hat er uns alle gefragt und an dem Punkt war ich damals noch nicht, dass ich sagen konnte: „Okay, ich schreibe dir was dazu auf." Er hat uns gebeten was dazu aufzuschreiben und hat das gesammelt, Mitarbeiter, Familien hier im Haus, Geschwister, Eltern er hat viele Leute darauf angesprochen und hat auch immer gesagt, wir sollen das weiter sagen und er wünscht sich von jedem was. […] Ich habe damals nichts reingeschrieben (…), bereue das auch, aber das war zum Beispiel was, wo Nico sich das auch eingefordert hat. Und auch da haben viele Menschen hier mitgemacht und das ist durch die Gemeinschaft auch getragen worden und das ambivalente (..): „Ich hoffe auf ein Wunder und die Hoffnung stirbt zuletzt und meine*

schon mal gar nicht", also das war wirklich sein Satz und ich glaube, das war auch in der Traueranzeige später noch mal und (..) das war wirklich schwer auszuhalten. Und ihn da auf dem Weg zu begleiten (..) war hart" (KiHo10, 410ff.).

Das Zitat verdeutlicht, dass es wichtig ist, sich nicht zu sehr in den Handel der Sterbenden mit hineinziehen zu lassen. Das eigene Vergegenwärtigen, dass es sich um Strategien des Sterbenden handelt, alles Erdenkliche auszuschöpfen, um der Realität seines nahenden Todes aus dem Weg gehen zu können, gewinnt vor diesem Hintergrund an Bedeutung.

Zusammenfassend lässt sich festhalten, dass die Pädagogen ihre Aufgabe in der Phase der Verhandlung unter anderem darin sehen, die positiven Stimmungen des Sterbenden zu unterstützen, ohne dabei unrealistische Hoffnungen zu wecken. Alternative Wege in der Behandlung werden dort unterstützt, wo sie hilfreich sein können. Zudem wird die Hoffnung des Sterbenden nicht zerstört, er wird ernst genommen und nicht belächelt.

5.3.4 Phase 4: Depression

Während seiner letzten Lebensphase kann beim Sterbenden auch eine tiefe Traurigkeit einsetzen, gerade dann, wenn ihm ersichtlich wird, dass all das Hoffen und Beten, Verhandeln und Ausharren, Wünschen und Kämpfen nicht den ersehnten Heilungserfolg mit sich bringt. Ängste vor dem Neuen, dem Jenseits und vor den Schmerzen des Sterbens können aufkommen.

Tabelle 7: Zusammenfassende Darstellung Phase 4: Depression

Typische Merkmale	Beispiele typischer Äußerungen	Denkanstöße durch Pädagogen
- depressiv - traurig - zieht sich zurück - fragt nach dem Sinn - ängstlich - verzweifelt - Bilanz ziehend	- ich schaue zurück, das also war mein Leben? - ich habe Angst vor dem Ungewissen! - was bleibt von mir? - es wird mir bewusst, was ich nun alles nicht mehr kann!	- Tränen und Trauer zulassen - nicht vertrösten - Hilfestellungen bei Dingen, die noch zu erledigen sind - Sterbenden so zu akzeptieren wie er ist - Sterbenden ermutigen, sich zu erinnern - Körperkontakt - da sein

(Eigene Darstellung)

Die Auswertung der teilnarrativen Interviewbefragung zeigt, dass der von Kübler-Ross gewählte Begriff der Depression von einigen pädagogischen Fachkräften als unpassend angesehen wird. Der Sterbende ist eher von einer tiefen Traurigkeit umgeben, die in einigen Fällen auch depressive Verstimmungen mit sich bringen kann. Kommt es vor, dass der Sterbende in eine Depression verfällt, wird mehrfach darauf hingewiesen, dass dann andere Hilfsmöglichkeiten greifen müssen.

> *„[...] Depression ist ein klinischer Begriff, ist eine Erkrankung, wo es ein Diagnoseschlüssel gibt. Das, was hier in der Regel passiert [...] würde ich nicht als Depression bezeichnen, weil das, Trauer ist die gesunde Reaktion der Psyche auf einen Verlust, von daher eher gesund, wenn jemand trauern kann"* (EHo9, 453ff.).

> *„[...] also ich bin keine Psychologin, ich kann, ich sehe die auch viel zu selten, sagen wir jetzt mal ganz faktisch, bei einer Depression nützt dir ja ein zehn Tage Aufenthalt gar nichts"* (KiHo3, 608ff.).

> *„[...] Wir haben hier keinen therapeutischen Ansatz [...], das verfolgen wir ganz klar nicht, dafür sind wir nicht, also das können wir gar nicht über die Zeit, wo wir die Familie betreuen, weil die eben nur punktuell zu uns kommen und ich sage ganz klar, bei Depressionen muss eine andere Hilfe her. Also da müssen die sich in ihrem alltäglichen Umfeld auch Hilfe suchen"* (KiHo8, 472ff.).

Angesichts der schwindenden Hoffnung des Sterbenden erfordert die Phase der Depression beziehungsweise der tiefen Traurigkeit von den Pädagogen zudem, nicht auch in eine tiefe Traurigkeit zu fallen. Das nachfolgende Zitat zeigt, dass dies mit gewissen Schwierigkeiten einhergehen kann.

> *„Ja, ich muss sagen, von meiner Seite aus ist das am schwierigsten auszuhalten. Mit allem anderen kann ich arbeiten, vor allem auch mit dem Zorn. Ich arbeite gerne mit dem Zorn, aber die Depression muss ich sagen, das fällt mir schon oder ist aufwühlend und zermürbend, es zermürbt und braucht mehr Kraft. Weil auch die drum herum, die Familie dadurch zermürbt werden und das trägt man ja auch ein bisschen mit bei der Begleitung und dann ist so eine Schwere in diesem Raum, die so schwer rauszubekommen ist. Das überträgt sich dann schon ein bisschen"* (KiHo2.1, 553ff.).

Die eigene Reflexion des pädagogischen Personals spielt vor diesem Hintergrund auch hier eine bedeutende Rolle. Den Pädagogen kommt die Aufgabe zu, sich nicht zu stark in die vielen Gefühle des Sterbenden mit hineinziehen zu lassen. Die Auswertung zeigt, dass solch eine Abgrenzung in den meisten Fällen gelingt und dem Sterbenden gleichzeitig aus einem tiefen Verständnis der Situation heraus offen begegnet wird. Dies geschieht zum einen, indem die

Pädagogen in beiden Hospizbereichen die Traurigkeit beim Namen nennen und den Sterbenden signalisieren, dass sie ihren Verlustschmerz jederzeit mit ihnen teilen können. Die physische Fürsorge wird hierdurch ersichtlich.

"[...] dass man es nicht unkommentiert sozusagen in einen Dialog geht, sondern das auch zurück meldet und sagt: „Boah ich sehe, da ist eine fette schwarze Wolke über dir", oder: „Ich nehme eine starke Traurigkeit bei dir wahr", oder so einfach dieses spiegeln, was ich wahrnehme und (..) manchmal erzähle ich auch einfach nur Geschichten von anderen Kindern [...]" (KiHo3, 611ff.).

"Also, ich sehe für mich nicht den Auftrag, die Traurigkeit wegzunehmen. Also (..) fände ich auch vermessen tatsächlich, weil ich kann das gut nachvollziehen, dass da eine Traurigkeit ist und ich finde irgendwie gehört die da auch hin. [...] dass man einfach Interesse zeigt an der Person, dass man einfach Präsenz zeigt, dass man da ist, dass man jemand zumindest, wenn er es zulässt, nicht alleine lässt" (EHo11, 470ff.).

Zum anderen begegnen die Pädagogen dem Sterbenden mit Offenheit, indem nach möglichen Gründen für die tiefe Traurigkeit gesucht wird.

"Auch da ist es glaub wirklich so dieses Zuhören und Nachfragen und gucken, woran liegt es denn jetzt eigentlich, also liegt es tatsächlich an dem Fakt, ich werde sterben oder ist es eher so auch vielleicht zum Beispiel auch Sorge. Aus Sorge irgendwie, ich lass meine Familie alleine und (..) das kann ja ganz unterschiedliche Gründe haben. (...) Und da wirklich so bisschen nach den Gründen zu suchen und dann zu gucken, können wir da irgendwie gemeinsam was bearbeiten, erarbeiten, was es erträglicher macht. Ja oder wo vielleicht auch gewisse Fragen gelöst werden oder gewisse Ängste, die da sind. Und dabei wirklich zu unterstützen" (KiHo1, 560ff.).

Den Sterbenden wird seitens dieser pädagogischen Fachkräfte geholfen, über das zu reden, was sie beschäftigt. Möchte ein sterbender Mensch darüber sprechen, wie elend er sich fühlt, welche Ängste er spürt, oder stellt er aufgrund seiner Schmerzen Fragen nach aktiver Sterbehilfe, begegnen viele Pädagogen dem Sterbenden mit einem offenen Ohr, sind da und hören zu (Unterrichtsprinzip der Konzentration (vgl. Kapitel 8.2.3)). Verfällt der Sterbende in eine richtige Depression, ist wie erstarrt und schottet sich ab, bedeutet dies für einige Pädagogen auch, für den Sterbenden ein Gegenüber zu sein, das da ist und die Gefühle gemeinsam aushält. Hier kommt der Aspekt der pädagogischen Begleitmaßnahmen, der Schutz des Sterbenden vor Isolation zum Tragen.

"[...] also so vom bildlichen Sinn her sind wir trotzdem da und gehen da nicht raus oder ziehen uns zurück, sondern sind einfach da und fragen dann vielleicht zwei Tage später noch mal: „Hey wie schaut es denn heute aus?"[...]" (KiHo2.2, 567ff.).

„(..) Ich finde, dass ist immer so eine Phase der wenigen Worte. Also, dass man schon dabei ist mit Berührung, Hand halten, dass derjenige merkt, ok ich bin nicht alleine mit meiner Trauer und dadurch unterstützen" (EHo5, 553ff.).

„[...] wenn es so ist, dass es [...] in eine Depression mündet, also dass jemand einfach nur noch erstarrt, nur noch sich zur Wand dreht, also nur noch abgeschottet ist, dann würde schon auch, also dann ist ja praktisch auch das Dasein, das Präsentsein, das „sich Dazusetzen", das Liebevollsein [...]" (EHo6, 891ff.).

„[...] vorsichtig anbieten, Beistand also einfach auch, wenn jemand selber nicht mehr kann, die eigene Hoffnung anbieten oder den eigenen Mut anbieten oder einfach standhalten und nicht weggehen, wenn es schlimm wird, weil manchmal ist es schlimm und man kann nichts gar nichts, gar nichts, gar nichts ändern, (..) außer dabei bleiben, also wirklich standhalten" (EHo2, 329ff.).

Aus Sicht von EHo7 muss solch ein Gegenüber jedoch nicht unbedingt eine pädagogische Fachkraft sein. Dies kann auch von Ehrenamtlichen, der Pflege etc. übernommen werden.

„[...] wir haben zum Beispiel einen Gast, [...] die weint total oft, weil sie jetzt auch durch kognitive Geschichten sich gar nicht mehr so ausdrücken kann und weint und ja, dann versucht die Pflegekraft, die das dann mitkriegt, entweder selber bei ihr zu bleiben und für sie da zu sein und sie einfach zu trösten und weinen zu lassen ein Stück weit [...] oder eben ihre Ehrenamtlerin [...] Ich denke mal, egal welche Gefühle der Gast hat, im Prinzip ist es immer so, dass man einfach Zeit mit denen verbringt und sich und auch (..) ihre Gefühle ernst nimmt [...] und auch mit denen ins Gespräch geht teilweise, und einfach auch da ist. Manchen, den tut es einfach gut, wenn sie dann auch ja, wenn sie mal eine Hand halten oder eine Schulter" (EHo7, 392ff.).

Die Interviewauswertung zeigt, dass bei vielen Sterbenden besonders in der Phase der Depression das Thema Ängste aufkommt. Wie bereits in Kapitel 5.2.2.1 angeklungen, begegnen die Pädagogen den Ängsten mit Offenheit und versuchen sie zu verbalisieren, um die Ursachen entsprechend aufzuklären. Neben den Gesprächen über Ängste in der Phase der Depression gehen viele Pädagogen auch auf den Sterbenden zu, indem sie ihm verschiedene Angebote machen, um herauszufinden ob es etwas gibt, was für ihn in seiner Situation hilfreich sein könnte. Dies können unter anderem ein Spaziergang, das Hören von Musik, das Anbieten eines Bades etc. sein. Die pädagogischen Begleitmaßnahmen finden ihren Ausdruck. Weist der Sterbende dennoch alles von sich ab, will von niemanden etwas wissen, sondern sich weiter zurückziehen, versuchen die Pädagogen dennoch nicht in eine Passivität zu verfallen. Der Fokus liegt dann auf dem Dasein und dem Signalisieren der möglichen Gesprächsbereitschaft.

EHo4 und KiHo11 weisen zudem darauf hin, dass es ihnen bei der Gestaltung von Angeboten bedeutend sei, den Sterbenden nicht durch billigen Trost aus dieser Situation zu befreien oder ihn nur durch positive Dinge abzulenken und aufzumuntern. Die Traurigkeit hat für die Pädagogen eine große Berechtigung und sollte durchlebt und gespürt werden.

> *„[…] als Gefühl einfach auch anzuerkennen und zu akzeptieren und nicht in dem gefühlten Auftrag unterwegs zu sein, ich muss Traurigkeit jetzt irgendwie weglachen oder wegmachen oder, ist doch alles nicht so schlimm, wird schon wieder, also das ist irgendwie so ein Satz der, also der mir in einer Hilflosigkeit bei Angehörigen natürlich auch begegnet […]"* (EHo4, 554ff.).

> *„[…] Nicht durch billigen Trost versuchen, sich selbst aus dieser Situation zu befreien. Ich denke, das ist eine häufige Gefahr, dass man das, also dass man sich da aus dieser Situation manövrieren will und versucht, schnell auf irgendwelche positiven Dinge zu kommen oder auf irgendwas, was Spaß macht vermeintlich (.), um irgendwie die Stimmung aufzuhellen. Das kann natürlich schon eine Möglichkeit sein, wenn einfach (.) um (..) sozusagen auch aufzuzeigen, ja es ist furchtbar, das ist traurig und das macht mich auch sehr traurig und (..) es, wir haben die Möglichkeit, nur das was jetzt noch an Zeit [ist] zu nutzen und die positiv (..) mit positiven Erlebnissen zu füllen. Und gleichzeitig ist es kein, kein Trost oder nur eine Linderung und keine, das macht das nicht wett. Und da vorsichtig zu sein und nicht zu schnell das zu übergehen, sondern das eben auch anzunehmen und auszuhalten und (..) da einfach da zu sein. Es ist (..) ich bin überzeugt, dass es falsch ist, zu (.) aktiv die Gefühle beeinflussen zu wollen, sondern eben sie erst mal anzunehmen, dass sie so sind und die Gäste darin zu begleiten wie sie fühlen und nicht zu sehr sie auf eine positive (...) positive Art zu bringen. Weil das ist ja häufig so das Muster, was sie kennen und du bist doch so stark und du schaffst das doch, und wir haben schon so viel geschafft und das schaffen wir jetzt auch noch. Und dann kommen sie: „Okay ja, ich schaffe das." Dann sind sie eben eher nicht mehr bei, dann gehörst du eben auch nur zu denen, die sie immer noch so bei der Stange halten wollen, weil sie dich nicht mehr belasten wollen, weil sie sehen, dass du es nicht aushältst, aber genau das brauchen sie eigentlich, jemanden, an den sie sich wenden können, der diese Verzweiflung, diese Wut auch irgendwie, bei dem sie das auch mal artikulieren können, ohne dass sie dann gleich so billig abgespeist, jetzt das klingt jetzt so abwertend, aber das ist natürlich auch verständlich, dass Angehörige so reagieren, aber es ist (..) eben auch das, was sie brauchen"* (KiHo11, 457ff.).

Der pädagogische Auftrag liegt bei diesen zwei interviewten Pädagogen somit unter anderem darin, die Verzweiflung des Sterbenden gemeinsam auszuhalten, die Gefühle bewusst zuzulassen und keinen Versuch zu starten den Sterbenden nur abzulenken, zu vertrösten oder ihm gar seine Traurigkeit ausreden zu wollen. Die Pädagogen sind da, zeigen Präsenz, halten aus, bleiben aktiv und fallen nicht in eine Passivität.

Zusammenfassend lässt sich festhalten, dass die pädagogischen Mitarbeiter die Depression und die damit verbundene Traurigkeit dem Sterbenden nicht ausreden, sondern zulassen. Sie bieten Zeit für Gespräche, haben ein offenes Ohr für die Sorgen und Ängste der Sterbenden, bringen Verständnis auf und signalisieren dem Sterbenden, dass seine Trauer berechtigt und wichtig ist. Sie helfen dem Hospizgast, sich mit seiner Situation auseinanderzusetzen, indem sie mit ihm gemeinsam seine Verzweiflung aushalten und ihm verschiedene Angebote machen, die jedoch nicht nur der Ablenkung oder dem Vertrösten dienen. Dabei bewegt sich das pädagogische Personal während dieses Prozesses jedoch immer wieder in der Balance zwischen empathischem Begleiten, Zuwendung, liebevollen Gefühlen und der notwendigen Distanz und Abgrenzung, die in den meisten Fällen gut gelingt.

5.3.5 Phase 5: Zustimmung

Hat der Sterbende die Phase der Zustimmung erreicht, tritt in ihm eine innere Ruhe und Zufriedenheit auf, um sich auf den Übergang vorzubereiten. Der Kampf ist vorbei, der Sterbende hat zugestimmt, dass das Leben nun zu Ende geht. Der Körper ist geschwächt, die Müdigkeit nimmt immer weiter zu und die Kommunikation wird weniger (vgl. EHo1, 660ff.).

Tabelle 8: Zusammenfassende Darstellung Phase 5: Zustimmung

Typische Merkmale	Beispiele typischer Äußerungen	Denkanstöße durch Pädagogen
- innerlich ruhig - friedlich - erschöpft	- ja, ich! - der Tod macht mir keine Angst! - ich erlebe alles intensiver!	- Geborgenheit (Ich lasse dich nicht allein) - Zuwendung - Zeit schenken - Rückzug akzeptieren - nonverbale Kommunikation - letzte Wünsche festhalten - Berührungen

(Eigene Darstellung)

Die Interviewauswertung zeigt, dass viele, aber in keinem Falle alle sterbenden Menschen die Phase der Zustimmung irgendwann erreichen. Die pädagogischen Fachkräfte sehen es in solch einem Fall auch nicht als ihre Aufgabe an, etwas von den Sterbenden zu verlangen. Sie bringen hingegen Verständnis auf für das, was da ist, auch wenn dies bedeutet, dass der Sterbende in vollem Zorn und völligem Chaos sein Leben beendet und nicht in einer eigenen Versöhnlichkeit stirbt (vgl. EHo2, 297ff.).

> „[...] ich kann auch wirklich verstehen, wenn jemand zum Schluss sagt: „So ja, ich muss das akzeptieren, aber annehmen kann ich es nicht"[...]" (KiHo1, 581f.).

> „[...] also es ist schön und es ist gut, wenn das gelingt, wenn das einem Menschen gelingt [...] in so einer Versöhnlichkeit zu sterben und das ist nicht immer so und das wird auch nicht immer gelingen. Und das auch, also das finde ich für mich selber einfach wichtig, das auch so hinzunehmen [...]" (EHo4, 630ff.).

> „Warum muss jemand: „Ja" zum Tod sagen? (...) Die Jugendlichen, die hierherkommen, die wollen nicht sterben [...]" (KiHo10, 170f.).

Einige Pädagogen erwähnen, dass die Akzeptanz des Todes nicht von außen erzeugt werden könne, sondern dies ein innerer Prozess jedes einzelnen Menschen sei (vgl. EHo9, 469f.; vgl. KiHo9, 511ff.; vgl. KiHo11, 483f.). Für KiHo11 ist es an dieser Stelle jedoch wichtig, dem sterbenden Hospizgast mit einer Haltung zu begegnen, die von ihm nichts mehr abverlangt. Es geht ihm nicht mehr um die Erwartung, dass der Hospizgast wieder gesund werde. Hingegen wird dem Sterbenden von dem Pädagogen signalisiert, dass er seinen Weg des Sterbens gehen darf und dieser vom Personal mitgetragen und mitgegangen wird (vgl. KiHo11 218ff.). Als zwei weitere der wenigen Pädagogen versuchen auch KiHo9 und EHo2 die Hospizgäste zu unterstützen, ihre Selbsttätigkeit anzuregen, indem sie Angebote machen, die die eigenen Fantasien und Vorstellungen des Sterbenden anregen sollen. Hierdurch gelingt es ihnen auch, in manchen Fällen vorhandene Ängste zu reduzieren.

> „Ich kann eigentlich nur (.) Angebote in Fantasie, in Vorstellung, in Imagination bieten, dass das, was wir mit Tod füllen, keinen Schrecken hat, sondern eher als ein Erfahrungsfeld (.) wahrgenommen oder erwartet werden kann, zudem wir noch keinen Zugang haben und den keiner beschreiben kann. Also in Form so eines Pionierdaseins so. Ob das dann wirkt, dass es Ängste reduziert, [...] das kann nur das Kind selber und das ist dann auch ein Stück weit eine Kohärenz entwickeln. Das kann aber nur der Betroffene selber, ich kann das nicht schaffen und anziehen lassen sozusagen. Also deswegen sehe ich mein Beitrag dazu vor allem eher in den Ideen geben, in den Möglichkeiten schaffen, in den sich dann dies Denken aufhängt [...]" (KiHo9, 512ff.).

> „[...] das Anbieten von Gespräch oder Beistand und es hat so jeder seine eigenen Gedanken dazu und wirklich eine Antwort gibt es ja nicht, also ich kann keine geben. Man kann (...) Ideen entwickeln oder Fantasien, Visionen wie es vielleicht leichter gehen könnte oder was

> *hilfreich sein könnte. (..) Und das ist, was wo Menschen das in ihrer ganz eigenen Art tun und Antworten finden und wie gesagt, manche tun es und manche wollen es nicht"* (EHo2, 303ff.).

Da besonders in solchen Situationen auch eigene Ängste angetriggert werden können, spielt die eigene Haltung der Pädagogen, die eigene Auseinandersetzung mit der Endlichkeit sowie die eigene Reflexion auch in diesem Zusammenhang eine beachtliche Rolle. Von vereinzelten Pädagogen wird darauf hingewiesen, dass es wichtig sei, das Sterben des Menschen auch selbst annehmen zu können.

> *„Solange ich mich dagegenstelle und sage: „Ne, noch nicht und kann nicht sein", dann ist es für ein Kind auch schwer zu sterben. Wir sehen das oft, dass Kinder eigentlich schon lange, lange, lange tot sein müssten, aber die leben noch, weil sie wissen, dass ihre Eltern noch nicht soweit sind […] und wir versuchen dann, […] die Eltern dorthin zu begleiten, dass sie aus tiefsten Herzen sagen können: „Ich lass dich gehen." […] Und dasselbe gilt natürlich auch für uns Schwestern oder Pädagogen oder alle, die mit den Kindern zu tun haben. Wenn ich selber sage: „Ja, das Leben ist endlich und (..) der eine lebt das kürzer und intensiver, aber das ist genauso wertvoll wie ein langes Leben" und eben oft durch die große Intensität und eine große Qualität gekennzeichnet, die man hinter einem Kranken sehen kann […] ja wenn ich damit klar bin, kann ich ein Kind auch gut gehenlassen"* (KiHo12, 374ff.).

> *„Man muss sich eigentlich nur noch im Begleiten überlegen: „Was tätest du, wenn du in der Situation wärst?" Und dann hat man und dann weiß man, wie es den Leuten geht so ein bisschen"* (EHo7, 443ff.).

Ist es dem Sterbenden gelungen, die Annahme seines Todes zu erreichen und hat er eine entsprechende Haltung eingenommen, die er moralisch beurteilen, einschätzen und überschauen kann (Unterrichtsprinzip der Synthese (vgl. Kapitel 8.2.4)), ist es einigen Pädagogen wichtig, den Sterbenden auch hier nicht abzuschieben oder aus der Welt der Lebenden auszugrenzen. Im Sterbenden entwickelt sich ein gesteigertes Bedürfnis nach Ruhe, überflüssige Kommunikation wird nicht selten als störend empfunden.

> *„[…] dann merkt man auch die Kräfte des Körpers und der Seele, die lassen so nach […]"* (EHo3, 649f.).

> *„[…] rückgezogenes Leben, also wo der Mensch in diesen letzten Lebenstagen (..) tatsächlich immer mehr zu sich selber kommt und das Außen oft viel weniger von Bedeutung ist […]"* (EHo4, 399ff.).

> *„(.) Da braucht es nicht vieler Worte mehr, da bedarf es einfach einer menschlichen Begleitung. Dasein, Hinhören, Zuhören und genau hinschauen (..) Mut machen"* (KiHo5, 269ff.).

In beiden Hospizen achten die Pädagogen darauf, dass der sterbende Mensch in der Phase der Zustimmung Menschen um sich hat, die bei ihm sind, seine Hand halten, mit ihm schweigen und ihm das Gefühl vermitteln in der letzten Stunde nicht alleine zu sein. In einigen Fällen wird diese Aufgabe von den pädagogischen Fachkräften selbst, zum Großteil aber wie bereits aufgezeigt, von den Angehörigen, dem Pflegepersonal oder im Erwachsenenbereich von den Ehrenamtlichen übernommen.

> *„Wenn jemand unruhig ist und wir den Eindruck haben, es geht nicht darum, jemanden mit Medikamenten sozusagen hauptsächlich (..) behilflich sein zu müssen, auch ruhig zu stellen, wenn das nicht der Fokus ist, dann setze ich mich auch mal drei Stunden daneben und sage auch nicht viel, aber bin einfach nur da [...]"* (EHo11, 231ff.).

> *„[...] halten wir die Hand, wir streicheln mal über den Körper. Also Körperkontakt ist auch wichtig, und wir erzählen, was so im Alltag passiert hier. Und (..) nehmen auch die Eltern mit ins Zimmer, begleiten das, unterstützen da ganz viel Geschwister [...]"* (KiHo10, 212ff.).

> *„[...]selbst wenn derjenige nicht mehr zu erreichen ist und in der Finalphase ist, ich auch am Bett sitze und da bin, präsent bin, auch wenn derjenige vielleicht nicht mehr darauf reagieren kann, aber vielleicht meine Präsenz und dass ich vor Ort bin, wohltuend für denjenigen ist. Da muss man aber auch immer genau hinspüren, ob das wirklich so ist, das mache ich dann fest an verändertem Atem, den ich wahrnehme oder wenn ich (..) das Gefühl habe, vielleicht tut ihm meine Nähe gut und meine Hand unterschiebe, wenn er sie leicht zurückzieht, dann auch zu merken, ne, möchte derjenige nicht. Also schon auch Präsenz und vor Ort sein und gucken, ob derjenige im Sterben alleine sein möchte oder jemand bei sich haben möchte"* (EHo10, 243ff.).

Übernehmen die Angehörigen schwerpunktmäßig die Begleitung, stehen die Pädagogen ihnen als Ansprechpartner zur Verfügung, unterstützen, sind präsent und machen Mut. Dies geschieht unter anderem, indem sie die Angehörigen beispielsweise dazu ermutigen, letzte Dinge auszusprechen, das Kind auf den Arm zu nehmen oder sich zum Sterbenden ins Bett zu legen. Dabei achten die Pädagogen jedoch auch darauf, dem Sterbenden immer wieder einen Freiraum zu geben, auch alleine sterben zu dürfen.

> *„(...) Was dann dazukommt ist in der Phase die Angehörigen, weil die die Phase natürlich gar nicht kennen, krank haben sie ihn vorher schon erlebt, auch dass es ihm mal schlechter geht, aber in der Form dann nicht und da ist dann von Information von darüber, was jetzt gerade ist über was kann auch noch kommen und überhaupt wie sind so Sterbeanzeichen. Da spreche ich schon auch offen darüber, wenn derjenige das möchte [...]"* (EHo11, 242ff.).

> „Und manchmal hatte ich dann das Gefühl, je mehr die Angehörigen da drin sind, umso schwerer fällt es dem Gast zu gehen. Irgendwie, da hatten wir neulich eine ganz schöne Situation [...] Da war die Tochter gerade da halt nicht da [...] [und dann kam die Pflegekraft] dann halt rein und: „Ach guten Morgen Sonnenschein heute, es strahlt die Sonne" und da machte sie das Fenster auf und sagte: „Und die Seele kann sich jetzt überlegen, ob sie einfach hinausfliegen möchte oder ob sie noch ein bisschen wartet, bis die Tochter zurückkommt, in einer halben Stunde?" Und dann kam sie nach zehn Minuten wieder rein und da war die Seele rausgeflattert, bevor die Tochter kam [...]" (EHo5, 286ff.).

> „[...] wenn es jetzt in eine finale Phase geht, [...] dann stehen wir auch am Bett und sagen zwischendurch: „Es ist okay, wir gehen jetzt mit dir so wie du es für richtig hältst." Oder: „Die Zeit, die du brauchst, nimm dir sie und nimm dir den Raum und wenn du niemanden im Zimmer haben willst, dann warte, bis keiner mehr da ist." Oder: „Wenn du noch jemand brauchst, dann kümmern wir uns drum, bis wir denjenigen gefunden haben", ob das eine Oma ist oder eine Tante, die noch anreisen muss, das wird man dann sehen" (KiHo2.1, 247ff.).

Durch den Freiraum, den der Sterbende durch die Pädagogen, aber auch durch das Pflegepersonal erhält, hat er die Möglichkeit, für sich frei zu entscheiden, wann er das Leben auf dieser Erde verlassen möchte, ob er alleine gehen will oder jemand mit dabei sein soll. Wie das letzte Zitat von KiHo2.1 zeigt, wird ebenso darauf geachtet, ob es noch letzte Wünsche oder andere Dinge gibt, die für den Sterbenden offen sind. Dies kann beispielsweise der letzte Besuch eines Familienangehörigen oder Freundes sein oder etwas Ungesagtes, was noch ausgesprochen werden muss.

> „[...] ist noch irgendwas offen, ist noch, gibt es noch [...]" (EHo4, 623).

Die Interviewauswertung ergab zudem, dass in der letzten Phase im Leben eines Menschen, der Finalphase, einige Pädagogen aus beiden Hospizbereiche ein weiteres Augenmerk auf vorhandene Kinder, Enkel etc. legen, denn auch sie gilt es mit einzubeziehen und wahrzunehmen.

> „Also, ich frage immer ab: „Gibt es Kinder? Wie sprechen Sie mit denen? Was besprechen Sie?" Das ist mir wichtig, dass wir da auch wirklich noch mal gucken, altersgerecht, was gibt es für eine Möglichkeit. Was kann man einem fünfjährigen anbieten, was kann man mit einem 15-jährigen machen? Das erlebe ich sehr oft, dass es eine große (…) Lücke, dass die Kinder extrem ferngehalten werden. Also, das ist mir noch nie so aufgefallen wie jetzt hier. (…) Dass man direkt immer so eine Hürde überwinden muss, das direkt anzusprechen, dann denkt man, vielleicht gibt es gar keine Kinder. Das ist natürlich Quatsch, natürlich gibt es Kinder und Enkel (..) und das ist eine große hospizliche Aufgabe für mich. Und dann, wenn die eben da wären, auch in der Sterbephase, die dann auch mitzunehmen. Zu sagen: „Wir gehen zusammen", die Eltern dann vielleicht auch außen vorzulassen, die dann immer so betroffen sind und auch gar nicht selber mit sich wissen. Dass ich dann eher die

Kinder oder die Jugendlichen mitnehme und dann auch wieder mit rausnehme, wenn ich merke, es ist zu eng (.) oder es wird zu viel" (EHo3, 408ff.).

„[...] ist es auch noch mal wichtig die Frage, sind Kinder dabei, dann braucht es vielleicht etwas anderes, als wenn es eben keine Kinder dabei sind" (EHo4, 371ff.).

Das Einbeziehen der Angehörigen gilt auch dann, wenn der Hospizgast bereits verstorben ist. Die Kinder, Enkel etc. sollen selbst bestimmen können, ob sie sich von der verstorbenen Person nochmals verabschieden wollen oder nicht (vgl. EHo3, 430ff.).

Zusammenfassend lässt sich festhalten, dass vereinzelte Pädagogen dem Sterbenden in der letzten Phase seines Lebens ihre Zeit schenken, da sind und da bleiben, auch wenn sich das Sterben nicht einfach vollzieht und eher mit einem Kampf verbunden ist. Der Sterbende erfährt Zuwendung und in einigen Fällen auch körperliche Nähe durch Berührungen wie das Halten der Hände. Diese Zuwendung erfährt er jedoch schwerpunktmäßig nicht durch die Pädagogen, sondern wie bereits aufgezeigt, eher durch das Pflegepersonal. Für die Pädagogen liegt der Schwerpunkt eher in der Begleitung der Bezugspersonen des Sterbenden, die in den Prozess mit einbezogen und unterstützt werden.

5.4 Fort- und Weiterbildungen

In ihrem Interview wurden die pädagogischen Fachkräfte abschließend gefragt, ob sie sich mehr Fort- und Weiterbildungen im Bereich der pädagogischen Begleitung sterbender Menschen wünschen würden. Die Auswertung ergab, dass der Großteil der Pädagogen mit den zur Verfügung stehenden Angeboten sehr zufrieden ist. Fast alle Pädagogen haben eine Palliative-Care-Weiterbildung und viele sind zudem als Trauerbegleiter ausgebildet.

Im Bereich der Kinder- und Jugendhospize weist ein großer Teil darauf hin, dass ihnen weitere Fortbildungen vermutlich nicht mehr bringen würden, da sich die Theorie und Praxis sehr stark voneinander unterscheiden und sich vieles vom Gelehrten nicht in der Praxis umsetzen lasse. Den Pädagogen ist hingegen der Austausch mit weiteren pädagogischen Mitarbeitern aus den verschiedenen Kinder- und Jugendhospizen wichtig und hilfreich.

„[...] das, was ich bisher gehört habe, ist eher so, dass ich denk [...] vielleicht könnte ich dazu noch etwas sagen und oftmals ist es auch so, dass es Theoretiker sind und ich denk, ihr müsst mal in der Praxis arbeiten, das ist was ganz anderes. Vielleicht bin ich deswegen von Methoden und Richtlinien irgendwie so weg, weil ich denk, das passt, ich find keine Familie, die da irgendwie so reagiert hätte oder keine Ahnung. Aber wofür ich sehr

> *aufgeschlossen bin, ist, mich mit Personal auszutauschen, die selbst da drinnen arbeiten, wie zum Beispiel unseren pädagogischen Arbeitskreis. [...] ich nehme immer wieder etwas an Anreizen mit, weil das sind die Menschen für mich, die mir auch was beibringen können oder auch umgekehrt, ja"* (KiHo2.1, 846ff.).
>
> *„Und ich habe nicht das Bedürfnis, ich brauche da noch mehr"* (KiHo8, 574f.).

Zudem erwähnen manche Pädagogen, dass sie eher Interesse an artfremden Fortbildungen wie Massagetechniken, Seelsorge, Clownseminare etc. haben, um ihre Methodenvielfalt noch weiter ausbauen zu können.

Während viele Pädagogen mit ihrem Fort- und Weiterbildungsprogramm sehr zufrieden sind, weisen vereinzelte Pädagogen dennoch darauf hin, dass sie sich mehr in diesem Bereich wünschen würden beziehungsweise gewünscht hätten. KiHo11, der während seines Studiums bereits als Praktikant im Kinderhospiz gearbeitet hat, erwähnt, dass Sterben Tod und Trauer während seines Studiums zum Heilpädagogen nicht thematisiert wurden und auch von den Professoren eine große Zurückhaltung diesbezüglich ausging. KiHo11 sieht es als durchaus notwendig an, dass diese Thematiken auch Ausbildungsbestandteil von Pädagogen werden (vgl. KiHo11, 543ff.). Auch EHo9 ist es ein großes Anliegen, dass diese Themen selbstverständliche Einheiten im Schulunterricht werden (vgl. EHo9, 508ff.). Und auch KiHo13 weist in ihrem Interview darauf hin, dass es nur wenig Angebote gebe, die sich auch auf die betroffenen Kinder richten und Interesse an Fortbildungen dieser Art gegeben sei.

Im Bereich der Erwachsenenhospize wünschen sich einige Pädagogen einen Austausch mit anderen Pädagogen aus den Hospizen. Andere fänden zusätzlich weitere Fortbildungen im pädagogischen Bereich sehr sinnvoll, da die angebotenen Fortbildungen oftmals sehr pflegelastig seien.

> *„[...] das wünsch ich mir eben auch, dass man da wirklich auch ein Fachaustausch hat mit Kollegen die da eben schon längere Zeit sind, in solchen Situationen arbeiten [...]"* (EHo3, 515ff.).

5.5 Zusammenfassung der Ergebnisse

Die in dieser Forschungsarbeit präsentierten Ergebnisse ergeben ein differenziertes Bild über die Tätigkeitsfelder, die den pädagogischen Fachkräften in den Hospizen zugrunde liegen, sowie über die Aufgaben und Herangehensweisen in der Arbeit mit den sterbenden Menschen, die im Folgenden zusammenfassend dargestellt werden.

1. **Der Aufgabenbereich der Pädagogen ist äußerst vielfältig.** Neben den emotional stützenden Aufgaben wie Angehörigenbegleitung, Begleitung der Sterbenden und Trauerarbeit, klären die Pädagogen gemeinsam mit den Familien sozialrechtliche Belange, qualifizieren und koordinieren die Ehrenamtlichen und betreiben Verwaltungs-, Netzwerk- und Öffentlichkeitsarbeit. Die Gewichtung der Tätigkeitsfelder ist dabei von Hospiz zu Hospiz verschieden. Kritisiert werden an dieser Stelle von einigen Pädagogen vor allem die zunehmenden Bürotätigkeiten, welche die Zeit für den direkten Kontakt zu den Hospizgästen minimieren. Vor dem Hintergrund der Aufgabenverteilung zeigen die empirischen Befunde im Rahmen dieser Facharbeit zudem, dass sich vereinzelte Pädagogen ihre Stellung und die damit einhergehende Anerkennung im Hospiz noch erkämpfen müssen. Die pädagogischen Fachkräfte erleben das multiprofessionelle Team teilweise sehr unterschiedlich. Einerseits begegnen die Pädagogen wertschätzenden Mitarbeitern, andererseits Kollegen, die ihre professionellen Qualitäten noch nicht (an)erkannt haben. Das Wissen über die Bedeutung und die Möglichkeiten der pädagogischen Arbeit ist offenbar noch nicht in allen Hospizen und bei allen Mitarbeitern angekommen. Dabei zeigen die Ergebnisse der Interviewauswertung auch, dass einigen Pädagogen das eigene Stellenprofil noch unklar ist. Es fehlt an Stellenbeschreibungen sowie Organigrammen, die von pädagogischen Fachkräften selbst erarbeitet werden müssen, mit dem Ziel, einerseits Transparenz zu schaffen und andererseits weitere energieraubende Kämpfe der Anerkennung zu vermeiden. Es kann davon ausgegangen werden, dass sich eine entgegengebrachte Wertschätzung sowie die Anerkennung der pädagogischen Kompetenzen seitens der Pflegekräfte oder der Leitungsebene positiv auf die Arbeit und die Aufgabenverteilung der Pädagogen auswirken würde.

2. **Die Begleitung der Sterbenden durch einen Pädagogen spielt sowohl in den Kinder- und Jugendhospizen als auch in den Erwachsenenhospizen eine eher untergeordnete Rolle.** Unkomplizierte Begleitungen erfolgen in aller Regel ohne Einbezug der pädagogischen Fachkräfte. Hierbei handelt es sich um einen Aufgabenbereich, der schwerpunktmäßig durch die Pflegekräfte und Familienangehörigen sowie durch ehrenamtliche Mitarbeiter abgedeckt wird. Nicht selten geht es um fürsorgliche Aspekte, die sich auf körperlicher und seelischer Ebene ausdrücken lassen. Die Pflege der Sterbenden, die Linderung von Schmerzen und Symptomen steht im Vordergrund jeder Begleitung und so bestimmt die quantitative Dominanz der Pflegekräfte das Bild der Hospizarbeit. Die Pädagogen nehmen in solchen Situationen verstärkt die An- und Zugehörigen in den Blick, nicht selten sind

sie Hauptansprechpartner für die Familien, wodurch immer auch das soziale Umfeld mitberücksichtigt wird. In diesem Kontext ist allerdings anzumerken, dass eine kontinuierliche pädagogische Begleitung des Sterbenden eine bedeutsame Hilfe für den Selbstbildungsprozess am Lebensende sein kann. Die Auswertungen verdeutlichen an dieser Stelle jedoch, dass die für den Selbstbildungsprozess wichtige Aufklärung (Unterricht) sowie Zuspruch (Erziehung) durch die Pädagogen in den Hospizen nur sehr selten gegeben sind. Es fehlt bislang an klaren Konzepten, wie in den Hospizbereichen mit den Sterbenden agiert werden soll. Denn die Ergebnisse zeigen, dass die Pädagogen schwerpunktmäßig nur dann ins Spiel kommen, wenn die Belastungsgrenze der anderen Mitarbeiter erreicht ist, oder es zu akuten Krisensituationen kommt, in welchen die Pädagogen gerne hinzugezogen werden. Ansonsten hält sich das pädagogische Personal oftmals im Hintergrund, um nicht zuletzt einer Überforderung der Hospizgäste entgegenzuwirken. Die Pädagogen nehmen dennoch indirekt Einfluss auf die Begleitung, indem sie unter anderem aktiv an Besprechungen verschiedener Art teilnehmen, fachlich Stellung in der Begleitung der Ehrenamtlichen nehmen oder kollegial beraten. Hierdurch wird die differenzierte Wahrnehmung der Bedürfnisse zusätzlich gestärkt.

3. **Die Arbeit mit den sterbenden Hospizgästen verläuft sehr individuell und orientiert sich fast ausschließlich an deren Bedürfnissen und Wünschen.**
Rückt die Begleitung sterbender Hospizgäste in den Fokus der Pädagogen, liegt der Schwerpunkt der pädagogischen Fachkräfte auf dem Erkennen der aktuellen Befindlichkeiten und der entsprechenden Zufriedenheit. Der Hospizgast wird so anerkannt wie er ist, mit all seinen Gefühlen, Wünschen und Bedürfnissen. Die oftmals große Bandbreite möglicher Wünsche und ambivalenter Hoffnungen und Verhaltensweisen kann die pädagogische Begleitung in manchen Fällen jedoch auch erschweren. Denn während sich in einem ersten Besuch beispielsweise viel Hoffnung wiederfinden lässt und der Pädagoge sich daraufhin überlegt, wie er daran beim nächsten Mal anknüpfen kann, so mag er beim nächsten Besuch womöglich einem niedergeschlagenen, zutiefst traurigen Sterbenden begegnen, der all seine Hoffnung aufgegeben hat. Der Umgang mit solchen Ambivalenzen fällt, wie die Ergebnisse zeigen, vereinzelten pädagogischen Fachkräften sehr schwer. Dabei gilt es an dieser Stelle hervorzuheben, dass sich die Pädagogen dieser Ambivalenzen bewusst sein müssen, um dies in ihrer Planung und Vorbereitung zu berücksichtigen. Mit einem ambivalenten Erleben im Umgang mit Sterbenden ist zu rechnen.

4. **Gespräche über Sterben und Tod sind keine Voraussetzung.** Findet eine Begleitung der Hospizgäste durch die pädagogischen Fachkräfte statt, begegnen diese den sterbenskranken Menschen mit Offenheit, einem entgegengebrachtem Verständnis und signalisieren dem Hospizgast die Bereitschaft über ihre Gefühle, das Sterben, ihre Ängste oder die tödliche Diagnose sprechen zu können. Möchte der Hospizgast die Thematiken allerdings nicht weiter vertiefen, lässt ein Großteil der Pädagogen die Situation so stehen und greift diese nicht weiter auf. Dies bedeutet allerdings, dass aus unterrichtsmethodischer Sicht das Prinzip der Veranschaulichung von den Pädagogen nicht befolgt wird (vgl. Kapitel 8.2.1). Soll dem Sterbenden geholfen werden, die Aufgabe (die Annahme des Schicksals) auf sich zu beziehen, bedeutet dies für die pädagogischen Fachkräfte, dem Sterbenden zu helfen, den Wert und die Bedeutung der Aufgabe zu vergegenwärtigen und einzusehen (vgl. Rekus/Mikhail 2013, 349; vgl. Rekus 1993, 207). Dies geschieht wie die Ergebnisse zeigen, nur in einigen Fällen, es fehlt oftmals an pädagogischer Führung. Während der Großteil die Situation stehenlässt, bemüht sich ein kleiner Teil der Pädagogen in solchen Situationen darum, eine Auseinandersetzung anzuregen, indem Impulse gesetzt und Brücken gebaut werden. Dabei sind die methodischen Vorgehensweisen von Hospiz zu Hospiz sehr unterschiedlich und sicher noch ausbaufähig. Die empirischen Befunde und die Auswertung zeigen, dass es einigen Pädagogen an konkreten Ideen dazu fehle. Bei anderen Fachkräften sind zwar Ideen vorhanden, die Umsetzung funktionierte bisweilen allerdings noch nicht, da die Sterbenden unter anderem kein Interesse daran zeigten. Vor diesem Hintergrund sollte das „Zusammenspiel" von Methodik und Didaktik von den Pädagogen stärker ausgeführt werden.

5. **Die Pädagogen begegnen den Sterbenden immer mit Ehrlichkeit und versuchen einen offenen Bewusstheitskontext herzustellen, welcher es dem Sterbenden und seinen Angehörigen erlaubt, sich auf den Tod vorzubereiten.** Um mit Kindern, Jugendlichen und Erwachsenen dem Tod entgegenzusehen, ist für die Pädagogen ein offener, wahrheitsgetreuer Umgang erforderlich. Besonders den sterbenskranken Kindern und Jugendlichen sollen keine Informationen vorenthalten werden, auch nicht aus wohlgemeinter Absicht, um ihnen damit Kummer zu ersparen. Denn auch sie erleben die Veränderung am eigenen Körper und der eigenen Empfindung sowie an den Reaktionen ihrer Eltern, Geschwister und Begleiter. Die Interviews verdeutlichen, dass wenn keine ehrliche, altersentsprechende und offene Kommunikation stattfindet, die Hospizgäste ihren Sterbe- und Trauerprozess nicht offen durchleben können. Vor diesem Hintergrund sind für die

Pädagogen die offene Kommunikation sowie die Ehrlichkeit wichtig, sobald beim Sterbenden Fragen aufkommen. Es gilt, das Kind, den Jugendlichen oder Erwachsenen zu ermutigen, alles zu erfragen, was es über die Krankheit und die damit verbundenen Maßnahmen wissen möchte. Da es besonders in den Kinder- und Jugendhospizen oftmals vorkommt, dass die Eltern nicht möchten, dass mit ihren Kindern über den Tod, die Erkrankung, Ängste etc. gesprochen wird, tritt in solchen Situationen verstärkt die Arbeit mit den Eltern in den Vordergrund. Auch sie werden ermutigt, ihren Kindern einen offenen Umgang und eine offene Auseinandersetzung zu ermöglichen, indem die Pädagogen aufzeigen, welche Auswirkungen es für die Kinder hat, wenn ihnen solch eine Auseinandersetzung verwehrt bleibt.

6. **Ist die Kommunikation über die Sprache nicht mehr möglich, stehen die Pädagogen oftmals vor einer Herausforderung.** Um ansatzweise verstehen zu können, welche Bedürfnisse der Sterbende hat, greifen viele Pädagogen in Situationen, in denen auch keine unterstützende Kommunikation mehr möglich ist, auf das Erfahrungswissen der Bezugspersonen zurück. Inwiefern eine Kommunikation über den bevorstehenden Tod oder Ängste mit dem Sterbenden in diesen Fällen jedoch stattfinden kann, ist einigen der befragten Pädagogen unklar. Diese Unklarheit wird auch durch die Ergebnisse der Interviewbefragung deutlich. Besonders im Bereich der Kinder- und Jugendhospize kann sich der Großteil der Kinder und Jugendlichen aufgrund von schweren Behinderungen nicht ausdrücken und mitteilen. Oftmals ist es ein Erahnen dessen, was den Hospizgästen sowohl in den Kinder- und Jugendhospizen als auch in den Erwachsenenhospizen gut tun könnte. Vor diesem Hintergrund haben einige Pädagogen für sich den Weg gefunden, das was sie sehen und das, was sie spüren, trotzdem vor dem Sterbenden zu verbalisieren und diesen in jegliche Gespräche miteinzubeziehen. Die Ergebnisse zeigen aber auch, dass einige Pädagogen solchen Situationen bewusst ausweichen und die Verantwortung der Pflege übertragen. Ein Umdenken der pädagogischen Mitarbeiter erscheint vor diesem Hintergrund notwendig.

7. **Um dem Sterbenden ein gutes Gegenüber sein zu können, wird der Beziehungsarbeit eine besondere Bedeutung zugeschrieben.** Die Pädagogen merken an, dass sich die Sterbenden ohne eine zwischenmenschliche Beziehung zur pädagogischen Fachkraft oftmals nicht wahr- und ernstgenommen fühlen, und auch die Gespräche in vielen Fällen erst dann stattfinden, wenn ein Vertrauensverhältnis aufgebaut wurde. Dieses Vertrauen wird besonders durch gesellige Begleitmaßnahmen erreicht, indem der Pädagoge für den

Sterbenden da ist und ihn auch in Gruppenaktivitäten miteinbezieht. Für die pädagogischen Mitarbeiter bedeutet dies jedoch auch eine immer wiederkehrende Gradwanderung zwischen notwendiger Distanz und unmittelbarer persönlicher Beteiligung. Wenn die Lebensqualität des Sterbenden im Fokus der pädagogischen Begleitung stehen soll, dann muss dieses Leben auch zur Sprache kommen. Denn gerade dann, wenn im Zusammenhang mit den Aufgaben, vor denen der Sterbende steht, etwas beurteilt, erkannt oder entschieden werden soll, ist dies nur in selbstbestimmter, eigener und selbsttätiger Weise möglich (vgl. Rekus/Mikhail 2013, 316). Ist dies nicht der Fall, kann der Sterbende kein Vertrauen in die pädagogische Fachkraft entwickeln, und solches Vertrauen ist die Basis jeglicher Hilfe, die im Umgang mit dem Sterbenden angeboten werden kann. Die pädagogischen Fachkräfte stehen daher stetig vor der Aufgabe, sich immer wieder zu vergegenwärtigen, wie sie ihre professionelle Rolle wahrnehmen können, um sich einerseits nicht zu sehr mit der Situation des Betroffenen zu identifizieren, um selbst nicht handlungsunfähig zu werden und dabei andererseits nicht den Kontakt zum Sterbenden zu verlieren und ihn in seiner spezifischen Situation ernst zu nehmen und zu begleiten. Um eine angemessene pädagogische Begleitung gewährleisten zu können, sollte der Kontakt zu den Hospizgästen allerdings einen größeren Schwerpunkt in der täglichen Arbeit einnehmen.

8. **Die eigene Haltung dem Sterbenden, seinem Tod und seinen Ängsten gegenüber hat in der Hospizarbeit eine große Bedeutung.** Die Interviewauswertung weist darauf hin, dass sterbende Menschen schnell spüren, ob ihr Gegenüber mit dem Gedanken an den Tod umgehen kann, oder ob er sich vor ihm entziehen möchte. Ebenso erkennen sie, ob das Gegenüber selbst bereit ist, heikle Fragen zuzulassen und ob es eine Brücke bauen kann zwischen der Sonnenseite und der Schattenseite des Lebens. Dies bedeutet in der Konsequenz für den Pädagogen, dass er zunächst seine eigene Sterblichkeit reflektiert haben sollte. Die Auswertung der teilnarrativen Interviewbefragung zeigt, dass der Pädagoge vor der Aufgabe steht, sich zu vergegenwärtigen, dass jede Begegnung auch eigene Ängste, Gefühle und Erinnerungen hervorrufen kann. Und das heißt, dass sich die pädagogische Fachkraft auf eine Begegnung einlassen muss, die in ihrem Prozesscharakter auch sie selbst verändern kann und gegebenenfalls zu einer Auseinandersetzung mit der eigenen Sterblichkeit führt. Die Arbeit mit den Sterbenden und ihren Angehörigen bedarf somit immer auch einer intensiven Auseinandersetzung mit der eigenen Haltung, eigenen Ängsten und dessen, was der Tod bedeutet.

9. **Jegliche Verhaltensweisen und Gefühle des Sterbenden in den von Kübler-Ross beschriebenen Phasen haben für die Pädagogen eine Berechtigung und sollten zugelassen und durchlebt werden.** Die Pädagogen begegnen den Sterbenden mit einem entgegengebrachten Verständnis, halten die Situationen gemeinsam aus, verbalisieren wahrgenommene Gefühle, sind präsent und hören zu. Die Sterbenden werden von den Pädagogen in allen beschriebenen Phasen ernst genommen und nicht belächelt. Die Ergebnisse zeigen auch, dass die Phasen nicht nach einer strikten Reihenfolge verlaufen, sondern je nach Individuum unterschiedlich lang, unterschiedlich oft und in einigen Fällen auch gar nicht stattfinden können. Außerdem wurde deutlich, dass sich einige Pädagogen schwertun, die Phasen richtig zu erkennen, besonders dann, wenn die Kommunikationsfähigkeit des Sterbenden eingeschränkt ist. Eine weitere Bedeutung gewinnt die Tatsache, dass die Pädagogen nicht primär das Ziel verfolgen, dass der Sterbende seinen Tod anerkennt und ihm zustimmt. Den Fachkräften geht es hingegen schwerpunktmäßig darum, dem Sterbenden nahe zu sein, letzte Wünsche zu erfüllen und ihm Lebensqualität zu schenken. Ist der Sterbende noch nicht so weit, sich mit seinem Tod auseinanderzusetzen, geschweige denn, ihn anzunehmen, wird dies laut Interviewauswertung in allen Fällen akzeptiert, auch wenn dies bedeutet, dass das Leben des Hospizgastes beispielsweise voller Wut über das eigene Schicksal endet. Die Ergebnisse zeigen zudem, dass die Pädagogen besonders in der Phase des Zorns auf verschiedene bewährte Methoden zurückgreifen, um den ambivalenten Gefühlen einen Ausdruck zu verleihen. Dies geschieht in kreativer, sportlicher oder verbaler Weise. Vor diesem Hintergrund ist es allerdings besonders wichtig, die Wut, den Zorn sowie weitere negative Gefühle nicht persönlich zu nehmen und auf sich selbst zu beziehen. Dies gelingt, wie die Ergebnisse zeigen, den meisten Pädagogen ganz gut, es ist eher das Pflegepersonal, das hierbei Schwierigkeiten hat. In solchen Fällen sehen einige Pädagogen ihre Aufgabe darin, entsprechend aufzuklären und zu vermitteln.
Die größten Zuordnungsprobleme ergeben sich laut Interviewauswertung besonders in der Phase der Verhandlung. Einige Pädagogen merken an, dass diese beim Sterbenden oftmals wenig sichtbar nach außen verläuft und eher bei den Familienangehörigen zu beobachten ist. Daraus ergibt sich allerdings die Konsequenz, dass der Sterbende bei Verhaltensweisen des Verhandelns in einigen Fällen auf sich alleine gestellt ist. Beim Blick auf die Phase der Depression zeigt sich, dass hier weitere Unterstützungsmaßnahmen greifen, wenn es sich tatsächlich um eine Depression handelt und nicht bloß um eine tiefe Traurigkeit des Sterbenden. In fast allen Hospizen

wird keine therapeutische Arbeit geleistet, der Hospizgast wird in solchen Fällen weitervermittelt. Ist der Sterbende von einer tiefen Traurigkeit umgeben, ist es einigen Pädagogen zudem wichtig, den sterbenden Menschen nicht durch billigen Trost von seiner aktuellen Situation abzulenken. Jegliches Gefühl soll laut Interviewauswertung erfahren und durchlebt werden. Die Pädagogen handeln aus ehrlicher Mitmenschlichkeit heraus, um so den Sterbenden auf seinem letzten, oft schwierigen und steinigen Weg zu begleiten.

10. **Pädagogische Begleitmaßnahmen nehmen den Schwerpunkt der täglichen Arbeit ein.** Für die Pädagogen ist es äußerst bedeutend, den Hospizgästen das Gefühl des Aufgehobenseins und der Geborgenheit zu vermitteln. Denn auch sterbende Menschen spüren Bedürfnisse nach Liebe, Zuwendung, Beachtung und Annahme. Die Pädagogen sind für den Sterbenden da, halten seine Hand, bieten Nähe, hören zu und begleiten den Hospizgast im wahrsten Sinne des Wortes auf seinem Weg, in seinem Tempo. Dabei ist es ihnen besonders wichtig, den Sterbenden vor Isolation zu schützen. Durch das gemeinsame Singen und Vorlesen, kreative Angebote, Ritual- und Symbolarbeit sowie durch das Spiel besonders bei Kindern, erhalten sie einen Zugang, der auch mit der eigenen Auseinandersetzung des bevorstehenden Todes und einem Dialog zwischen dem Sterbenden und dem Pädagogen einhergehen kann. Ein niederschwelliges Angebot, welches sich gestalterisch, spielerisch, sportlich oder in einem Grillabend ausdrücken kann, schafft eine angenehme Atmosphäre, in der die Sterbenden und Familienangehörigen vielfach auch unerwartet ins Gespräch über ihre Ängste kommen. Die pädagogischen Begleitmaßnahmen der Geselligkeit und Gestaltung gehen in einigen Fällen mit der Bildungsmaßnahme einher, sittliche und sachliche Geltungsansprüche zu prüfen.

11. **Die pädagogische Führung kommt in der täglichen Arbeit zu kurz.** Es konnte gezeigt werden, dass die Pädagogen eine sehr wertvolle und wichtige Arbeit leisten, indem sie Zuhörer und Begleiter sind, dem Sterbenden die Hand halten oder ihn streicheln, wenn er Nähe braucht oder Angst vor dem Alleinsein hat. Der Sterbende steht im Mittelpunkt mit all seinen Wünschen und Bedürfnissen, die von den Pädagogen akzeptiert, respektiert und gewürdigt werden. Kommt der Pädagoge allerdings seiner eigentlichen pädagogischen Aufgabe nach, ist er zugleich auch Führender. Er führt den sterbenden Menschen zur Annahme des eigenen Schicksals. Die Auswertung zeigt, dass in den interviewten Hospizen eine pädagogische Grundhaltung vorhanden ist, diese jedoch noch nicht von allen Pädagogen in ihrer

Handlungskompetenz präsent ist. Die Sterbebegleitung wird eher als Tätigkeit im fürsorglichen, pflegerischen oder seelsorgerischen Sinne gesehen. Das pädagogische Bewusstsein in der Begleitung sterbender Menschen kann und sollte vor diesem Hintergrund bei den pädagogischen Fachkräften deutlicher entfaltet werden, denn es geht auch um den Führungsaspekt im Hinblick auf gültige Urteile, bezogen auf das eigene Sterbenmüssen.

Da einige Pädagogen auch darauf hinweisen, dass es ihnen an wissenschaftlicher Literatur zu diesem Thema fehle, die über bloße Ratgeberliteratur hinausgehe, kommen im nachfolgenden Kapitel sowohl Philosophen als auch Pädagogen zu Wort, um das Sterben als Aufgabe zu betrachten, die auch der pädagogischen Führung zugänglich ist.

6 Der Tod aus philosophischer und pädagogischer Perspektive

Besonders in einer Zeit, in der der Tod aus dem Denken der Menschen stärker denn je ausgeklammert und bagatellisiert wird, hat sich gerade die Philosophie wieder ihrem Urthema zugewandt. Seit ihren Anfängen im antiken Griechenland wurde auf die Bedeutung von Philosophie und Tod unter anderem durch Epikur: „[…] der Tod sei nichts, was uns betrifft" (Wittwer 2014, 58) oder Seneca: „Denke stets an den Tod, um ihn nie zu fürchten!" (a.a.O., 74) hingewiesen. Der Tod gehört zweifelsohne zu den klassischen Themen der Philosophie und nahm und nimmt aufgrund seiner existenziellen Bedeutsamkeit eine Sonderstellung ein. Und so griff unter anderem auch Montainge während der Renaissance diese Bedeutsamkeit auf, indem er schreibt: „Philosophieren heißt sterben lernen" (a.a.O., 97). Und auch Schopenhauer stellte im 19. Jahrhundert den Tod in den Mittelpunkt des Philosophierens, „[…] ohne Zweifel ist es das Wissen um den Tod […] was den stärksten Anstoß zum philosophischen Besinnen und zur metaphysischen Auslegung der Welt gibt" (Schopenhauer 1888, 176). Durch das Philosophieren über den Tod und die Sterblichkeit wird der Mensch an seine Vergänglichkeit erinnert und ist dadurch in Anbetracht des Todes gezwungen, sein Leben zu führen und ihm einen Sinn zu geben. Dabei ist das philosophische Nachdenken über den Tod und die Sterblichkeit des Menschen in den unterschiedlichen Epochen allerdings von verschiedenen theoretischen sowie praktischen Interessen geleitet. Teilweise lag der Schwerpunkt mehr auf dem Leben, teilweise mehr auf dem Tod (vgl. Wittwer 2014, 7). Aufgrund der Unterschiedlichkeiten wird der Tod im Folgenden im Licht der modernen Philosophie, sprich unter dem existenzphilosophischen Denken betrachtet.

6.1 Existenzphilosophie und Tod

Ende der 20er Jahre des 19. Jahrhunderts entwickelte sich eine neue philosophische Strömung, welche in erster Linie die Situation des Individuums nach dem ersten Weltkrieg aufgriff – die sogenannte Existenzphilosophie. Ausgehend von der individuellen Existenz der Menschen machten es sich die Existenzphilosophen wie Jaspers, Heidegger, Sartre, Beauvoir, Marcel etc. zur Aufgabe, das Individuum zu charakterisieren. Gegenstand ihrer Untersuchungen war dabei allerdings nicht der Mensch an sich, sondern dessen Existenz. Der Umgang des

Menschen mit existenziellen Schwierigkeiten steht im Zentrum des Interesses. Die verschiedenen Philosophien gehen alle von der Sichtweise der Autonomie des Menschen aus, verfolgen jedoch ein differenziertes, verschiedenartiges Sinnkonzept von Existenz. Die Existenzphilosophen sehen den Mensch nicht als ein dahinlebendes, geborgenes Subjekt, sondern als ein von elementaren Gefühlen und emotionalen Grunderfahrungen wie Angst, Sorge, Schuld, Gewissheit des Todes, Gefühle von Sinnlosigkeit und Einsamkeit erschüttertes Subjekt. Im Gegensatz zur Ansicht von Epikur, dass der Tod den Menschen nichts angehe, teilen besonders die Existenzphilosophen die Ansicht, dass das Bewusstsein der Sterblichkeit für die Existenz von Bedeutung sei. Der Mensch hat sich den verschiedenen elementaren Stimmungen zu stellen, er darf sich ihnen nicht entziehen, denn die wahre Größe des Menschen offenbart sich für die Existenzphilosophen erst, indem der Mensch den Mut aufbringt, die verschiedenen existenziellen Bedrohungen aus- und durchzuhalten (vgl. Karusseit 1994, 81f.). Im existenzphilosophischen Denken wird der Tod daher nicht als Sinnvernichter, sondern hingegen als Sinnstifter gesehen. Indem der Mensch dem Wissen um die Möglichkeit des „Nichts" und des eigenen Todes ausgesetzt ist und dieses Wissen in seinem Sein integriert, existiert er. Er ist aufgerufen, zu sich selbst vorzudringen und nicht irgendein Leben zu leben.

Das Denken der Existenzphilosophen ging besonders auf den Vorläufer Sören Kierkegaard zurück. Bereits für Kierkegaard stand das Individuum, welches sich selbst als ein zeitlich begrenztes Subjekt erfährt, das unvorhersehbaren Einflüssen ausgesetzt ist, im Zentrum seiner Überlegungen. Die Flucht des Menschen vor verängstigenden existenziellen Grundstimmungen in seine Alltagswelt, in einigen Fällen auch in den Selbstmord, sah Kierkegaard als ungeeignet für die Lebensbewältigung des Menschen an. Der Mensch soll sich hingegen den vorhandenen Ängsten stellen und diese auf sich nehmen. Erst durch den Akt von Wahrhaftigkeit und Offenheit gegenüber sich selbst, tritt der Mensch laut Kierkegaard in das Stadium des Existierens (vgl. a.a.O., 82). Besonders in seinen Werken „Furcht und Zittern", „Die Wiederholung", „Der Begriff Angst" sowie „Die Krankheit zum Tode" beschreibt Kierkegaard die Reaktionen des Individuums zu seinem in Grenzsituationen erfahrenen Existenzbewusstsein (vgl. Kierkegaard 2005). Auf Grundlage dieses Ansatzes entwickelten die im Folgenden dargestellten deutschen Philosophen Karl Jaspers und Martin Heidegger ihre Philosophie von der Existenzerfahrung des Individuums.

6.1.1 Karl Jaspers: Der Tod als Grenzsituation

Im Hinblick auf die Thematiken Sterben und Tod ist das von Karl Jaspers existenzphilosophische Verständnis von großer Bedeutung. Ihm geht es um die Philosophie als Daseinsform des Menschen, welche sich dem faktischen Leben zuwenden, die Existenz auslegen, oder wie Jaspers sagt, „erhellen" soll (vgl. Jaspers 1948, 470ff.). Die Philosophie wird laut Jaspers ihrem eigentlichen Auftrag nur als Existenzphilosophie gerecht, indem sie Fragen nach dem Sein stellt und das Dasein der Menschen analysiert. Der Mensch, der mit bestimmten Fähigkeiten und Begrenzungen ausgestattet ist, ist so verfasst, dass er die eigentlichen Aufgaben seines Menschseins annehmen oder sich ihnen entziehen kann. Darunter fällt unter anderem auch die Aufgabe, sich überhaupt als Mensch anzunehmen.

In seinem Dasein findet sich der Mensch immer in Situationen. Dabei sind Situationen jedoch nicht gleichbleibend, sie bestehen, „[...] indem sie sich wandeln; ein Augenblick tritt ein, wo sie nicht mehr bestehen. Ich muß Situationen zwar erleiden als Gegebenheit, doch nicht schlechthin; es bleibt in ihnen eine Möglichkeit der Verwandlung auch in dem Sinne, daß ich berechnend Situationen herbeiführen kann, um in ihnen dann als nunmehr gegebenen zu handeln" (a.a.O., 468). Situationen werden vor diesem Hintergrund immer durch den denkenden und handelnden Menschen bewältigt und interpretiert. Jaspers weist in diesem Zusammenhang auch auf die mehr oder weniger freie subjektive Bestimmung des Menschen hin, indem er schreibt: „Die Situation als bewußt gemachte ruft auf zu einem Verhalten. Durch sie geschieht nicht automatisch ein Unausweichliches, sondern sie bedeutet Möglichkeiten und Grenzen der Möglichkeiten: was in ihr wird, hängt auch von dem ab, der in ihr steht und davon, wie er sie erkennt. Das Erfassen der Situation ist von solcher Art, daß es sie schon ändert, sofern es Appell an Handeln und Sichverhalten möglich macht. Eine Situation zu erblicken, ist der Beginn, ihrer Herr zu werden, sie ins Auge zu fassen, schon der Wille, der um ein Sein ringt" (ders. 1965A, 22). Indem der Mensch die aus der jeweiligen Situation hervortretende Handlung bewertet und sie für wahr- und für gut hält, kommt die Selbstbestimmung des Einzelnen zum Ausdruck, wodurch die Handlung pädagogisch wird. Bei der Bewältigung seiner konkreten Situationen gelangt der Mensch allerdings auch in Situationen, die in ihrem Wesen bleiben, „Situationen wie die, [...] daß ich nicht ohne Kampf und ohne Leid leben kann, daß ich unvermeidlich Schuld auf mich nehme, daß ich sterben muss [...]" (Jaspers 1948, 469). Diese Grundsituationen jeden Daseins nennt Jaspers Grenzsituationen. Sie sind nicht wandelbar, endgültig und unüberschaubar. Der Mensch kann nicht über sie hinaus, er kann sich nicht vor ihnen verstecken, oder sie gar ändern. „Sie sind wie eine Wand, an die wir stoßen, an der wir scheitern" (ebd.). Alles, was dem Menschen Sicherheit gegeben hat, alle objektiven Kategorien des Wissens, zerschellen an dieser Wand. Die Grenzsituationen rufen den Menschen in die Entscheidung zwischen dem Nichts und dem Sein, wobei es gilt, alles zu gewinnen oder zu verlieren. Und gerade die Unberechenbarkeit von Zufall, Schuld, Krankheit und Tod ist es, die dem Menschen das Scheitern im Ganzen zeigt. Der Mensch gelangt an eine unüberschreitbare Grenze, er findet sich in einer Situation, die nicht gewollt ist, durch die er nicht einfach hindurch gehen kann. So wird der Mensch beispielsweise durch die Mitteilung einer zu Tode führenden Krankheit in eine Todesangst (Urangst) hineingestellt, die sich, wie die Interviewauswertung zeigt, auch bei vielen Hospizgästen wiederfinden lässt. Die Sicherheit ist weg, alles beginnt zu bröckeln. „Auf Grenzsituationen reagieren wir daher sinnvoll nicht durch Plan und Berechnung, um sie zu überwinden, sondern durch eine ganz andere Aktivität, das Werden der in uns möglichen Existenz; wir werden wir selbst, indem wir in die Grenzsituation offenen Auges eintreten. Sie werden, dem Wissen nur äußerlich kennbar, als Wirklichkeit nur für Existenz fühlbar" (ebd.). In einer Grenzsituation kommt somit der Grundantrieb des Menschen zum Durchbruch, denn gerade im Scheitern gewinnt der Mensch den Weg zum Sein (vgl. ders. 1965B, 18ff.). Für die Arbeit in Hospizen bedeutet dies, den sterbenden Menschen immer im offenen Bewusstheitskontext zu begegnen. Dieser macht es den Sterbenden möglich, den bevorstehenden Tod zu verinnerlichen und ihr daraus resultierendes Handeln zu beurteilen. Denn so tritt das eigentliche Selbstsein oder wie Jaspers sagt, die Existenz in den Vordergrund. Im Hineinbegeben und Aushalten wird den Menschen einerseits das „Nichts" klar, andererseits wird erhellt, was Existenz bedeutet, wenn sie am bedrohtesten für einen selbst ist. So sind Grenzsituationen einer objektiven Betrachtung nicht mehr zugänglich, sie gehören auch nicht mehr zum Bewusstsein und werden von ihm auch nicht mehr als adäquat anerkannt. Grenzsituationen gehören zur Existenz und lediglich ihr strahlt im Scheitern aus der Dunkelheit des Nichts das Licht des Seins beziehungsweise der Transzendenz (vgl. Pfeiffer o.J., 399). „Wie ich Bewußtsein nur bin, indem ich das Andere des gegenständlichen Seins erblicke, mit dem ich umgehe, so bin ich Existenz nur in eins mit dem Wissen um Transzendenz als die Macht, durch die ich eigentlich ich selbst bin. Das Andere ist entweder das Sein in der Welt, das dem Bewußtsein überhaupt sich zeigt – oder es ist die Transzendenz, die der Existenz sich zeigt" (Jaspers 1958, 79). Für Jaspers ist die Existenz somit das, was sich zu sich selbst und daher zur Transzendenz verhält. Durch das Eintreten in eine Grenzsituation erhält der Mensch die Möglichkeit, sich seiner eigenen Existenz anzunähern beziehungsweise sich selbst zu gewinnen, wodurch auch der Bildungsaspekt zum Tragen kommt. Der Mensch legt sein Dasein als Dasein ab und erreicht seine Existenz beziehungsweise sein Selbstsein. Für Jaspers ist die Zusammengehörigkeit von Grenzsituation und Existenz sogar so eng, dass er sagt: „Grenzsituationen erfahren und existieren ist dasselbe" (ders. 1948, 469). Je mehr die Menschen sich von ihrem gegenständlichen Denken entfernen und nach dem Sein fragen, umso transzendenter wird es.

In seinem bloßen Dasein weicht der Mensch jedoch oftmals vor Grenzsituationen aus, indem er beispielsweise die Augen davor verschließt oder so lebt, als ob es sie nicht geben würde (vgl. ders. 1965B, 21). Er lebt ganz gegenständlich und vergisst so nicht selten seine Sterblichkeit oder sein Schuldigsein und dies passiert auch häufig noch dann, wenn ein Mensch bereits im Hospiz ist. „In der Welt wollen wir unser Dasein erhalten, indem wir es erweitern; wir beziehen uns auf es, ohne zu fragen, es meisternd und genießend oder an ihm leidend und ihm erliegend; aber es bleibt am Ende nichts, als uns zu ergeben" (ders. 1948, 469). Flieht der Mensch vor Grenzsituationen, bedeutet dies „Verschleierung", „Ausweichen", „Blindheit" oder „Verzweiflung". Verzweiflung hauptsächlich deshalb, da der Mensch hinter dem „Abgrund" noch nichts zu erkennen vermag (vgl. Zöpfl 1967, 31). Dabei stellt gerade der Tod für Jaspers eine unersetzbare Möglichkeit dar, Mensch zu werden. Indem sich der Mensch existierend zum Tod verhält, sich also in die Grenzsituation hineinbegibt und den Tod annimmt, kann er der Transzendenz innewerden. Als „objektives Faktum des Daseins" (Japsers 1948, 483) ist der Tod jedoch noch nicht sofort eine Grenzsituation. Die Notwendigkeit des Todes und der Vergänglichkeit des Menschen muss durch eine rein objektive Betrachtung nicht zwangsläufig begriffen werden. „Der Tod ist etwas Unvorstellbares, etwas eigentlich Undenkbares. Was wir bei ihm vorstellen und denken, sind nur Negationen, und sind nur Nebenerscheinungen, sind nie Positivitäten" (ders. 1954, 261). Und solange der Tod für den Menschen, der als einziges Wesen von seiner Sterblichkeit weiß, keine andere Rolle spielt, als die Sorge um ihn, kann er auch nicht zu einer Grenzsituation werden. Denn gerade für die Existenz ist das Verschwinden der Erscheinung von Bedeutung. „Wäre nicht das Verschwinden, so wäre ich als Sein die endlose Dauer und existierte nicht" (Jaspers 1948, 484).

Zudem sei laut Jaspers eine illusionslose Haltung notwendig, um den Tod als Grenzsituation zu erfahren. Vorstellungen von einem Weiterleben nach dem Tod oder andere Unsterblichkeitsvorstellungen sind im Erfahren dieser Grenzsituation nicht möglich (vgl. ders. 1954, 261ff.). Die existentielle Grenze des Menschen darf weder psychologisiert noch spiritualisiert werden, ansonsten würde ein Versuch vorgenommen werden, sie zu kontrollieren. Grenzsituationen sind für Jaspers allerdings weder beherrsch- noch kontrollierbar. Und so hätte beispielsweise auch das Sterben kein Gewicht mehr, das wahrhafte Sterben würde es unter diesen Umständen eigentlich gar nicht mehr geben. „Die Süße des Daseins, die verschwinden zu sehen dem natürlichen Lebenswillen so fruchtbar ist, wird in anderer Gestalt wieder sichtbar [...] Der Tod ist überwunden um den Preis des Verlustes der Grenzsituation" (ders. 1948, 488). Für wahrhafte Existenz gilt es hingegen, dem Tod tapfer und ohne Illusion mit offenen Augen entgegenzusehen und dabei das Dasein als Verschwinden zu erkennen. Der Tod muss ohne Selbsttäuschung angenommen werden. „Nur die große Klarheit in der Tapferkeit des Sterbenkönnens kann des Menschen Seele retten" (ders. 1958, 775). Der Mensch muss sich allen Ängsten, dem Schrecken sowie der ganzen Härte und Untröstlichkeit stellen, alles andere würde bedeuten, das Leid zu verherrlichen. Und gerade das Leid ist es, welches am Ende zur Vergewisserung der Existenz wird. „Ich verliere Existenz, wenn ich Dasein, als ob es das Sein an sich wäre, absolut nehme und mich so in ihm verfange, daß ich nur Dasein bin im Wechsel von Vergeßlichkeit und Angst. Ich gleite umgekehrt ab, wenn ich die Daseinserscheinung so gleichgültig finde, daß ich sie verachte und im Verschwinden mich nichts angehen lasse. Als mögliche Existenz bin ich wirklich nur, wenn ich daseiend erscheine, in der Erscheinung aber mehr als Erscheinung. Kann ich daher das Leid am Ende als Dasein zwar nicht aufheben, so doch in der Existenzgewißheit zugleich überwinden, d.h. seiner Herr bleiben" (ders. 1948, 484). Im Aushalten der Grenzsituation kann der Mensch erkennen, dass er daran nicht scheitert.

Als Grenzsituation kann der Mensch den Tod auf zweifache Weise erfahren: als Tod des Nächsten oder als seinen eigenen Tod.

Tod des Nächsten: Als erschütterndste und tiefste Erfahrung zeigt sich der Tod, wenn er einen geliebten Menschen nimmt, mit dem in inniger Gemeinschaft gelebt wurde. Er macht jeden zum Einsamen, lässt jeden allein, so auch die Hinterbliebenen des Hospizgastes. „Der Tod des Nächsten, des geliebtesten Menschen, mit dem ich in Kommunikation stehe, ist im erscheinenden Leben der tiefste Schnitt. Ich bin allein geblieben, als ich, im letzten Augenblick den Sterbenden allein lassend, ihm nicht folgen konnte. Nichts ist rückgängig zu machen; für alle Zeit ist es das Ende. Der Sterbende läßt sich nicht mehr ansprechen; jeder stirbt allein; die Einsamkeit vor dem Tode scheint vollkommen, für den Sterbenden wie für den Bleibenden" (Jaspers 1948, 484). Der Tod kann nicht verhindert werden, jeder Mensch ist sterblich. Das existentielle Bewusstwerden dieser Gewissheit bringt die Kommunikation ins Scheitern. Doch wenn „[...] der Tod des Anderen existentielle Erschütterung und nicht bloß ein objektiver mit partikularen Gemütsbewegungen und Interessen begleiteter Vorgang ist, so ist Existenz in der Transzendenz durch ihn heimisch geworden [...]" (ebd.). Und dann kann auch echte Kommunikation nie ganz verloren gehen, denn der

„wahrhaft Geliebte bleibt existentielle Gegenwart" (a.a.O., 485). Durch den Akt des Transzendierens erkennt der Mensch, dass das, was durch den Tod zerstört wird, lediglich Erscheinung ist, nicht aber das Sein selbst.

Mein Tod: Während es sich beim Tod des Nächsten um einen durchaus erfahrbaren Vorgang handelt, ist der eigene Tod selbst etwas ganz und gar Unerfahrbares, „[…] ich kann nur in Beziehung auf ihn erfahren" (ebd.). Die unvermeidliche Situation, Schmerzen und Ängste können zwar erlebt und die Gefahr gegebenenfalls überstanden werden, „die Unerfahrbarkeit des Todes" (ebd.) ist jedoch nicht aufhebbar. „[…] sterbend erleide ich den Tod, aber ich erfahre ihn nie. […] sterbend erleide ich mein absolutes Nichtwissen im Fortfall jeder Rückkehr […]" (ebd.). Der Tod ist das Nichts, über das der Mensch nicht mehr wissend verfügen kann. Ohnmächtig, wie erstarrt steht er vor ihm, als Möglichkeit bleibt ihm nur noch das Schweigen. Aber gerade in diesem Schweigen, im Nichtwissen kann der Anspruch an die Menschen ergehen, ihr Leben in Anbetracht des Todes einerseits zu prüfen und zu führen, andererseits aber auch ihr Handeln zu bewerten. Und durch solch eine Prüfung entscheidet sich, was in ihrem Leben wahr, was gut und wesentlich ist. „So erzwingt die Gegenwart der Grenzsituation des Todes für die Existenz die Doppelheit aller Daseinserfahrung im Handeln: was angesichts des Todes wesentlich bleibt, ist existierend getan; was hinfällig wird, ist bloß Dasein" (a.a.O., 486). Ist dem Menschen angesichts des Todes nichts mehr wichtig, bedeutet dies für Jaspers auch, Existenz zu verlieren, denn „Existenz schläft gleichsam angesichts des Todes […]" (Jaspers 1948, 486). So hängt das Dasein schon jetzt davon ab, wie der Mensch sterben wird. Jeder Einzelne hat die Möglichkeit zu wählen, ob er in blinder Angst verenden will und sein Dasein zur Verzweiflung verurteilt, oder ob er seine Sterblichkeit in Klarheit und Tapferkeit übernimmt. Dies bedeutet allerdings, dass der sterbende Mensch vor der argumentativen Prüfung sittlicher und sachlicher Geltungsansprüche steht, zu denen er durch einen Pädagogen aufgefordert werden kann. „Der Tod gewinnt im Wagnis des Lebens: wo der Tod nicht nur passiv erlitten, sondern durch Einsatz für das Geliebteste, ohne Auftrag und Befehl, ergriffen wird, da ist durch Freiheit mit Sinn erfüllter Tod" (ders. 1958, 765). Im Zugehen auf seinen Tod, gelangt der Mensch zu seinem Grunde, sodass er sich letztendlich auch darin geborgen fühlen kann. Der Tod wird zur Tiefe des Seins als Vollendung. Im Hineinbegeben der Grenzsituation wandelt sich zudem auch die Haltung und Stellung zum Tode. Je nach Lebensstufe stellt der Tod für den Menschen etwas anderes dar, eine allemal richtige Haltung und Stellung ist somit undenkbar. So wie sich der Mensch wandelt, wandelt sich der Tod mit ihm. Daher sei es laut Jaspers auch kein Widerspruch, dass der Mensch den Tod zugleich fürchte und liebe, ihn verachte und zu meiden versuche, sich aber dennoch nach ihm sehne, ihn einerseits als Freund, gleichzeitig aber auch als Feind erblicke. Der Mensch trägt viele Tode in sich und gerade in der Grenzsituation ist der Tod so, „wie ich jeweils als Existenz bin" (ders. 1948, 491).

6.1.2 Martin Heidegger: Der Tod als zukünftige Möglichkeit der Unmöglichkeit des Daseins

Auch bei Martin Heidegger nimmt der Tod eine entscheidende Rolle im Konzept seiner Philosophie ein. Die Todesauslegung ist für ihn eine unverzichtbare Bedingung zum Verständnis von Sein und Dasein, welches im Vordergrund seiner Philosophie steht. Auch Heidegger geht weg vom gegenständlichen Denken und beschäftigt sich mit der Fragestellung, wie der Mensch eigentlich über den Grund alles Seienden Auskunft geben kann. Ihm geht es dabei nicht um das Dasein im Sinne von Gegenständlichkeit, sondern um das Sein an sich - die Existenz, welche sich lediglich in der Transzendenz erweisen kann. Der Mensch kann zwar nichts denken, was nicht gegenständlich ist, er kann jedoch ertasten und erahnen, was es mit der Existenz auf sich hat, sobald er sich die Frage nach dem Sein stellt. Als Seiensform des Daseins hat der Mensch die Möglichkeit, über sich hinauszudenken. Durch seine Fragestellungen und Erfahrungen kann er immer schon einen Schritt über sich selbst hinausgehen. Heidegger sieht gerade an dieser Stelle eine Chance, das Sein zu ertasten beziehungsweise zu erhellen. Dabei spielt gerade der Tod eine entscheidende Rolle. Hält sich der Mensch den Sinn des Todes nicht immer wieder vor Augen, so lasse sich auch die problematische Beziehung zwischen Sein und Dasein nicht verstehen (vgl. Rubio 1989, 1). Der Tod ist mitten im Dasein, er ist im Menschen vom ersten Augenblick an. „Der Tod ist eine Weise zu sein, die das Dasein übernimmt, sobald es ist" (Heidegger 1976, 245). Erst durch den Tod erhält das Leben Sinn und Begrenzung und bildet eine Ganzheit. In seinem Werk „Sein und Zeit" (1976) sieht Heidegger den Tod somit als das Ganzheitsexistenzial des Daseins, vorausgesetzt dass der Tod die Ganzheit der Existenz umfasst und bestimmt. „Im Dasein steht, solange es ist, je noch etwas aus, was es sein kann und wird. Zu diesem Ausstand aber gehört das »Ende« selbst. Das »Ende« des In-der-Welt-seins ist der Tod. Dieses Ende, zum Seinkönnen, daß heißt zur Existenz gehörig, begrenzt und bestimmt die je mögliche Ganzheit des Daseins" (a.a.O., 233f.). Der Existenzbegriff Heideggers ist wie bereits angeklungen von Kierkegaad abgeleitet und wird als eine Möglichkeit von Dasein gedeutet, es selbst beziehungsweise nicht es selbst zu sein. Vor jedem Dasein steht somit die Aufgabe, selbst über seine Existenz zu entscheiden. Dies kann einerseits im Ergreifen, andererseits im Versäumen geschehen. Existenz ist nicht von vornherein vollkommen, sie weist etwas noch nicht Erreichtes und Erfülltes auf. Zum Dasein gehört stets ein „Noch-Nicht" an Möglichkeiten. Der Mensch trägt demzufolge seine noch nicht wirklich gewordenen Seinsmöglichkeiten vor sich her (vgl. a.a.O., 242ff.). Existenz steht somit im Gegensatz zu etwas, was sich funktionell austauschen lässt. Zu ihr gehört die Unvertretbarkeit und Unersetzbarkeit, welche sich angesichts des Todes erfahren lässt.

Das Dasein lässt sich von anderen in vielen Dingen vertreten, bei der Selbstverwirklichung gibt es jedoch keine Fortsetzung; was vor Eintritt des Todes noch nicht geleistet wurde, bleibt für immer offen. So verschwindet alles vor dem Nichts des Todes, der Mensch wird weder Gegenstände noch Wertverwirklichungen behalten können. Der Tod zeigt, dass es um den Menschen selbst und nicht um einen allgemeinen Gehalt geht. „Keiner kann dem Anderen sein Sterben abnehmen. Jemand kann wohl »für den Anderen in den Tod gehen«. Das besagt jedoch immer: für den Anderen sich opfern »in einer bestimmten Sache«. Solches Sterben für... kann aber nie bedeuten, daß dem Anderen damit sein Tod im geringsten abgenommen sei. Das Sterben muß jedes Dasein jeweilig selbst auf sich nehmen. Der Tod ist, sofern er »ist«, wesensmäßig je der meine. Und zwar bedeutet er eine eigentümliche Seinsmöglichkeit, darin es um das Sein des je eigenen Daseins schlechthin geht. Am Sterben zeigt sich, daß der Tod ontologisch durch Jemeinigkeit und Existenz konstituiert wird" (Heidegger 1976, 240). Mit dem Wissen um die Unabwendbarkeit des Todes, geht an den Menschen die Forderung einher, sich selbst in selbsttätiger und selbstbestimmter Weise zu übernehmen. Er muss vom Dasein als der wesensmäßig Seinige anerkannt und in Besitz genommen werden. Als noch bevorstehender Tod ist er immer zugleich abwesender als auch anwesender Tod. Das Dasein hat diese Möglichkeit zu übernehmen und zu erwarten (vgl. a.a.O., 261f.).

Bei einer Nichtübernahme verhält sich der Mensch zum Tod laut Heidegger in der Weise des „Man", beziehungsweise der Alltäglichkeit. Er weicht einer Auseinandersetzung aus, meidet den Gedanken an ihn, hält sich fern und verdrängt. Dem Einzelnen bleibt so die Reflexion sowie die Bewertung eigener Möglichkeiten erspart. Frei nach dem Motto: „man stirbt am Ende auch einmal, aber zunächst bleibt man selbst unbetroffen" (a.a.O., 253). Gerade in der Alltäglichkeit läuft der Mensch somit Gefahr, den Tod zu vergessen. „Die Öffentlichkeit des alltäglichen Miteinander »kennt« den Tod als ständig vorkommendes Begegnis, als »Todesfall«. Dieser oder jener Nächster oder Fernstehende »stirbt«. Unbekannte »sterben« täglich und stündlich. »Der Tod« begegnet als bekanntes innerweltlich vorkommendes Ereignis. Als solches bleibt er in der für das alltäglich Begegnende charakteristischen Unauffälligkeit. [...] Das »man stirbt« verbreitet die Meinung, der Tod treffe gleichsam das Man. Die öffentliche Daseinsauslegung sagt: »man stirbt«, weil damit jeder andere und man selbst sich einreden kann: je nicht gerade ich; denn dieses Man ist das Niemand. Das »Sterben« wird auf ein Vorkommnis nivelliert, das zwar das Dasein trifft, aber niemandem eigens zugehört. [...] Das Man [...] steigert die Versuchung, das eigenste Sein zum Tode sich zu verdecken" (a.a.O., 252f.).

Der Tod wird als ein Vorkommnis aufgefasst, welches öffentlich zelebriert wird, dem Einzelnen jedoch nicht unbedingt begegnet. Ein individuelles Todesverständnis ist unter diesen Umständen nicht möglich. Schon allein das „»Denken an den Tod« gilt öffentlich als feige Furcht, Unsicherheit des Daseins und finstere Weltflucht" (a.a.O., 254). Der Tod erscheint als etwas Unpersönliches, als etwas, was jeden Einzelnen zunächst nicht betrifft. Das Sein zum Tode wird durch die Verwendung des Begriffes „Man" verdeckt und sein Möglichkeitscharakter somit verhüllt. Solch ein verdecktes Ausweichen vor dem Tode wird in der Alltäglichkeit sogar soweit ausgeübt, dass auch sterbenden Menschen eingeredet wird, sie würden dem Tod entgehen und bald schon wieder in die beruhigende Alltäglichkeit zurückkehren (vgl. Heidegger 1976, 253). Schon Heidegger zeigt auf, dass es zu einer dauerhaften Beruhigung bezüglich des Todes kommt, indem die Gewissheit des Todes und die Unbestimmtheit des Wann verdeckt wird. Vergessen wird hierbei jedoch, dass dem Sterbenden dadurch auch dazu verholfen wird, „seine eigenste, unbezügliche Seinsmöglichkeit [...] vollends zu verhüllen" (ebd.). Die Beruhigung über den Tod macht das Dasein somit gleichgültig gegenüber seinem Sein zum Tode. Dabei stellt der Tod für Heidegger „die eigenste, unbezügliche, gewisse und als solche unbestimmte, unüberholbare Möglichkeit des Daseins" dar (a.a.O., 258f.). Durch eine gedankliche Vorwegnahme des eigenen Todes, durch das „Vorlaufen in die Möglichkeit" (a.a.O., 262) wird jedem einzelnen bewusst, dass das Leben begrenzt, vergänglich, aber auch einzigartig ist. Nur durch das Ende erfährt sich das Dasein in seiner Ganzheit und so zeigt sich auch im Vorlaufen zum Tode eine Sinnganzheit. Eine Überantwortung an den Tod geht Heidegger zufolge jedoch immer auch mit der Grundbefindlichkeit der Angst einher. Darüber, dass das Dasein seinem Tod überantwortet ist, er dementsprechend zum In-der-Welt-Sein dazu gehört, hat es zunächst und zumeist kein ausdrückliches beziehungsweise theoretisches Wissen. Dennoch ist ihm diese Überantwortung immer schon durch die Befindlichkeit der Angst zugänglich. „Die Angst vor dem Tode ist Angst »vor« dem eigensten, unbezüglichen und unüberholbaren Seinkönnen. Das Wovor dieser Angst ist das In-der-Weltsein selbst. Das Worum dieser Angst ist das Sein-können des Daseins schlechthin" (a.a.O., 251). Demnach eröffnet die Angst dem Dasein, „daß das Dasein als geworfenes Sein zu seinem Ende existiert" (ebd.). Nur in der Angst hat der Tod seine Gegenwart. Er ist lediglich da, wenn die Angst nicht verdrängt oder beiseitegeschoben wird. Die Angst muss übernommen und der Tod in seiner

Verfügungsgewalt anerkannt werden. Denn nur derjenige, der den Mut hat, sich der Angst zu stellen, ihr standzuhalten, findet gerade dann, wenn alles um ihn herum einzustürzen scheint, zu sich selbst. Er entdeckt seinen innersten Kern, seine Existenz. Für die Arbeit in den Hospizen bedeutet dies für die Pädagogen, mit den Hospizgästen über ihre Ängste in einen Dialog zu gehen, und dabei die Ängste einerseits zur sachlichen Seite aufzuklären (Unterricht), andererseits aber auch den Sterbenden zur Bewertung aufzufordern (Erziehung). Dies heißt allerdings für den Sterbenden, sich auch an dieser Stelle vor der Alltäglichkeit zu beweisen. Denn das „Man" entfremdet das Dasein von seinem eigensten Seinkönnen auch hier, indem es immer schon die Art, wie man sich zum Tod zu verhalten hat, bestimmt und so beispielsweise „[…] den Mut zur Angst vor dem Tode nicht aufkommen" lässt (Heidegger 1976, 254). Der Tod wird mit allen Mitteln aus der Alltäglichkeit ausgesperrt. Die Angst vor der unüberholbaren Möglichkeit wird zur Furcht eines ankommenden Ereignisses, wodurch sich die Gewissheit des Todes nicht mehr auf das Sein zum Ende, sondern lediglich auf ein begegnendes Ereignis, welches nach gemachten Erfahrungen zufolge jeden Menschen trifft, bezieht. In dieser Weise bleibt der Tod stets unverstanden. Dem Dasein bleibt der Möglichkeitscharakter des Todes verschlossen. Erst im Vollzug der Anerkennung des Todes, im Vorlaufen zum Tode wird kein Ausweg der Angst in die Beschäftigung mit Gegenständen gewählt, sondern die Eigentlichkeit des Daseins als seine eigentliche Wirklichkeit. Im Vorlaufen in die Möglichkeit versteht das Dasein den Tod als *eigenste* Möglichkeit, da er es dem Dasein ermöglicht, sein eigenstes Seinkönnen zu erschließen und somit dazu verhilft, dem „Man" entrissen zu bleiben. Als *unbezügliche* Möglichkeit ist der Tod im Vorlaufen verstanden, da er das Dasein als einzelnes beansprucht, indem er alle Bezüge, das heißt alle Beziehungen zu anderem Dasein und der Welt auflöst. Im Vorlaufen versteht das Dasein den Tod als *unüberholbar*, da er als äußerstes Noch-Nicht immer schon bevorsteht, der Tod ist die letzte Möglichkeit, die das Dasein überhaupt hat, alle anderen Möglichkeiten müssen immer früher als der Tod geschehen. Als *gewisse* und *unbestimmte* Möglichkeit wird der Tod im Vorlaufen verstanden, da es kein Entkommen vor ihm gibt, er ist unausweichlich und jederzeit möglich (vgl. a.a.O, 263ff.). Im Vorlaufen wird der Tod als Möglichkeit verstanden, welche dem Dasein aufzeigt, wie es sich zu seinem Tode verhalten kann. „Das Vorlaufen enthüllt dem Dasein die Verlorenheit in das Man-selbst und bringt es vor die Möglichkeit, auf die besorgende Fürsorge primär ungestützt, es selbst zu sein, selbst aber in der leidenschaftlichen, von den Illusionen des Man gelösten, faktischen, ihrer selbst gewissen und sich ängstigenden Freiheit zum Tode" (a.a.O., 266). In dieser Freiheit zum Tod übernimmt sich der Mensch ausdrücklich und wird geschichtlich, denn er gesteht sich sein Schicksal seiner Endlichkeit ein.

6.2 Pädagogische Wendung

Nachdem im vorangegangenen Teil aufgezeigt wurde, welche tiefgreifende Bedeutung dem Tod in Anbetracht der Philosophie und der Frage nach der Selbstverwirklichung des Menschen zukommt, wird im nachfolgenden Schritt der Tod zum Gegenstand im pädagogischen Denken erhoben. Besonders die zunehmende Konfrontation von Sterben und Tod in pädagogischen Handlungsfeldern wie beispielsweise der pädagogischen Arbeit in Hospizen, erfordert die theoretische Auseinandersetzung mit den Thematiken Sterben und Tod. Denn das Leben und das Sterben bilden in ihrer Gegensätzlichkeit eine Einheit und sind somit aufeinander bezogen. Die Sinnfrage des Lebens lässt sich nicht ohne die Sinnfrage des Todes beantworten (vgl. Begemann 2006, 14). Und so steht jedes einzelne Individuum vor der Aufgabe, sein Leben und sein Sterben selbstbestimmt und unabhängig zu gestalten und zu vollziehen. Wie allerdings gezeigt wurde, wird das Selbstbestimmungsrecht der Sterbenden in vielen Fällen erschwert, wodurch der fehlende pädagogische Aspekt sehr deutlich zum Tragen kommt. Besonders Erziehung und Bildung sind dabei ganz zentrale Grundelemente. Einerseits verleihen sie dem Leben eine konkrete Ausrichtung, sodass eine selbstreflexive und bewusste Lebensführung im Individuum entstehen kann, andererseits müssen sie sich auch angesichts des bevorstehenden Todes eines Menschen erweisen. Denn auch in seiner letzten Lebensphase steht der Mensch vor der Aufgabe, sachliche und sittliche Geltungsansprüche zu prüfen.

6.2.1 Otto Friedrich Bollnow: Der Tod und seine Bedeutung für das gegenwärtige Leben

Die dunkle Mahnung des „memento mori" zieht sich bereits durch die gesamte abendländische Geschichte. Der Mensch ist zwar immer wieder versucht, vor der Bedrohung des Todes auszuweichen, indem er die Augen davor verschließt, doch dadurch schafft er die Bedrohung keineswegs aus dem Weg, er belügt sich hingegen selbst und kann am Ende dem Tod doch nicht entrinnen (vgl. Bollnow 1978, 30).

Ebenso wie den vorherigen Philosophen ist auch Otto Friedrich Bollow ein offener Umgang sowie eine eigene Auseinandersetzung mit dem Tod von großer Bedeutung. Er verweist darauf, dass bereits schon in der Bibel in Psalm 90, Vers 12 geschrieben stehe: „Lehre uns bedenken, dass wir sterben müssen, auf dass wir klug werden" (Deutsche Bibelgesellschaft 2017, 611). In diesem Sinne ist der Tod genau genommen nichts, was dem Leben fern und äußerlich ist, er ist ein entscheidender Bestandteil des Lebens selbst. Die Gewissheit, sterben zu müssen, ist im menschlichen Leben bereits als mitbestimmendes Element in jedem Moment des Lebens enthalten. Bollnow stellt sich daher die Frage: „Was bedeutet die Gewißheit, sterben zu müssen, wenn der Mensch nicht vor ihr ausweicht, sondern ihr ehrlich ins Auge blickt*, für sein gegenwärtiges Leben?" (Bollnow 1978, 31f.). Er versucht eine Antwort auf diese Frage zu geben, welche er in drei Schritten aufbaut und sich dabei an das Verhältnis des alten Wortes: „mors certa, hora icerta: wir wissen, daß wir sterben müssen, aber wir wissen nicht, wann dies sein wird" (ders. 1942, 397) anlehnt.

Schritt 1: Im Sinne des ersten Teils des Wortes mors certa, weist Bollnow darauf hin, dass der Mensch als einziges Geschöpf um die Endlichkeit seines Lebens weiß. Todesgewissheit bedeutet für Bollnow die Bereitschaft des Menschen, sein Leben in einer endlichen Spanne wahrzunehmen und einzurichten. Auch wenn das Individuum das Wann des Todes und den damit verbundenen Zeitraum seiner zur Verfügung stehenden Zeit nicht kennt, rechnet es in der Regel mit einer „normalen" Dauer des menschlichen Lebens und daher auch mit dem Verschwinden seiner Kräfte im Alter. Das menschliche Leben ist beschränkt, die Endlichkeit des Einzelnen geht somit immer auch mit einer gewissen Zeitnot einher. Diejenigen Dinge, welche der Mensch in seinem Leben erreichen möchte, sollten nicht beliebig lange hinausgeschoben werden. Der Einzelne steht somit unter der Anstrengung, sich in selbstbildender und erzieherischer Absicht mit seiner Lebensführung auseinanderzusetzen, und die ihm unbekannte Zeit richtig zu nutzen sowie das Leben in allen Zügen auszukosten (vgl. ders. 1978, 32). Jede verantwortliche Lebensplanung setzt voraus, dass das Individuum sowohl mit einer begrenzten Zeit zu rechnen hat als auch mit der Bedrohung durch den Tod selbst. Der Einzelne ist gezwungen, das Wesentliche vom Unwesentlichen zu unterscheiden, wodurch er das eine lassen muss, um das andere zu vollenden. Die Vergänglichkeit hat somit eine wesentliche Bedeutung für das menschliche Leben. Der Druck der Endlichkeit zwingt den Menschen, sich zusammenzunehmen und seine Zeit richtig einzuteilen und zu nutzen. Die Interviewauswertung zeigt allerdings, dass vielen Menschen oftmals erst kurz vor ihrem Tod bewusst wird, worauf sie in ihrem Leben einen größeren Wert hätten legen sollen und so entstehen nicht selten Aussagen wie: „Ich kann gar nicht sterben, weil ich habe ja noch gar nicht gelebt [...]" (EHo9 136f.). Wäre das Leben für den Menschen jedoch unendlich, „so wäre immer das Morgen so gut wie das Heute, und er hätte gar keinen Grund anzufangen, es sei denn zur Vertreibung der Langenweile" (Bollnow 2009, 219). Für die Erziehung entsteht dadurch die Aufgabe,

„dem Menschen zu einem richtigen Verhältnis zur Zeit zu verhelfen, ihn richtig in den Lauf der Zeit einzulassen, so daß er mit seinem Verhalten weder schuldhaft hinter den Anforderungen des Tages zurückbleibt und sich dann vergeblich anstrengt, das Versäumte nachzuholen, noch aber auch zu hastig in die Zukunft voraneilt und darüber die Gegenwart versäumt" (ders. 1975, 121).

Während eine Auseinandersetzung mit dem Lauf der Zeit und dem daraus resultierenden Tod in jungen Jahren noch verhältnismäßig fern liegen mag, da das Leben für die Jugend praktisch noch unendlich zu sein scheint, gewinnt dieser Aspekt mit zunehmendem Alter einen durchaus höheren Stellenwert. Je mehr sich das Leben dem Tode nähert, umso intensiver werden auch die Überlegungen, was der Einzelne in seinem Leben noch zu Ende führen möchte und auf was er alles zu verzichten hat (vgl. ders. 1942, 398). Es kommt zur Prüfung sachlicher und sittlicher Geltungsansprüche im Hinblick auf das Sterben und den Tod. Der Einzelne steht erschüttert vor der zerrinnenden Zeit, er sieht seine Kräfte schwinden, sein Gedächtnis nachlassen, er sieht, wie der Tod unweigerlich auf ihn zukommt und sein Leben dahinschwindet. Dies gilt allerdings auch für all diejenigen Kinder und Jugendlichen, die beispielsweise aufgrund einer Erkrankung kurz vor dem nahenden Ende stehen. Bollnow weist an dieser Stelle besonders auf die Wichtigkeit hin, auch den älteren Menschen zu verhelfen, mit ihrem Alter und dem bevorstehenden Tod in einer richtigen und sinnvollen Weise umzugehen und ihnen verständnisvoll und helfend zur Seite zu stehen. Er sieht hierin eine erzieherische Aufgabe, welche es in aller Demut zu ergreifen gilt, gerade dann, wenn der Mensch selbst nicht mehr mit diesen Aufgaben fertig wird (vgl. ders. 1966, 49). Bildsamkeit kann auch den alten Menschen nicht abgesprochen werden, auch sie sind in ihrem Wesen noch nicht fertig, wodurch der Aspekt der pädagogischen Führung zur Annahme des eigenen Schicksals deutlich wird. Aus diesem Grund kommt es nicht nur darauf an, dem Menschen (ob jung oder alt) in seelischer und leiblicher Hinsicht seine Beschwerden zu lindern oder ihn durch gelegentliche Unterhaltung von seinen Beschwerden abzulenken. Ebenso wichtig ist es, dem Menschen dabei zu helfen, sowohl sein Alter als auch seinen Tod in seiner eigenen Existenz zu erkennen, zu beurteilen und sich selbst dazu zu verhalten. So gewinnt der Mensch die Festigkeit seines Selbstseins, er wird zu einer sittlich verantwortlichen Persönlichkeit. Dieser Ansatz von Bollnow hebt zudem nochmals die Bedeutung pädagogischer Stellen, besonders in den Erwachsenenhospizen hervor, die allerdings in vielen Hospizen noch nicht eingeführt wurden.

Schritt 2: Sehr viel tiefgreifender ist Bollnows zweite Überlegung, die der hora incerta. Da der Tod jeden Augenblick unerwartet eintreten kann und somit jeglichen Planungen über sein Lebenswerk ein grausiges Ende setzt, kann der

Mensch für Bollnow nicht einfach über seine Zukunft mit verschiedenen Planungen und Erwartungen verfügen. Daraus ergibt sich, dass der Einzelne den Sinn seines Lebens nicht abhängig machen darf von der Erreichung irgendeines Ziels in Zukunft (vgl. Bollnow 1978, 32f.). Lebt der Mensch aus der Hoffnung für einen zukünftigen Zustand, der erreicht werden soll, würde der Tod ihm seinen Sinn nehmen, sofern das Ende ihn vor der Erreichung überraschen sollte. Für Bollnow ergibt sich daraus die Folgerung, dass der Mensch sein Leben so einzurichten hat, dass es seinen Sinn in jedem Augenblick erfüllt und diesen auch dann behält, wenn das Leben in jenem Moment abbrechen würde. Die ganze Sinnerfüllung des Lebens gilt es daher bereits schon im gegenwärtigen Augenblick zu erreichen (vgl. ders. 1942, 399). Bollnow meint damit jedoch nicht, dass der Mensch lediglich sein gegenwärtiges Dasein aufopfert. Das Leben soll einer doppelten Forderung entsprechen. „Es muß sich im Augenblick erfüllen und sinnvoll bleiben, wenn es mit dem Augenblick abbricht, und es muß zugleich mit seiner Zukunft rechnen und diese in verantwortlicher Planung gestalten" (ders. 1978, 33). Bollnow bezieht sich hierbei auf das pädagogische Paradoxon, welches bereits von Friedrich Schleiermacher in seiner Pädagogikvorlesung 1826 entwickelt und herausgearbeitet wurde. Auch Schleiermacher stellt sich die Frage, welches Recht der Mensch habe, einen Lebensaugenblick, nämlich das Hier und Jetzt, als Mittel für einen zukünftigen Lebensaugenblick zu gebrauchen? Auf die Frage, ob es ethisch legitim sei, einen Moment dem anderen aufzuopfern, antwortet Schleiermacher mit einem entscheidenden: „Nein". Pädagogisch gesehen gibt es allerdings an dieser Stelle einen immanenten Widerspruch, denn alles Lernen, aller Unterricht sind seinem Wesen nach immer auf einen Zustand gerichtet, der in der Zukunft liegt und somit präventiv ist. Es ist die Natur jeder pädagogischen Intervention, zukunftsgerichtet zu sein. Der Einzelne lernt jetzt etwas, um zu… . Schleiermacher verschärft dieses Paradoxon, ebenso wie Bollnow auch, noch mehr, indem er sagt, dass die Zukunft für jeden Menschen eine völlig ungewisse sei. Zum einen kann es passieren, dass der gewünschte Zweck niemals eintreten wird, wodurch Lebenszeit verloren geht, andererseits wird die Zukunft immer auch bereits durch die Grenze des Todes markiert. Eine Aufopferung eines früheren Moments bliebe somit für diejenigen, die bereits früh sterben ohne Beziehung (vgl. Schleiermacher 2000, 52). Und so wäre das Leben vieler jung verstorbener Menschen sinnlos geworden. Unter ethischer Betrachtungsweise ist es für Schleiermacher daher unabdingbar, dass die „Lebenstätigkeit, die ihre Beziehung auf die Zukunft hat, […] zugleich auch ihre Befriedigung in der Gegenwart haben" (a.a.O., 54) muss. Für die Erziehung folgt daraus, dass „auch jeder pädagogische Moment, der als solcher seine Beziehung auf die Zukunft hat, zugleich auch Befriedigung sein [muss] für den Menschen, wie er gerade ist. Je mehr sich beides durchdingt, umso sittlicher vollkommener ist die pädagogische Tätigkeit" (ebd.). Die Gegenwart pädagogischen Handelns sollte daher so mit Sinnerfüllung durchdrungen werden, um möglichst weit auch in die Zukunft hineinzugehen, auch dann, wenn in der Zukunft eine Anerkennung ausbleibt. Schleiermacher sieht die Lösung hierin in Übung und Spiel. „Was in dem Leben des Kindes Befriedigung des Moments ohne Rücksicht auf die Zukunft ist, nennen wir Spiel; die Beschäftigung dagegen, die sich auf die Zukunft bezieht, Übung" (a.a.O., 56). Je mehr sich der Zukunftsbezug und die Gegenwartsbedeutung durchdringen, umso unproblematischer wird das paradoxe Verhältnis aus ethischer Sicht, denn Spiel und Übung verbinden die Erfülltheit des Augenblicks mit einer Erziehung für die Zukunft. Und so sollten die Pädagogen in den Hospizen, besonders bei Kindern, die im Spiel eine Auseinandersetzung mit dem Tod andeuten, die Situation entsprechend aufgreifen, sodass das Kind seine Ansichten und Urteile bewerten kann. Dabei gilt jedoch darauf hinzuweisen, dass in das Spiel nicht durchgehend eingegriffen werden sollte, denn indem das Kind zur Prüfung von Geltungsansprüchen aufgefordert wird, heißt dies auch, dass das Spiel unterbrochen und vom Unterricht abgelöst wird (vgl. Mikhail 2016, 236). Im Hinblick auf den Tod bedeuten Schleiermachers Überlegungen für Bollnow, den Tod als grundlegenden Bestandteil des gegenwärtigen Lebens zu erkennen, wodurch sich die Aufgabe ergibt, das „Bewußtsein des Todes in der Gestaltung des Lebens fruchtbar werden zu lassen" (Bollnow 1942, 38). Im paradoxen Verhältnis spiegeln sich für Bollnow auch einige politische Konsequenzen. Bollnow betont, dass die Menschheit um einer in der Zukunft zu schaffenden besseren Gesellschaftsordnung, nicht das Glück des gegenwärtig lebenden Menschen aufopfern dürfe. Auch hier gilt es, den Kampf für eine künftige, bessere Menschheit mit der optimalen Befriedigung der Lebensbedürfnisse, der in der Gegenwart lebenden Menschen zu vereinen (vgl. Bollnow 1978, 34).

Schritt 3: Während der Tod in Bollnows Überlegungen bislang als etwas behandelt wurde, mit dem der Mensch in aller Sachlichkeit rechnen kann, geht es ihm in seinem dritten Schritt um den vollen Ernst der Todesbedrohung, welcher bisweilen unzugänglich blieb. Überall dort, wo das Menschenleben selbst in Frage gestellt wird, handelt es sich auch um eine durchaus fundamentale Erschütterung, in welcher nur wenig Raum bleibt für ein nüchternes Durchdenken der Möglichkeiten. Dies führt dazu, dass den Menschen die Angst vor dem Tod ergreift, mit der er sich nun auseinanderzusetzen hat (vgl. ebd.). Bollnow nimmt eine Unterscheidung zwischen Angst und Furcht vor und knüpft bei seinen Begrifflichkeiten an die Existenzphilosophien von Kierkegaard, Heidegger und Jaspers an, welche die Angst in ihrem eigentlichen Wesen erkannt und benannt haben. Während die Furcht für Bollnow immer auf etwas gerichtet ist, wie beispielsweise die Furcht vor einer Strafe, einem Tier, einem Verlust, einer Gefahr etc., hat die Angst hingegen „keinen bestimmten Gegenstand, vor dem sie sich ängstigt" (ders. 1942, 368). Angst ist für Bollnow unergründbar, der Mensch kann von ihr nichts wissen, er kann im Grunde genommen gar nicht sagen, wovor er überhaupt Angst habe (vgl. ders. 1941, 18f.). Ist die Angst dann wieder vorüber, sagt der Einzelne gegebenenfalls „es war im Grunde ja gar nichts" (ders. 1942, 369). Und gerade dieses Nichts ist es, „das in einem Gefühl der Unheimlichkeit aufbricht. Die ganze den Menschen sonst so warm und vertraut umgebene Welt ist wie weggerückt. Der Mensch hat nichts mehr, an das* er sich halten kann. Er greift ins Leere und hat das Gefühl, ins Bodenlose abzustürzen" (ders. 1978, 35). Die Angst enthüllt dem Menschen somit das, was zu seinem Menschsein gehört. Der jederzeit mögliche Tod reist den Einzelnen aus der trügerischen Sicherheit seines alltäglichen Daseins heraus. Bollnow spricht davon, dass alle Angst daher letztendlich immer Todesangst sei. Dabei meint er jedoch nicht die Angst vor dem vermeintlich schmerzhaften Sterben, sondern die Angst „vor dem unbegreiflichen und unvorstellbaren Nicht-sein" (ebd.). Es geht um das Gefühl der Unheimlichkeit und des Schwindens, welches den Menschen beim Gedanken an das Nicht-sein überkommt und dies gilt auch für die Hospizgäste. Bollnow sieht auch hierin eine erzieherische Aufgabe, die darin liegt, den Menschen zu helfen, mit ihrer Angst umzugehen, sich die unveränderliche Wahrheit zuzumuten, die Angst auf sich zu nehmen und ohne Fluchtversuche durchzuhalten. Für die Arbeit in den Hospizen bedeutet dies für die Pädagogen, dass sie dieser erzieherischen Aufgabe entsprechend nachkommen müssen. Die Angst erfordert von jedem Einzelnen großen Mut und höchste Leistung in ihrer ehrlichen Annahme. Eine sittliche und sachliche Auseinandersetzung mit der Angst ist vor diesem Hintergrund erforderlich. Für Bollnow ist die Angst daher auch keine bedauerliche Schwäche, die es nach Möglichkeit zu überwinden gilt. Derjenige, der der Angst wirklich ins Auge sieht, erfährt dort, „wo ihm jeder äußere Halt entschwindet, in sich selbst jenen letzten und unbedingten Halt" (Bollnow 1978, 35f.). Während vom Menschen selbst alles Unwesentliche und Zufällige abfällt, spürt er durch die Angst die äußerste Schärfe seiner Existenz.

Zusammenfassend lässt sich festhalten, dass Bollnow im Tod keinen bestimmten Vorgang sieht, der zu irgendeinem bestimmten Zeitpunkt einmal eintreten werde. Der Tod repräsentiert vielmehr einen konstruktiven Bestandteil, welcher im gegenwärtigen Augenblick selbst schon enthalten ist und den es von jedem Einzelnen zu erkennen gilt. Im Planen und Hoffen, in der Entwicklung von Entwürfen oder in bestimmten Befürchtungen ist das Leben immer schon über den gegenwärtigen Augenblick hinaus gedacht. Die Zukunft ist bereits in der Gegenwart als etwas durchaus Wirksames enthalten. Durch die Bezüge zur Zukunft erhält das gegenwärtige Leben eine bestimmte Richtung. Da sich die Gegenwart erst durch die Zukunftsbezüge selbst gestalten lässt, ergibt sich für Bollnow die Notwendigkeit, auch den Tod als den letzten Zukunftsbezug mit in die gegenwärtige Lebensentfaltung hineinzunehmen und nicht erst an ihn zu denken, wenn er unmittelbar bevorsteht. Auch in den Interviews wurde deutlich, dass sich viele Sterbende in ihrem Sterben leichter tun und eher einen Zugang zu ihrem Schicksal finden, wenn sie sich in ihrem Leben bereits im Voraus mit dem Sterben und dem Tod beschäftigt haben. Dies bedeutet allerdings nicht, in jedem Gedanken an die Zukunft zugleich auch den Gedanken der personalen Beschränktheit mit einzubeziehen. Der Tod stellt den Menschen einerseits vor die Aufgabe, herauszufinden, was in seinem Leben wesentlich ist, was er zu erfüllen hat. Andererseits hält der Tod den Menschen zugleich in der „Lebendigkeit echten Existierens, indem er immer wieder die Festigkeit und das Ausruhen auf einem schon erreichten Stand aufhebt" (ders. 1942, 403). Der Tod wird zum Kriterium der Existenz. „Jeder Trotz und jede Lüge, überhaupt jede Form, in der sich der Mensch um die wirkliche Auseinandersetzung seines Lebens zu drücken versucht hat, bricht ihm gegenüber notwendig zusammen" (Bollnow 1942, 403).

6.2.2 Eugen Fink: Der Tod als Grundphänomen menschlichen Daseins

Auch für Eugen Fink spielt das Todeswissen im menschlichen Leben eine bedeutsame Rolle. Durch den stetigen Fortschritt der Technik sowie die Herkunft des Nihilismus und den dadurch entstehenden Zusammenbruch allgemeinverbindlicher Welt- und Leitbilder in der Moderne und Spätmoderne stellt sich Fink die Frage, welche wirkungsvolle Rolle die Wissenschaft und somit auch die Erziehungswissenschaft in einer technisierten, beschleunigten und ökonomisierten Gesellschaft spielen kann? (vgl. Fink 1974). Fink sieht die krisenhafte Situation des Menschen als eine Notlage an, welche für ihn „die pädagogische Grundsituation unserer Zeit" (ders. 1970, 180) darstellt. Ihm geht es darum, von den Phänomenen des menschlichen Daseins aus zum Weltdenken aufzusteigen. Er beginnt mit einer anthropologischen Analyse von Praxisfeldern und beschreibt fünf Grundphänomene des menschlichen Daseins: Arbeit, Herrschaft, Liebe, Spiel und Tod (vgl. ders. 1995A), welche später durch eine sechste, die Erziehung[28]

---

28 „Man ist nicht Erzieher, wie man Weber, Straßenbahnschaffer oder Bankdirektor, sondern wie man Arbeiter, Liebender und Kämpfender ist. Das 'Erziehen` gehört zu den zentralen Grundphänomenen der menschlichen Existenz" (Fink 1959, 150).

ergänzt werden (vgl. Fink 1959). Durch die beschriebenen Grundphänomene soll erhellt werden, auf welche Weise der Mensch in der Welt ist.

Ein Blick auf das Grundphänomen des Todes zeigt, dass der Tod für Fink einen unheimlichen Riss im Dasein darstellt, um den sich die weiteren Grundphänomene ordnen. Die Endlichkeit und das daraus resultierende „Nicht-Mehr" verschärft die Nöte, welche der Mensch arbeitend, kämpfend, spielend und liebend zu vorübergehenden Sinngestalten umwandelt, zu einer einzigen Todesnot (vgl. Burchardt 2001, 137). In der Arbeit begegnet der Mensch dem Tod beispielsweise in und durch sie. Einerseits kann sie Gefahren für Leib und Leben bringen, andererseits erhält sie den Menschen am Leben und gibt diesem eine Gestalt, indem sie die Lebenszeit mit notwendigen Handlungen und Haltungen durchdringt (vgl. Fink 1995A, 409). Im Rahmen von offenen und unterschwelligen Todesdrohungen steht auch die Herrschaft im Zeichen des Todes. Und auch im Spiel und in der Liebe erscheint der Tod als Daseinsphänomen. Das Spiel ist ein Kontaktvermögen mit dem Möglichen und „Un-Wirklichen", welches die Zeit anders zu erfüllen vermag, als die weiteren Grundphänomene. Lediglich das Spiel besitzt keine Zeitvorgaben und bringt so beispielsweise die „Un-Wirklichkeit" eines Seienden hervor, eine Spielwelt, die sich aufspannt in Raum und Zeit und deren Gesetze außer Kraft zu setzen scheint, sodass der Anschein entsteht, auch dem Tod seinen Stachel genommen zu haben (vgl. Fink 1995A, 408f.). In Anbetracht der Liebe ersehnt sich der Mensch in unterschiedlicher Weise die Unsterblichkeit des Sterbenden. Liebe und Tod durchdringen das endliche Sein, der sterbliche Mensch ist zugleich auch liebender Mensch (vgl. ders. 1995B, 44). Dabei meint Fink mit Unsterblichkeit weder eine Verleugnung des Todes noch eine Verharmlosung seiner bevorstehenden Realität. Die Menschheit verhält sich im Verhältnis zu ihren Kindern immer auch zur Unsterblichkeit. Durch die Not des „Sterben-Müssens" wird jedes menschliche Leben bestimmt. Anlass aller Erziehung ist für Fink insofern der Wille zur Unsterblichkeit, welcher zwar nicht die individuale Todesfreiheit realisieren kann, jedoch das pädagogische Eros, die über-individuelle Generationenfolge interpretiert. In der Verschränkung von Eros und Thanatos sieht Eugen Fink die Grundnot des Menschen, zu der sich die Erziehung verhält. „[...] das Herzstück der erzieherischen Liebe ist der die todgeweihten Menschen durchglühende Wille zur Unsterblichkeit, die geheimnisvolle Identifizierung der vergänglichen Einzelexistenzen mit dem Leben des Volkes, des Stammes, der blutverbundenen Sippe" (a.a.O., 50). Fink geht es um die Einsicht, dass die Unsterblichkeit keine Überwindung des Todes darstelle, sondern wesenhaft von ihm durchstimmt bleibt. Tod und Liebe gründen den Sinnhorizont einer vorläufigen Vorverständigung über das Erziehungsgeschäft (a.a.O., 45). Der Tod hat somit einen fundamentalen Sinnbezug zur erzieherischen Menschenformung und bestimmt zugleich immer auch die Interaktion zwischen Erzieher und Zögling. Das Wissen um den Tod wird so nicht nur als bedrängende Erfahrung angesehen, es weist auch über die individuelle Sterblichkeit hinaus, auf den beständigen Raum der Geschichtlichkeit, der Gattung und der Gemeinschaft.

Auch die Frage nach dem Lebenssinn hängt für Fink stark mit dem Tod des Menschen zusammen. Würde der Mensch endlos leben und somit für immer sein, bedürfe er auch keiner erzieherischen Maßnahmen. Sein Leben würde weder eine Aufgabe noch eine Wahl des Daseinsstiles darstellen (vgl. a.a.O., 42). Für den Menschen könnte es „überhaupt keine Tagesaufgaben, keine Arbeit, keine Pflicht, keinen Genuß geben ohne den Tod [...]" (ders. 1978, 71). In der Sterblichkeit des Einzelnen sieht Fink die Bedingung der Möglichkeit sowie die Notwendigkeit von Bildung gegeben, indem er schreibt: „Erziehung ist ein Geschäft der Sterblichen; die Selbstformung des menschlichen Daseins hängt wesenhaft zusammen mit der Todgeweihtheit unseres Geschlechts" (Fink 1978, 70). Die Gewissheit des Menschen um seine eigene Sterblichkeit bedeutet für Fink, das eigene Leben regelrecht als „Aufgabe" zu begreifen. Denn nur dasjenige Lebewesen, „das stirbt, wird durch eine Form seiner Freiheit verfaßt, kann auf das Ganze seiner Existenz vorgreifen" (ders. 1995B, 42). Wäre der Mensch ein endloses Subjekt, könnte er nie zu einer Verfassung gelangen, genau genommen bräuchte er es auch nicht und so wäre auch die Erziehung überflüssig. „Der Tod ist »Grenze«, die das wesenhafte formlose, ungefaßte und haltlose menschliche Dasein gleichsam auf es selbst zurückwirft und es zu einer »Aufgabe« macht. Der imperfekte, un-vollendete Mensch wird durch den Tod gezwungen, sich auf das Ganze seines Lebens hin zu entwerfen. Im Selbstverhältnis des endlichen Menschen zu seiner »Endlichkeit« ist es begründet, daß er sich eine »Gestalt«, eine »Form«, eine »Verfassung« gibt" (ders. 1978, 76).

Aus dem Bezug zum Tode ergibt sich auch das anthropologische Moment der Zeitoffenheit, welches für Eugen Fink in seinem kosmologischen Denken ebenfalls von großer Bedeutung ist. „Der Mensch ist das zeithafteste Wesen, sofern er nicht nur wie die andern endlichen Dinge in der Zeit treibt, in ihrem Fluß verfließt, sondern sich verstehend zu diesem Fließen, das alles herbringt und alles wegnimmt, ausdrücklich verhält. Der Mensch versteht Zeit als Zeit, und das heißt, als den schaffenden und nichtenden Horizont des Seins" (ders. 1995A, 121f.). Die Problematik des Todes ist somit immer auch mit dem Problem der Zeit verknüpft. Der Mensch als Seiender ist das einzige Subjekt, welches sich in ausgezeichneter Weise zur Zeit verhält und durch sein Zeitverstehen das eigene Todeswissen interpretieren, in seinem Denken verschärfen, jedoch auch verharmlosen und verdecken kann (vgl. ders. 1969, 10). Dies wird auch in der täglichen Arbeit in einigen Hospizen ersichtlich. Durch seine Zeitoffenheit weiß der Mensch neben dem „Noch-Nicht der Zukunft und dem Nicht-Mehr der Vergangenheit" (Burchardt 2001, 142) auch von der Möglichkeit der absoluten Vernichtung seines Daseins. Und so bestimmen sich auch die Intensität seines Lebensvollzuges sowie die Gegenwärtigkeit seiner erlebenden Gegenwart aus dem Bezug zum Tode. Der Einzelne wird nicht nur mitgerissen von der Strömung der Zeit, er ist offen für sein Schicksal, er verspürt die Vergänglichkeit und erfährt sein eigenes Schwinden, besonders dann, wenn eine schwere Erkrankung dem Sterbenden immer mehr Kräfte raubt (vgl. Fink 1978, 75). Der Mensch ist gezwungen, sein Leben unter Zeitdruck zu führen, indem er seine Freiheit in Sinngebilden bildet. Das Todesbewusstsein sowie das Wissen um den Verfall und die Vergänglichkeit des Menschen kann somit als die schneidenste Form, in welcher der Mensch sein Endlichsein verspürt, gesehen werden.

Auch für Fink bedeutet die Gewissheit um den eigenen Tod jedoch keineswegs, dass der Einzelne immerzu an den Tod denkt und sich dauerhaft in der Stimmung eines „memento mori" befindet. Auch wenn sich der Mensch oft nur selten, vielleicht auch nie ausdrücklich mit seinem Tod und seiner Endlichkeit auseinandersetzt und den Gedanken an ihn wegschiebt, wie es auch in einigen Hospizen der Fall ist, so gilt es, diese Voraussetzung mit dem Menschsein dennoch vorauszusetzen (vgl. Fink a.a.O., 70f). Ganz gleich welchen Alters, welcher Herkunft oder welchen Geschlechts, das Todeswissen ist in allen Lebensvollzügen gegeben, das heißt im Glück und in der Heiterkeit nicht weniger als in der Furcht, im Leid und der Angst (vgl. ders. 1969, 29). Der Tod ist dem Menschen gewiss, er durchströmt all seine Möglichkeiten. Die Rolle, die das Todeswissen im Menschenleben spielt, kann daher nicht hoch genug angesetzt werden. Der Umgang mit dem Tod ist für den Menschen ein genauso ursprüngliches Verhalten zu einer Sache, wie es jedes gegenständliche Wissen auch ist. Der Tod gehört zur Selbstoffenheit des Menschen ebenso wie zum Sein und zum Seienden im Ganzen (vgl. ders. 1995A, 119). Fink weist allerdings darauf hin, dass im verstehenden Umgang mit dem Tod eine Spannung unserer selbst- und weltoffenen Existenz geschehe, für die wir jedoch keine rechten Kategorien, keine Namen oder Worte haben. Der Mensch spricht von etwas, er verwendet Begriffe von jenem, das bislang „kein Auge [...] gesehen und kein Ohr [...] gehört hat" (a.a.O., 141). So wird der Einzelne immer wieder abgedrängt in ein Schema von „Subjekt und Objekt" und stellt sich die Frage, ob der Tod als objektiver Befund, sprich als Naturereignis oder als subjektiver Sachverhalt, als innerseelische Realität der Todesangst, zu fassen sei. Der Tod beziehungsweise das Todesbewusstsein erhält als äußeres Naturereignis und als innerseelisches Phänomen „eine Art gegenständliche Faßbarkeit" (a.a.O., 119) und verliert somit den geheimnisvollen und vieldeutigen Charakter des Unfasslichen. Überall dort, wo der Tod als Phänomen, als Befund oder innere beziehungsweise äußere Tatsache angesehen wird, befinden sich bereits abgeleitete Sichtweisen. „Er wird dann zu einem Gegenstand innerhalb der phänomenalen Welt, zu einem „Vorkommnis" in ihr, während wir in Wahrheit in unserem Verhalten zum Tode uns zu der geheimnisvollen, ortslosen und zeitlosen Dimension des Abwesens verhalten, die nirgends im Bereich des Anwesenden antreffbar ist, weder „draußen" in der Natur noch „drinnen" in der Seele – und die uns dennoch bestimmt und bis ins innerste Herz bestimmt" (Fink 1995A, 120). Der Gedanke an den Tod lässt sich somit nicht einfach ins ausdrückliche Bewusstsein heben. Im Wissen um den Tod erscheint der Sinn für alles Fragwürdige und Rätselhafte. Der Einzelne muss daher bei den abgeleiteten Bezügen ansetzen und sich ihrer Grenze innewerden. Er steht vor dem Rätsel des Menschentodes, welches nicht nur irgendein unbegriffenes Seiendes betrifft, sondern das „seinesverstehende Seiende selber" (a.a.O., 186). Durch den Tod vergeht und verschwindet das Erscheinungsbild sowie die Selbstbehauptung des Menschen. Der Sterbende hört auf „seine Einzelheiten und sein Eigentum festzuhalten und zu verteidigen, - er gibt den Geist, das Wissen und den Willen, vor allem den Willen auf, er selbst zu sein. Er [...] entzieht sich ins Wesenlose, in ein rätselhaftes „Nichts"[...]" (ders. 1969, 50). Diesem Verfall, dem Weggehen sowie dem Sichselbstaufgeben schreibt Fink eine enorme Bedeutung zu. Das Rätsel des Todes stellt den Menschen vor die Vergänglichkeit seines Seiensverstehens und führt dazu, dass sich dessen Vernunft einerseits verwirrt, andererseits aber auch gefährdet weiß und fühlt (vgl. ders. 1995A, 139). Das unablegbare Wissen um den eigenen Tod versetzt den Einzelnen in eine Spannung, es kommt zu einer Problemverschärfung, da der Mensch bei sich selbst am geringsten verstehen kann, wie ein so verlässliches Seiendes aufhören soll zu bestehen, wie er selbst vergehen kann (vgl. ebd.). Die Hinfälligkeit des eigenen Seinsverständnisses sieht Fink als Skandalon der menschlichen Vernunft an (vgl. ders. 1969, 89). Es ist die Angst vor dem unvorstellbaren Nichts, die den Menschen aus seiner alltäglichen Gedankenlosigkeit hebt und ihn zur äußersten Frage zwingt. Sein ganzes Leben ist von der bangenden, wenn auch teils vergessenen Frage bestimmt: Wie lange noch? (vgl. ders. 1995A, 138). Auch wenn es dem Menschen unmöglich und sinnlos erscheint und sich auch seine Vernunft und sein Seins-Verständnis dagegen widersetzen, steht im Vordergrund seiner eigenen Lebensgestaltung auch die Verwirklichung der jeweils individuellen Todesgestaltung. Es sind die Aufgaben des Sterbenden, die er angesichts des nahenden Todes zu übernehmen und zu lösen hat (vgl. ders. 1969,14). Ein Pädagoge kann durch seine pädagogische Führung an dieser

Stelle dem Sterbenden dabei helfen, sich in selbsttätiger Weise mit seinem eigenen Schicksal zu beschäftigen und dieses anzunehmen.

Der Menschentod stellt ein ontologisches Problem dar, welches durch bestehende Kategorien nicht gefasst werden kann. Trotz des Wissens um das Ende, versagt das Gewusste gleichwohl einem wahrhaft begreifenden Begriff (vgl. Fink 1969, 14). Der Tod bleibt für immer unbegreiflich, er stellt das Ende allen Begreifens dar, welches nicht vom Enden irgendeines Begriffenen her verstanden werden kann. Das Seinsverstehen des Menschen wird unsicher und so tritt das Todesproblem mit der Seinsauslegung in einen generellen Widerspruch. „Das Nichts des Todes ist un-denklich, dies nicht in der Weise, daß wir darin keine Sache, kein Ding, kein Etwas finden könnten, es ist undenklich in seiner Nichtigkeit" (a.a.O., 187). Dies führt unter anderem dazu, dass das Problem des Todes allzuschnell aus der Hand gegeben und der Entzug des Menschen, der mit dem Tod einhergeht, einem phänomenalen Wandel zugeordnet wird. Der Mensch beraubt sich der Möglichkeit, dem Mysterium von Tod und Leben in einer produktiven Weise zu begegnen. Er vermag nicht die schweigende Leere auszuhalten, in die der Verstorbene entging. Er verhält sich hoffend und befasst sich mit der Projektion von irdischen Verhältnissen ins Überirdische und Jenseitige, wie beispielsweise einem Ortswechsel, einem Übergang aus dem Reich des Sichtbaren in das Reich des Unsichtbaren (vgl. ders. 1995A, 139f.). Das Denken versagt vor dem Tod und so bestehen viele Illusionen und Hoffnungen, welche das bedrohende Nichts erleichtern und verschönern und letztendlich in jeglichen Formen des Jenseitsglaubens enden. Die einzelne Person steht vor vielen dunklen Fragen, welche weder von der Philosophie noch vom Menschen selbst in solch einer trostvollen Weise wie der der Theologie – als Übergang in eine neue Sinndimension – erklärt werden können (vgl. ders. 1978, 74). Dabei kommt es gerade für Fink darauf an, den Entzug so radikal zu denken, wie er sich dem Menschen zeigt, sowie ihn fest- und vor allem auszuhalten. „Es ist außerordentlich schwer, hinsichtlich des Todes als den am meisten „interpretierten" Daseinsmoment die nötige Zurückhaltung zu üben, – nur das auszusprechen, was wir von uns aus, aus der Zeugenschaft unserer eigenen Existenz darüber sagen können. Der Rest ist Schweigen. Vielleicht ist es redlicher, hier wenig zu wissen, als vieles nachzusagen. Was das Jenseitsschicksal der Menschenseele, ein Fortleben nach dem Tode usw. betrifft, so sind diese erhabenen Themen des Glaubens und der Hoffnung, jedoch keine Gegenstände eines menschlich-endlichen Wissens, keine Feder und Bereiche von uns möglichen Erfahrungen" (ders. 1969, 56f.). Das Paradoxe liegt somit darin, dass der Mensch zwar von seinem Tod weiß, das was er weiß, jedoch nicht denken kann.

Während für Heidegger lediglich der Eigentod im Vordergrund seiner Analyse steht, stellt sich Fink zudem die Frage, ob der Tod einzig und allein im Horizont der Jemeinigkeit interpretiert, und nur wesenhaft als der je eigene Tod verstanden werden kann, als die „Spitze der Vollendung der Einzelheit" (Fink 1995A, 79). Aus diesem Grund nimmt Fink eine Unterscheidung der Todeserfahrungen in Fremdtod und Eigentod vor. Dabei ist für ihn der fremde Tod jedoch kein äußerliches, unwesentliches Ereignis und der Eigentod auch kein innerstes, wesentliches Erlebnis. Der Fremdtod ist auch nicht geringeren Ranges für das Erschließen der Frage nach dem Tod als der Eigentod (vgl. ders. 1969, 36). Fremd- und Eigentod haben verschiedene Strukturen und so kommt es Fink auch nicht darauf an, das eine Verhältnis gegen das andere auszuspielen, ihm ist lediglich der Doppel-Aspekt des Menschentodes wichtig. Der Tod ist ebenso Eigentod wie Fremdtod, beide sind miteinander verknüpft. „Der Sterbende stirbt nicht ausschließlich „für sich", sondern auch „für andere"[...]" (ders. 1995A, 152). Der Tod ist somit das Zeit-Ende sowie ein innerzeitliches Phänomen. Beim einen Mal hebt er die Zeit auf, beim anderen Mal wird er für den Lebenden im Horizont der Zeit sichtbar (vgl. ders. 1969, 37). Denn wann immer ein Mensch als Überlebender den Tod eines anderen als ein eindeutiges Ereignis erkennt, weiß er zugleich, dass der fremde Tod nur für ihn, nicht aber für den anderen fremd ist. In jedem Verständnis des Fremdtodes ist somit immer auch der Eigentod des Sterbenden mit eingeschlossen.

Der Fremdtod begegnet den Überlebenden als Vorkommnis, als Todesfall. Als ein merkwürdiges und erschreckendes Phänomen, welches sich dem Menschen als Begebenheit zeigt. Durch das Sterben und den Tod des Mitmenschen lässt sich für die Lebenden eine Fülle wesentlicher Züge erfassen. Sie sehen gewissermaßen das „Erlöschen" der Lebensflamme, den Todeskampf, die brechenden Augen sowie den zurückgelassenen Leichnam, dies gilt auch für die Hospizgäste. Die Überlebenden fungieren als Erlebniszeuge, der Menschentod selbst lässt sich für sie jedoch nicht erfassen, denn sie vermögen nicht verstehend nachzuvollziehen, was in der Stunde des Todes geschieht (vgl. a.a.O., 55). Indem der Andere stirbt, entzieht er sich seinen Mitmenschen, er hinterlässt seine Erinnerungen, sein Gedenken und seinen Leichnam und wird so zu einem Gegenstand des Totenkults. Für die Hinterbliebenen geht das Leben weiter, die Zeit bleibt nicht stehen, die Welt hört nicht auf zu existieren. Die Angehörigen treffen die Vorbereitung für die Bestattung, streiten sich eventuell um mögliche Hinterlassenschaften und wenden sich dann wieder ihren Aufgaben, Geschäften und Plänen zu. Was für den Sterbenden die letzte Stunde ist, ist für den Lebenden ein durch Uhr und Datum festgelegter Zeitpunkt in der endlosen Folge nachkommender Zeitpunkte (vgl. Fink 1969, 33). Der Tod des anderen ist für Fink somit kein „Weltuntergang", denn für ihn verschwindet lediglich ein Individuum. Für die Überlebenden gibt es noch viele nachkommende Ereignisse und so markiert der Fremdtod für Fink auch keine „äußere" Grenzsituation (vgl. a.a.O., 37). Der Überlebende überholt den Tod des anderen und bleibt weiterhin in den laufenden Bezügen zu seinen Mitmenschen und umweltlichen Dingen bestehen. Der Fremdtod ist ein Geschehnis, welches sowohl seinen Ort als auch seine Zeitstelle hat und sogar zu einer gleichgültigen und indifferenten Haltung führen kann. Gerade dann, wenn es sich um den Tod eines „Fremden" handelt, irgendeine Person, die stirbt, die den Einzelnen genau genommen gar nichts angeht, mit der er nicht durch das Band des Blutes oder der Liebe verbunden ist. Der Lebende ist vom Tod nicht sonderlich betroffen, bringt oft nur das vage Mitgefühl auf, das in der Gesellschaft üblich ist (vgl. ders. 1995A, 142f.). Fink verweist an dieser Stelle auch auf die Gefahr der seelischen Abstumpfung, welche die rätselhafte und unheimliche Begebenheit neutralisiert und nivelliert. Ärzte, Bestatter oder Soldaten, die tagtäglich mit Todesfällen zu tun haben, können ihrem Werk oftmals nur nachgehen, weil sie gewissermaßen durch ihre Routine abgehärtet sind (vgl. a.a.O., 156). Und so macht es einen gewaltigen Unterschied aus, ob ein Mensch in seiner Haltung zum Tod die allgemeinen, bestehenden Ansichten und Meinungen über den Tod nachspricht, die „man" eben über den Tod im Allgemeinen hat, oder ob er versucht, in selbstbestimmter Absicht aus seiner eigenen Existenz heraus eine eigene, ursprüngliche Haltung zum Tode zu gewinnen, welche sich einerseits am Fremdtod, andererseits aber auch aus dem Bezug zum eigenen Tod orientiert (vgl. a.a.O., 147). Ein entscheidender Punkt, den sich auch die pädagogischen Fachkräfte in den Hospizen immer wieder verinnerlichen sollten.

Der Eigentod begegnet dem Sterbenden als sein „letztes Stündlein". Er ist kein Phänomen, kein einzelnes Vorkommnis in einer Kette voller Ereignisse. Er ist das letzte Ereignis, das Ende, hinter dem nichts mehr folgt außer dem Nichts. Er ist „ein Bevorstand unfaßlicher Art" (ders. 1969, 36), welcher gemäß der epikureischen Einsicht nicht erlebt werden kann, denn indem der Einzelne noch ist, ist der Tod nicht, und wenn der Tod ist, ist der Mensch schon nicht mehr (vgl. a.a.O., 35). Solange der Mensch noch atmet, steht er sich selbst in selbstbildender und erzieherischer Absicht noch aus, er ist noch nicht fertig. Er versteht Zeit als Zeit und so ist der eigene Lebensweg eine laufende Sichselbstverwirklichung im Handeln, im Tun und Lassen oder auch im Treiben von Impuls zu Impuls. Der Mensch ist nicht fertig wie ein Stein, er muss sich sein Leben lang selbst bestimmen, er hat Geltungsansprüche zu prüfen und stellt eine ständige Aufgabe für sich dar (vgl. Fink 1974, 104). Er bewegt sich sowohl unausdrücklich als auch ausdrücklich im Horizont einer Lebensplanung. Der Einzelne vermag zu wollen, weil er auf eine endliche Spanne Zeit bezogen ist (vgl. ders. 1978, 71). Unter bildungstheoretischem Aspekt kommt somit im gewissenhaften Handeln, im Vollzug der eigenen Person, weder das Wollen noch das Denken des Einzelnen an ein Ende, denn erst im Tode kann das menschliche Dasein „fertig" und vollendet werden. Daher ist es pädagogisch prinzipiell geboten, den Sterbenden bis zu seinem Tod als ein freies, lernfähiges, selbstbestimmtes und eigenverantwortliches Subjekt anzuerkennen, das seiner Bildungsaufgabe bis zuletzt nachkommt. Alleine beschließt der Sterbende seine Lebensgeschichte, seinen langen, eventuell auch mühseligen Weg der Selbstgestaltung (vgl. ders. 1969, 54). Ihm darf somit die Bildsamkeit nicht abgesprochen werden, welche mit ihrem Problemgehalt nicht nur auf das Lebensmotiv des Erziehungswillens oder auf die erzieherische Form als Resultat des Erziehers hinweist, sondern auch auf den Bildungsprozess bis zum letzten Augenblick (vgl. ders. 1995B, 45). Das Ende setzt dem Individuum nicht ein erreichter Zustand der Vollkommenheit, sondern einzig und allein der Tod. „Das erworbene Selbst, das sein Werk an sich getan hat, gibt sich selbst mit allen seinen Erwerben auf" (ders. 1969, 54). Das Sterben „ist das völlige Herausfallen aus der gemeinsamen, geteilten, intersubjektiven Welt von Menschen und Dingen" (a.a.O., 35). Die Unausweichlichkeit des Todes verleiht eine besondere existenzielle, oft auch bedrohliche und angstmachende Dringlichkeit. Der Sterbende gerät in eine tiefe Einsamkeit, weder das Sterben noch die Angst vor dem unerbittlichen Bevorstehen des Todes können ihm abgenommen werden. Zuvor konnte er Geschäfte im Leben gemeinschaftlich mit anderen vollziehen, er war umgeben vom kollektiven Gefühl der Geborgenheit, konnte sich an gemeinschaftlichen Unternehmungen beteiligen – sterben muss er jedoch allein. In diesem Fall gibt es keine Möglichkeit, sich vertreten zu lassen. Der zueilende Tod meint unverwechselbar den Einzelnen. Der Sterbende fällt heraus aus den tragenden Bezügen zu seinen Mitmenschen, die Gemeinsamkeit des Lebens wird geringer, seine Zeit ist aufgebraucht, er hat „nichts" mehr vor sich (vgl. ders. 1995A, 155f.). Der Tod ist die äußerste aller Daseinsmöglichkeiten, welche letztlich unüberholbar bleibt. Der Sterbende erlebt wie die Brücken abbrechen, wie er aus der Gemeinschaft der Lebenden entlassen wird. In der äußersten Not wehrt er sich nicht mehr gegen das Unausweichliche. Er kehrt im Tod aus der Welt der Erscheinung zurück in den gesichts- und gestaltlosen Grund, aus dem er gekommen ist. Und so ist der eigene Tod für Fink, genau wie für Heidegger auch, die äußerste, „eigenste, unbezügliche, gewisse und als solche unbestimmte, unüberholbare Möglichkeit des Daseins" (Heidegger 1976, 258f.).

Auch im Verständnis des Eigentodes ist ebenfalls eine Perspektive des Fremdtodes mit eingeschlossen, indem der Sterbende beispielsweise letzte Wünsche äußert, ein Testament erstellt, sein Begräbnis mitgestalten möchte oder seine

Kinder ein letztes Mal ermahnt etc. Der Sterbende blickt mit den Augen der Überlebenden auf die Zukunft nach seinem Tod, er versucht Anteil zu nehmen an einer Zeit, die ihm nicht mehr zukommen wird (vgl. Fink 1969, 35). Fink weist darauf hin, dass der Mensch jedoch nicht auf den Eintritt seines Eigentodes warten muss, um diesen soweit dies menschenmöglich ist, zu begreifen und zu verstehen. Mit tödlicher Gewissheit weiß er, dass dann nicht nur die Zeit für ihn zu Ende ist, sondern auch alles zeithafte Verstehen und Begreifen erlischt (vgl. ders. 1995A, 145f.). Der Mensch steht vor der Aufgabe, sich in selbstbildender Absicht zu verdeutlichen, dass seine Zeit im Tod zu Ende geht, es kein Nachher mehr gibt, und er nichts von der Zeit behalten kann. „Den Eigentod verstehen wir nicht erst dann, wenn wir wirklich sterben, sondern bereits im Leben, im Leben eines Sterblichen. Die Todesgewißheit durchlebt unser gesamtes Verständnis vom Sein, macht es brüchig und fragwürdig" (ders. 1969, 36). Dabei handelt es sich bei der Todesgewissheit nicht um ein Erlebnis des Todes oder ein fantasiemäßiges, vorweggenommenes Vorstellen des bevorstehenden Endes. Ursprünglicher verhält sich der Mensch zum Tod erst, indem er sich seinen Tod ausdrücklich bevorstehen lässt und sich seine Endlichkeit eingesteht (vgl. ders. 1995A, 146). Doch auch dem künftigen Eigentod gegenüber schirmt sich der Mensch im Alltag durch das Vergessen oder Verdrängen mannigfach ab. Der Einzelne versucht, sich vor dem düsteren Bevorstehen zeitweilig davonzuschleichen, der Tod trifft ja den anderen, einen selbst jedoch erst einmal nicht. Dieses Ausweichen vor dem „memento mori" zeigt aber auch, wie in jedem Verstehen vom fremden Tod der eigene Tod in verdeckterweise mit verstanden wird (vgl. a.a.O., 145). Es geht somit sowohl um die Optik des Sterbenden als auch um die Optik der Überlebenden, welche dem Verstorbenen seine letzte Ehre erweisen, indem sie ihm an die Erde oder die reine Flamme übergeben. Den Doppelaspekt des Todes als Fremd- und Eigentod fordert Fink geradezu zusammenzudenken. Beide Sichtweisen zeigen auf, dass „nicht nur ein „Anderer" oder „man selber" stirbt, sondern daß der Mensch überhaupt und unausweichlich sterben muß" (Fink 1995A, 144). Es sind viele Stellungen des Menschen zum Tode möglich, der Tod kann einerseits Vernichtung, andererseits aber auch Erlösung darstellen, er kann vom Menschen als imaginärer Übergang in eine andere Erscheinungswelt gedeutet werden, oder der Einzelne hält die unheimliche Leere aus und erträgt sie. Das Individuum kann dem Tod mit einer freien, offenen Haltung gegenüberstehen, indem es sich dem Tod preisgibt und aussetzt, es kann sich aber auch vor ihm abschirmen und versuchen, vor ihm zu fliehen (vgl. a.a.O., 194f.). Fink weist an dieser Stelle darauf hin, dass je entschiedener sich ein Menschentum in die Natur zurückstelle, desto ergebener übernehme es das Geschick der irdischen Vergänglichkeit. „Es lebt und existiert im Bezug zur Erde, der es entstammt und in die es entgeht. Es steigert den Willen nicht in die unentwegte Selbstbehauptung, die sich nicht aufgeben will, leidenschaftlich am Wille, am Selbstsein, an der personalen Existenz festhält und über den Tod hinaus hofft, die Einzelheiten bewahren zu können. Es verschließt sich nicht gegen den Einbruch und Einfall der elementarischen Erde, läßt sich aufbrechen und vernichten, gibt sich preis" (ders. 1969, 195).

Der Einzelne lebt in einem Verstehen der wesenhaften Sterblichkeit des Menschen und verfügt über ein Todesbewusstsein. Und dies gilt für Kinder in gleicher Weise wie für Jugendliche und Erwachsene. Menschlichsein bedeutet zugleich Sterblichsein und so umfasst auch kindliches Leben den Tod, selbst dann, wenn ein Kind noch nichts vom Sterben oder vom Tod gehört hat. Sicherlich verhält sich das Kind zur Zeit und zum Tode nicht in gleicher ausgesetzter Weise wie Erwachsene. Zeit ist für das Kind weniger der Fortriss und das Nehmen, sondern eher der Zugang der Welt und das Bringen aller Dinge. Das Kind „lebe selig und selbstvergessen im Augenblick, der ihm nicht den Charakter des flüchtigen Zeitpunktes, sondern den einer reinen Dauer habe" (ders. 1978, 71f.) Es lebt nicht wie ein Tier, dem der verstehende Vorblick auf den eigenen Tod verschlossen bleibt, welches nur mitgerissen wird von der Zeit, sich aber nicht zu ihr verhält. Das Kind trägt das Todesverständnis bereits in sich, weil es ein menschliches Leben ist. „Die »reine Dauer« in der das Kind spielend lebt, ist keine Möglichkeit des Tieres, sondern ist ganz und gar menschliche Möglichkeit und in bestimmten Situationen auch dem Erwachsenen zugänglich" (a.a.O., 72). Das Kind steht vermutlich anders zum Tode als ein Erwachsener und auch der Todesbezug ist noch nicht so stark und deutlich ausgeprägt. Doch gerade aus diesem Grund kommt dem Todesverständnis des kindlichen Daseins eine besondere pädagogische Bedeutung zu. Das existenzielle Motiv der Erziehung berührt sich aus dem Selbstverständnis des Menschen, als ein totgeweihtes und seiner eigenen Sterblichkeit gewisses Subjekt. „[...] in dem Maße, wie das Kind »wissender« wird um den Tod, erschließt sich ihm auch steigend seine Selbstheit und damit eine innere endliche Lebensaufgabe" (Fink 1978, 72). Für die Arbeit in den Kinderhospizen bedeutet dies, den sterbenskranken Kindern sowie ihren gesunden Geschwisterkindern, einen offenen und ehrlichen Umgang mit der Thematik zu ermöglichen und immer wieder eine selbsttätige Auseinandersetzung mit Sterben und Tod anzuregen.

In der ganzen Betrachtung des Todes wird deutlich, dass der Tod immer die Führung des Menschen übernimmt. Die Gewissheit um den Tod ist die innerste, unausweichliche Gewissheit jedes einzelnen Seins. Der Tod kommt todsicher, er stellt die absolute Macht dar, welche über die Menschheit verfügt. Er allein beendet das Dasein des Menschen, er entsetzt sich der planenden Zukunft und gibt die Grenze menschlichen Lebens vor. Und so spricht Fink auch vom Tod als den „schärfsten Index unserer Endlichkeit" (ders. 1995A, 190), dessen existenzialen und kosmologischen Sinn Fink einerseits in einer sinnstürzenden, andererseits in einer sinnfordernden Sinnlosigkeit sieht. „Der Tod ist als Thema für das Denken undurchdringlich, obgleich alles Feste, Verhärtete in ihm sich auflöst, er ist jedoch für unser Weltverstehen eine Bahn. Er ist nicht etwas, was wir verstehen, wohl aber etwas, wodurch wie verstehen-, er ist eine Bahn im Schatten" (ders. 1969, 207).

6.2.3 Zusammenfassung

Durch den theoretischen Bezug der Philosophen und Pädagogen wurde die Bedeutung des Todes sowie die Auseinandersetzung mit ihm, sowohl in der letzten Lebensphase eines Menschen als auch in der gesamten vorherigen Lebensplanung deutlich. Aufgrund seiner Unausweichlichkeit wird der Tod zu einer grundlegenden Eigenschaft des Menschseins. Indem der Tod aus dem Leben eines Menschen ausgeklammert und der Gedanken an ihn ferngehalten oder verdrängt wird, bleibt auch die Grundfrage des menschlichen Lebens unbeantwortet. In solch einem Fall verhält sich der Mensch laut Heidegger zum Tode in der Weise des „Man", der Alltäglichkeit, die er jedoch zu verlassen hat. Der Mensch darf nicht in seine Alltäglichkeit fliehen, denn das Leben bekommt erst durch den Tod sein volles Gewicht, alles Getane ist in Anbetracht des Todes immer endgültig. Und so konstituieren sich der Sinn und die Existenz wie Jaspers sagt einerseits in den Grenzsituationen, andererseits aber auch im Handeln, was für das pädagogisch verantwortete Handeln in den Hospizen mit Blick auf die Selbstbestimmung von großer Bedeutung sein dürfte. Der Tod gibt Anlass dazu, das eigene Leben zu prüfen und zu führen sowie das eigene Handeln zu bewerten. Und so entscheidet das Dasein des Menschen bereits jetzt schon darüber wie er sterben wird. Der Mensch hat jederzeit die Möglichkeit zu wählen, ob er sein Schicksal der Sterblichkeit in Tapferkeit übernimmt oder ob er sein Dasein zur Verzweiflung verurteilt. Die argumentative Prüfung sachlicher und sittlicher Geltungsansprüche, zu denen ein Pädagoge auffordern kann, ist hierbei hilfreich. Dabei geht es den Philosophen und Pädagogen jedoch nicht um ein düsteres memento mori. Bollnow weist beispielsweise darauf hin, dass der Mensch den Tod als Bestandteil des gegenwärtigen Lebens zu erkennen hat, sein gegenwärtiges Leben dabei aber so mit Sinn erfüllt sein sollte, dass es auch möglichst weit in die Zukunft hineingehe.

Während dem eigenen Tod, besonders bei Heidegger, eine enorme Bedeutung zugeschrieben wurde, spielt der Tod des anderen in der Hospizarbeit auch eine beachtliche Rolle. Im Hinblick auf die Arbeit der Pädagogen mit sterbenden Menschen geht es unter anderem auch um die Frage, wie sterbenden Menschen dabei geholfen werden kann, ihr Schicksal anzunehmen und sich gegebenenfalls von der Angst und der Furcht vor dem Tod in selbsttätiger Absicht zu befreien. Der Tod des anderen ist vor diesem Hintergrund für die Praxis der Hospizarbeit und dabei besonders für die Sterbebegleitung zweifelsohne relevant. Während Martin Heidegger einzig auf den eigenen Tod fixiert war und die Erfahrung des Todes anderen lediglich als „Ersatzthema" (vgl. Heidegger 1993, 239) deklarierte, brachte vor allem Eugen Fink Interesse für das Sterben und den Tod anderer auf. Für Fink ist es wichtig, dass sowohl der eigenen Tod als auch den Tod des Anderen in den Blick genommen wird. Entscheidend ist der Doppelaspekt des Menschentodes, denn sobald jemand stirbt, stirbt er in der Regel wie Fink sagt „nicht ausschließlich „für sich", sondern auch „für andere" (Fink 1995A, 152). Allgemein kann allerdings festgehalten werden, dass sich auch die Philosophen in unserer heutigen Zeit verstärkt dem Tod anderer zuwenden sollten, damit leichter eine Brücke zur Praxis in der Hospizarbeit, Palliativmedizin und Sterbebegleitung geschlagen werden kann.

Neben der Notwendigkeit, auch den Tod anderer mit in das Denken zu integrieren, zeigen die beschriebenen philosophischen und pädagogischen Ansichten zudem, dass der Sinn der menschlichen Existenz nicht ausschließlich an transzendentalen-, christlichen- oder religiösen Vorstellungen festgemacht werden kann. Jaspers, Heidegger und Fink weisen beispielsweise darauf hin, dass eine illusionslose Haltung notwendig sei, um den Tod als Grenzsituation erfahren zu können. Ein Aspekt, der für die pädagogische Arbeit in Hospizen nicht unerheblich ist. Während christliche-, religiöse Vorstellungen einigen Hospizgästen sehr viel Halt geben, treten solche Vorstellungen aufgrund der Säkularisierung bei einem weiteren Teil vermehrt in den Hintergrund. Und so nimmt durch den Bedeutungsverlust die Konfrontation von Pflegern, Ärzten und Pädagogen mit sterbenden Menschen, die nicht durch die Tröstung irgendeiner Transzendenz oder im Glauben sterben können, zu. Vor diesem Hintergrund bedarf es säkularisierter Seelsorger, die an die Stelle des Seelsorgers treten und sowohl das Pflegepersonal als auch die Ärzte unterstützen. Dies können unter anderem Pädagogen sein, die sich auf einen pädagogisch verantworteten Umgang mit schwerstkranken und sterbenden Menschen einlassen und die Selbstbestimmung der sterbenden Menschen auch in ihrer letzten Lebensphase hochhalten (vgl. Karusseit 1994, 53). Denn wie auch Bollnow deutlich macht, geht es nicht nur darum, Beschwerden in seelischer und leiblicher Hinsicht zu lindern, sondern auch darum, den Menschen zu helfen, ihr Alter, den Tod, die eigene Existenz sowie ihr Schicksal zu erkennen und zu beurteilen.

7 Bildung und Erziehung in Anbetracht des Todes

Die philosophische und pädagogische Exkursion hat gezeigt, dass das Ereignis des Todes nicht einfach nur am Ende des Lebens steht, sondern dass die gesamte Lebensführung des Menschen durch den Tod geprägt wird. Der Sinn des Lebens und der menschlichen Existenz ist somit immer auch abhängig von der Gewissheit des Todes. Dies bedeutet, dass auch die Bildungs- und Erziehungsaufgabe durch den Gedanken des Sterbenmüssens mitbestimmt sein muss. Es ist die Aufgabe jedes einzelnen Individuums, sein Leben und sein Sterben selbstbestimmt und unabhängig zu gestalten und zu vollziehen, sie kann ihm von niemandem abgenommen werden. Jeder Mensch steht vor der Herausforderung, seine Biografie von Beginn bis zum Ende selbst zu gestalten. Bildung und Erziehung sind dabei ganz zentrale Orientierungshilfen, die dem Menschen ermöglichen, seinem Leben eine konkrete Ausrichtung zu verleihen. Auf diese Weise wird eine selbstreflexive und bewusste Lebensführung möglich (vgl. Rekus/Mikhail 2013, 37ff./85ff.). Das gilt auch am Lebensende.

Dies bedeutet, den Hospizgästen einen selbstständigen Weg im Sterbeprozess zu ermöglichen und sie in all ihren Möglichkeiten zu fördern und zu unterstützen. Pädagogisch gesehen ist das maßgebliche Ziel der Aufbau und Erhalt von Selbsttätigkeit, Eigenverantwortlichkeit sowie die Förderung und Unterstützung der Reflexionsfähigkeit. Der sterbende Mensch soll sich ganzheitlich, sprich mit all seinen Stärken und Schwächen wahrnehmen und zugleich auch vom Personal sowie von allen Menschen um ihn herum ganzheitlich wahrgenommen, betreut und begleitet werden. Die Bildung und Bildsamkeit jedes einzelnen Menschen sind hierfür maßgeblich.

Im Allgemeinen liegt der Bildung die Aufgabe zugrunde, dem Menschen inmitten seiner Mit- und Lebenswelt zu sich selbst zu verhelfen. Dabei kann unter Bildung einerseits der pädagogische Prozess verstanden werden, der den Menschen befähigt, sein Leben in zunehmender Selbstbestimmung und Eigenverantwortung zu gestalten (sich bilden), andererseits meint Bildung auch das Ergebnis dieses Prozesses (gebildet sein) (vgl. a.a.O., 37). Bildung stellt eine universale pädagogische Kategorie dar, die sich in allen Kulturen, Personen und Altersstufen gleichermaßen findet, sie ist zugleich Zweck und Ziel pädagogischer Maßnahmen. Und so gehört es nicht nur zur Natur des Menschen, sich sachlich und sittlich selbst zu bilden, es ist gleichzeitig auch eine Notwendigkeit (vgl. Rekus/Mikhail 2013, 38). Bildung bereitet den Einzelnen auf ein selbstbestimmtes Leben in Freiheit vor. Sie schafft eine Disposition, durch die der Mensch befähigt wird in Freiheit sein menschliches Seinkönnen zu entfalten und zu verwirklichen (vgl. Lehmann 2012, 268). Voraussetzung für den Bildungsprozess ist immer die herzustellende Einheit von Unterricht und Erziehung. Diese beiden Aspekte führen zu Einsichten und Erkenntnissen, die im Zusammenhang mit den individuellen Einstellungen, Ansichten, Wertungen und Urteilen zur Einheit von Wissen und Haltung zu jedem Zeitpunkt des Lebens führen. Jedes Individuum präsentiert in seinen Handlungen seine jeweils eigene und einmalige Einheit von Wissen und Haltung, die als charakteristische Merkmale seiner sich stets verändernden Bildung anzusehen sind, welche nicht an einen zeitlichen Endpunkt gelangt (vgl. Rekus/Mikhail 2013, 37).

Auch im Hinblick auf die Begrenztheit des Lebens stellt die Bildung ein zentrales Grundelement dar. Der Bildungsauftrag des Menschen liegt unter anderem darin, das ganze Leben hindurch das Sterben zu vollziehen. Dabei geht es, wie bereits im vorangegangenen Kapitel erwähnt, jedoch nicht um ein düsteres memento mori. Vielmehr ist es die pädagogische Aufgabe, dem Einzelnen dazu zu verhelfen, eine Haltung zu finden, die das Leben bejaht, aber auch die Wirklichkeit des Todes erkennt und anerkennt: „Sterben im Leben zu vollziehen, heißt erstens, sein Sterben in freier Entscheidung anzunehmen, und zweitens seine Aufgabe der Selbstverwirklichung unter dem Blickpunkt des Todes zu betrachten" (vgl. Zöpfl 1967, 88). Dies bedeutet, dass nur das, was dem Maßstab des Todes standhält, zur Bildung und zur Selbstverwirklichung des Menschen beitragen kann[29]. Dabei kann das von Schleiermacher und Bollnow beschriebene pädagogische Paradoxon hilfreich sein, das ja besagt, dass der Mensch sein eigenes Leben so einzurichten habe, dass es seinen Sinn in jedem Augenblick erfülle und dieser auch weit bis in die Zukunft hineinreiche. Jeder pädagogische Moment, der auf die Zukunft gerichtet ist, sollte somit immer auch zugleich auf die Befriedigung des Menschen in der Gegenwart gerichtet sein. Und so hat der Sterbende die Möglichkeit, sich bis zum letzten Augenblick zu bilden, wenn die dem Menschen aufgegebene Selbstverwirklichung erst im Tod ihren Höhepunkt und Endpunkt findet. Für die Arbeit mit sterbenden Menschen bedeutet dies, ein grundsätzliches Umdenken einer nach vorne strebenden Pädagogik, hin auf die Konzentration auf das Gegenwärtige. Damit ist jedoch nicht gemeint,

---

29 Auch die in Kapitel 6.1.1 zitierten Worte von Karl Jaspers: „was angesichts des Todes wesentlich bleibt, ist existierend getan; was hinfällig wird, ist bloß Dasein" (Jaspers 1948, 486), fordern den Menschen dazu auf, das eigene Handeln sowie sich selbst unter dem Maßstab des Todes zu erfassen.

dass der Sterbende von Bildungsverpflichtungen ausgeschlossen wird, sondern es fordert eine tiefere Begründung der eigentlichen Bildungsmotivation (vgl. Bergeest 2006, 105). Der Prozess der Bildung ist vor diesem Hintergrund nicht abschließbar, er selbst in seiner Bedeutung tritt in den Vordergrund, auch wenn sich Bildung in der Zeit vollzieht. Ein gebildeter Mensch kann daher auch nie ein „fertiger" Mensch sein. Bildung kann nicht zu Ende gedacht werden, sie ist ein ständiger Prozess[30]. Denn wenn unter Bildung die Selbstverwirklichung des Menschen verstanden wird, kann dies nur bedeuten, dass es sich hierbei nie um eine Art von Fremdbildung, sondern immer nur um Selbstbildung handeln kann (vgl. Zöpfl 1967, 99). Die Bildsamkeit kann vor diesem Hintergrund, wie auch von Bollnow betont, somit weder einem kranken, sterbenden oder hochbetagten Menschen abgesprochen werden. Der Mensch ist während seines Daseins nie fertig oder vollendet, die Vollendung kommt erst im Tod. „Die Bildsamkeit eines Menschen anzuerkennen bedeutet die Würde des Menschen anzuerkennen. Wird einem Menschen seine Bildsam- und Veränderungsfähigkeit abgesprochen, so wird ihm seine Menschenwürde abgesprochen" (Grimes/Kortes 2003, 32f.). Bildung und Erziehung können daher nicht auf ein bestimmtes Lebensalter beschränkt werden, sie beginnen mit der Geburt und enden mit dem Tod. So schreibt auch Heitger (1976), der Mensch „hat Würde [...] und so lange er lebt, hat er Würde, und so lange er Würde hat, gilt für ihn der Anspruch des Bildungsbegriffs. Mag seine Realisierung auch nur in sehr unvollkommenem Maße möglich sein" (Heitger 1976, 49). Die Fähigkeit zur Bildsamkeit besteht daher immer weiter, ganz unabhängig davon, ob der Mensch schwer erkrankt, schwer mehrfachbehindert oder alt ist. Bildsamkeit besagt somit, dass wir allen „der Erziehung Bedürftigen in einer Weise begegnen sollen, dass wir ihnen weder bestimmte Anlagen zu- noch absprechen und auf sie nicht in der Art und Weise einwirken, in der wir durch Umwelteinwirkungen Wachstum- und Reifeprozesse bei Pflanzen und Tieren beeinflussen" (Benner 2001, 72).

Im Hinblick auf den Vollzug des Todes im Leben beinhaltet die menschliche Bildung zwei Aspekte. Einerseits spielt die Betrachtung des eigenen Lebens unter dem Blickpunkt des Todes eine entscheidende Rolle, andererseits die freie Annahme des Todes selbst. Wichtig ist an dieser Stelle, dass dem Menschen die Bildung, das Wissen und das Lernen nicht von außen aufgezwungen werden, vielmehr muss der Mensch seinen eigenen Tod annehmen, ohne dabei von einem

---

30 Für Helmut Zöpfl (1967) liegt der Gedanke, dass die Bildung des Menschen niemals als abgeschlossen und beendet betrachtet werden kann, in dem „status viatoris" des Menschen begründet (vgl. Zöpfl 1967, 98).

anderen auf seinen Tod hin gebildet zu werden. So wie dem Einzelnen weder das Sterben noch seine Haltung zum Tode von einem anderem abgenommen werden kann, kann auch kein anderer dem Einzelnen eine Haltung aufdrücken oder ihn zum Tode hin bilden (vgl. Zöpfl 1967, 99). Solch eine Bildung würde in der Tat der Würde und der Freiheit des Menschen entgegenwirken. Mit Bildung ist daher gemeint, dass der Mensch die Akzeptanz seines eigenen Todes des ihm aufgelegten Schicksals erreicht, wenn er sich der Auseinandersetzung mit dem Sterben und dem Tod in bewusster und selbsttätiger Weise zuwendet. Im Hinblick auf die pädagogische Begleitung kann der sterbende Menschen zwar zum Nachdenken aufgefordert werden, vollziehen kann sich die Annahme des eigenen Todes jedoch nur durch eigene Denkaktivität und Beschäftigung mit Todesfragen. An dieser Stelle gilt es auch darauf hinzuweisen, dass Bildung nicht als ein rein harmonisch verlaufender Prozess verstanden werden darf. Mit ihr kann auch eine harte Auseinandersetzung mit oftmaligem Scheitern verbunden sein.

Beim Blick auf die Erziehung wird deutlich, dass durch die von Heidegger beschriebene Jemeinigkeit der Seiensvollendung im Sterben gleichzeitig auch die Grenzen der Erziehung aufgezeigt werden. Im pädagogischen Kontext ist unter Erziehung derjenige Prozess zu verstehen, der auf eine zunehmende eigenverantwortliche und selbstständige Lebensführung abzielt. Jegliche moralische Haltungen, Einstellungen, Verhaltensdispositionen oder Handlungsorientierungen, die für das eigenverantwortliche und selbstständige Handeln nötig sind, gilt es herauszubilden beziehungsweise zu differenzieren (vgl. Rekus/Mikhail 2013, 85).

In der Erziehung geht es keineswegs um die Bindung an herrschende Normen, Sitten und Gesetze, sondern ausschließlich um die Bindung an das eigene Gewissen. Das Sich-Entscheiden ist in der Erziehung daher wesentlich. Angesichts von Gegenständlichem soll der Schüler/Zögling, in diesem Fall der Sterbende, lernen, sich sittlich zu entscheiden. Entscheidungen über richtig und falsch, Gut und Böse dürfen dem Subjekt daher nicht vorenthalten werden. Die Freiheit des Subjekts muss in allen erzieherisch gemeinten Situationen anerkannt und gewahrt bleiben (vgl. Rekus/Mikhail 2013, 87). Es geht nicht um Manipulation oder Indoktrination, die lediglich auf das Verhalten des Lernenden abzielen, ohne dabei über die Gründe aufzuklären. Denn wer „das Handelnwollen des Zöglings unterdrückt, hemmt so das Erziehen, wer Entscheidungen vorwegnimmt, entzieht dem Zögling das Wertvollste zur Bildung seiner Persönlichkeit" (Petzelt 1964, 269). Mit dem Anspruch einer Auseinandersetzung mit Gegenständen ist zugleich auch der Anspruch auf Unabhängigkeit gestellt. Der Zögling muss sich freiheitlich entscheiden können, ohne von einem Erzieher abhängig zu sein. Die anthropologische Prämisse jeglicher Erziehung besteht in der Vorstellung, dass der Mensch unfertig zur Welt kommt und durch Erziehung zum Menschen wird. Der Zögling muss lernen, sich selbst zu bestimmen, sprich eigene Geltungsansprüche sollen begründet, fremde Geltungsansprüche geprüft und nur das als gut und richtig anerkannt werden, was der eigenen Prüfung standhält. Es geht daher um die Wertung von Situationen und Handlungen, die letztendlich über deren Bedeutsamkeit entscheiden. Erziehung zielt vor diesem Hintergrund immer auf die Entscheidungsfreiheit und Unabhängigkeit des Zöglings sowie auf dessen Realisierung von Selbstbestimmung, Verantwortung und „echter" Haltung (vgl. Mikhail 2010, 184ff.).

Um den Erziehungsprozess besser verstehen zu können, ist das Modell des „didaktischen Dreiecks" hilfreich. Es besteht aus dem Zögling, dem Erziehungsziel und dem Erzieher beziehungsweise dem Schüler, dem Lerngegenstand und dem Lehrer und stellt die Beziehung untereinander dar.

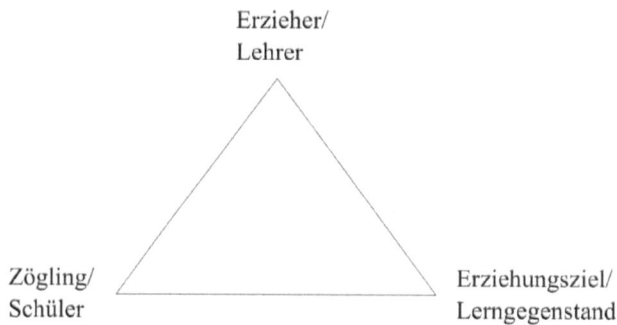

Abbildung 5: Didaktisches Dreieck
(Eigene Darstellung)

Vor diesem Hintergrund ist auch der Unterricht zu sehen. Da der Mensch von Geburt an nicht in der Lage ist, eigenverantwortlich, selbstbestimmt und freiheitlich zu handeln, steht er aus diesem Grund vor der Aufgabe, das selbstbestimmte, eigenverantwortliche und freiheitliche Handeln zu erlernen. Hierfür benötigt er jedoch Wissen. „Erst Wissen ermöglicht dem Menschen freiheitlich zu handeln, erst Wissen gibt der Existenz Essenz, da der Mensch nicht mehr den unklaren Einflüssen der Natur ausgeliefert ist" (Mikhail 2009, 34f.) Dabei lässt sich zwischen absichts- und planvoller Einwirkung durch die Schule oder anderer Einrichtungen (intentionale Erziehung) sowie durch unbeabsichtigte, pädagogische nicht gezielt eingesetzte Maßnahme (funktionale Erziehung) unterscheiden.

Beim Blick auf die pädagogische Arbeit in den Hospizen wurde durch die Interviewauswertung deutlich, dass die Pädagogen nur selten beabsichtigte Maßnahmen verfolgen und somit die funktionale Erziehung im Vordergrund steht.

Auch im Hinblick auf die Begleitung sterbender Menschen und die daraus resultierende Auseinandersetzung mit Sterben und Tod, geht Erziehung immer von der Freiheit des Sterbenden aus. In ihr kommt es zum Zusammenspiel zweier Freiheiten, die Freiheit des Educanten und die Freiheit des Erziehers (vgl. Zöpfl 1967, 100f.). Die dem Menschen grundsätzlich zukommende Freiheit und Verantwortung bedeutet daher, dass der Prozess der Verselbstständigung nur vom Menschen selbst geleistet werden kann. Erziehung kann immer nur bedeuten, dass dem zu Erziehenden der Weg gewiesen werden muss, den Weg begehen muss der Mensch jedoch selbst (vgl. Rekus/Mikhail 2013, 85). Aufgrund seiner Fähigkeiten, Kenntnisse und Einsichten ist der Mensch in der Lage, sich selbst zu verwirklichen. Um diese Wesensordnung seines Daseins zu erkennen, braucht er jedoch die Hilfe anderer. Wenn Erziehung dem Menschen verhelfen soll, sein Leben selbstständig und in eigener Verantwortung zu vollziehen, dann muss sie dem Menschen auch lehren zu sterben. Diese Gedanken finden sich bereits bei Comenius (1991), der in seiner Pampaedia hervorhebt, dass das bloße Sterbenlernen nicht ausreicht, der Mensch muss zudem lernen, gut zu sterben (vgl. Comenius 1991, 294). „Erziehung bedeutet [...] den anderen unterscheiden lehren, was wahr, was gut und wesentlich ist. Wesentlich meint aber stets, was Bestand hat im Angesicht des Todes" (Zöpfl 1967, 110). Der Mensch darf nicht nur in diese Welt eingeführt und durch sie hindurch geführt werden, es geht auch darum, ihn wieder hinauszuführen. „Bei keiner Transfiguration ist der Beistand ... nothwendiger [sic!], als bei der letzten, die wir kennen, die mit der ersten so viel Verwandtes hat [...]. Fängt also die Erziehung schon vor der Geburt des Menschen an, so darf sie auch nicht vor seinem Sterben aufhören, sondern muß über dasselbe hinauswirken" (Rest 2006, 27f.).

Der Positivismus, Funktionalismus und Pragmatismus haben den Gedanken an das Sterben in der gegenwärtigen Pädagogik jedoch weitgehend verdrängt. In der heutigen Gesellschaft dominiert noch die weitverbreitete Deutung der Erziehung als pflegerisches beziehungsweise handwerkliches Tun, wie auch in der Interviewauswertung an vielen Stellen ersichtlich wurde. Dadurch wird versucht, den Tod aus dem Erziehungsprozess auszuklammern, ihn als einen Vorgang zu sehen, über den der Mensch nicht bestimmen kann. Die Beschäftigung mit dem Sterben und dem Tod erscheint aber dennoch notwendig, weil es wie Zöpfl[31] in seinem Buch: „Bildung und Erziehung angesichts der Endlichkeit

---

31 Die Annahme des Todes ist für Zöpfl ein unverzichtbarer Bildungsinhalt. Das

des Menschen" schreibt, unser Bildungsauftrag sei „das ganze Leben hindurch das Sterben zu vollziehen, damit es vollzogen werden kann, wenn es an einem irgendwo und irgendwann stattfindenden Zeitpunkt zum Widerfahrnis wird" (Zöpfl 1967, 88). Doch obgleich der Mensch auf Vollendung angelegt ist, kann er, solange er lebt, diese Vollendung nicht erlangen. Der Mensch kann zwar sehr wohl ein vollendetes Kunstwerk liefern oder eine Sache einwandfrei ausführen, das was er jedoch vollendet, sind lediglich Artefakte. Ein Haus, ein Bild, ein Stuhl all das sind Produkte, die nach ihrer Herstellung fertig und vollendet sind. Der Mensch hingegen ist während seines Daseins nie fertig und auch nie vollendet. Erziehung kann daher auch niemals bedeuten, den Menschen als Produkt zu betrachten und perfektionieren zu wollen. Erziehung kann immer nur auf die Vollendungsbedürftigkeit des Menschen gerichtet sein. Für die Praxis der Erziehung bedeutet dies, dass der Erziehende dem Educanten immer wieder Einsicht in die Vollendbarkeit gewähren sollte (vgl. a.a.O., 110ff.).

Bedeutsam ist an dieser Stelle nicht nur der eigene Tod, sondern auch der Tod des Anderen, welcher besonders von Eugen Fink in mehreren Werken als Fremdtod herausgearbeitet wurde. Durch den Tod des Anderen wird der Mensch immer auch an seine eigene Sterblichkeit und damit an seine eigene Aufgabenhaftigkeit erinnert. Indem der Mensch den Tod des Anderen erfährt und Stellung zu ihm nimmt, wird er für seine Bildung bedeutsam. Freilich trägt nicht jeder Todesfall zur Bildung bei, denn nicht jeder Todesfall trifft den Einzelnen entscheidend und so ist der Todesfall allein auch noch nicht sofort erzieherisch. Für die Bildung und die Daseinsvollendung des Menschen wird der Tod jedoch ab jenem Zeitpunkt, ab dem sich der Mensch durch den Tod selbst in Frage gestellt und dazu aufgerufen sieht, sich vor der Gewissheit des Todes zu verantworten, entscheidend. Durch die bewusste, willentliche Annahme, durch das Herausholen des Todes aus der Anonymität, durch das Durchdenken der eigenen Endlichkeit wird der Tod in den Dienst der Bildung gestellt. Dies gilt auch für die Arbeit in Hospizen. Der Tod wird zum Gegenstand und der Sterbende steht nun vor der Prüfung sittlicher und sachlicher Geltungsansprüche. Das persönliche Angesprochensein wird einerseits zum Anlass einer Neubesinnung auf den eigenen Tod, andererseits zeigt es auch die ständige Gefährdung der Menschen, die dem Einzelnen lieb sind, die dauerhafte Bedrohung des

---

Akzeptieren der eigenen Sterblichkeit sollte nicht erst am Ende des Lebens stehen, sondern schon viel früher verinnerlicht werden (vgl. Zöpfl 1967, 88). In dem von Kübler-Ross dargestellten Phasenmodell (Kapitel 3.2.2) wird die Annahme des Todes als Ziel des Bildungsprozess des Sterbenden anvisiert.

Abschiednehmenmüssens. Die Neubesinnung auf den eigenen Tod lässt sich auch in den Hospizen wiederfinden. Ist der Hospizgast nicht von seinem eigenen Tod betroffen, so hat er sich immer zum Tod der anderen verstorbenen Hospizgäste zu verhalten. Zudem wird er dadurch zugleich an seine eigene Sterblichkeit und die daraus resultierende Aufgabenhaftigkeit erinnert. Aus diesem Grund kann eine Erziehung, welche dem Menschen auch als Person gerecht werden will, nicht ohne Auseinandersetzung an dieser existentiellen Grundfrage vorbeigehen. Erziehung bedeutet zum einen Hilfe des Subjekts, den eigenen Tod in seinem Wesen zu erkennen, zum anderen Hilfe, den Tod des geliebten Menschen sachlich und sittlich zu verarbeiten. Beide Gesichtspunkte gilt es, mit in das Leben zu integrieren. Der Mensch ist sein ganzes Leben lang auf Erziehung angewiesen, er bleibt hilfsbedürftig und bildsam, er bedarf der Höherführung bis hin zu seiner Vollendung im Tod.

7.1 Notwendigkeit und Möglichkeit einer frühen Erziehung und Unterrichtung über den Umgang mit Sterben und Tod

Wie von philosophischer und pädagogischer Seite herausgearbeitet wurde, ist es wichtig, das Sterben als Aufgabe und den Tod als Gewissheit schon frühzeitig in das eigene Leben zu integrieren, sich mit ihnen auseinanderzusetzen, sich zu ihnen zu verhalten und sowohl die eigene Angst und Todesfurcht als auch die Erfahrungen des Todes anderer zu verarbeiten. Denn Sterben und Tod sind anthropologische Konstanten des menschlichen Lebens, sie sind Aufgabe und Schicksal zugleich und so steht das Ereignis des Todes nicht nur am Ende. Es prägt das ganze Menschsein und erst dann, wenn es dem Menschen gelingt, diese Aufgabe zu bewältigen, kann er sein Leben auf sinnhafte Weise bereichern und vertiefen (vgl. Brathuhn 1999, 163). Doch sowohl der einzelne Mensch als auch die Gesellschaft weichen diesem Wissen häufig aus, sei es durch die Verdrängung auf individuell gedanklicher Ebene oder durch die Institutionalisierung des Sterbens auf der Gesellschaftsebene. Durch eine solche Haltung können sich auch für sterbende Menschen tiefgreifende Probleme wie beispielsweise die Isolierung und Ausgrenzung Sterbender ergeben. Eine Auseinandersetzung der Thematik sowohl auf persönlich-individueller, institutioneller als auch auf gesellschaftlicher Ebene ist daher notwendig (vgl. Huck/Petzold 1992, 504).

7.1.1 Notwendigkeit auf persönlich-individueller Ebene

Abschiednehmen und Trauern, sich für Neues öffnen, Beziehungen aufnehmen und einen Neuanfang starten, all das sind allgemein gültige Aufgaben im Leben eines Menschen (vgl. ebd.). Alles unterliegt dem ewigen Gesetz des Wandels. Das gesamte Leben besteht aus vielen kleinen Toden, dem ewigen Stirb und Werde, bevor letztendlich der große Tod eintritt. Ein Umzug in einen anderen Ort, Trennungen von geliebten Gegenständen oder das Ende einer gelungenen Reise können den Menschen spüren lassen, dass jede Trennung, jeder Verlust zur Einübung von Sterben führen kann (vgl. Rest 2006, 101). Der große Abschied, der Tod, reiht sich daher in eine dichte Folge mehrerer oft wenig bewusst gelebter und gestalteter Abschiede. Dieses Urprinzip zu begreifen und ganz bewusst auch die kleinen Anlässe zu durchleben, heißt, sich auf das Sterben vorzubereiten. „The one great resource of death education [...] that we all share in common is life itself. Our everyday experiences are full of ‚little deaths', the small separations and losses or beginnings and endings that mark change and growth. These events can teach us all a great deal about death" (Corr 1982, 67f. nach Plieth 2009, 232). Denn das Sterben und der Tod sind gegenwärtig und werden nicht verschwinden. Und aus welchem Grund sollte der Mensch auf eine tödliche Diagnose warten, bevor er sich der potenziellen Gnade und dem Wunder dieses lebenden Augenblicks öffnet? Genau genommen kann es sich keiner leisten, diese Aufgabe länger aufzuschieben und gegebenenfalls zu verleugnen, denn kaum einer weiß, an welchem Tag sein letztes Jahr beginnt (vgl. Levine 1998, 28). Findet bereits frühzeitig immer wieder eine Auseinandersetzung mit der Endlichkeit, dem Sterben und dem Tod statt, kann auf bisher Gelerntes zurückgegriffen werden, was im Ernstfall dem Sterbeprozess zugutekommen kann. Denn dadurch kann der Sterbende am bisherigen Erfahrungs- und Wertebewusstsein anknüpfen und vom bisher Gelernten auf Neues schließen.

Eine Beschäftigung mit Sterben und Tod ist somit kein isoliertes Katastrophen-Ereignis, sondern eine allgemein gültige Entwicklungsaufgabe, die jedem Menschen zugrunde liegt (vgl. Huck/Petzold 1992, 505). Jegliche Emotionen und Gefühle, die mit Verlusterlebnissen verbunden sind, sollten vom Menschen in seinen gesamten Gefühlsschatz integriert und nicht abgespalten werden. Sowohl Erwachsene als auch Kinder stehen vor der Aufgabe, die Todeswirklichkeit als einen Bestandteil eigener und fremder Lebenswirklichkeit zu denken. Denn erst das Leben und der Tod ergeben ein Ganzes, und im Erinnern an das Sterben kann der Mensch wahrhaft verstehen, worum es im Leben eigentlich geht. Aus diesem Grund ist es alles andere als unnatürlich und nekrophil, im Bewusstsein der Vergänglichkeit und Sterblichkeit zu leben. Ganz im Gegenteil lernt der Mensch dadurch sich seinem Leben stärker zuzuwenden, ihm einen Sinn zu geben und Prioritäten zu setzen. Das Wissen um den Tod hilft ihm zu bedenken, was wirklich wichtig ist und verhindert, dass der Mensch sich in der Unendlichkeit der Möglichkeiten verzettelt (vgl. Conrad 2013, 45). Hierzu bedarf es jedoch der pädagogischen Führung, denn wenn dem Lernen das Lehren fehlt, kann genau genommen nicht mehr von einer pädagogischen Handlung die Rede sein. Neben der pädagogischen Führung, unter der die Aufforderung zur Selbsttätigkeit seitens des Lehrers mit Blick auf die Hospizarbeit seitens des Pädagogen zu verstehen ist, liegt zugleich dem Schüler/Zögling, sprich dem Sterbenden, die Aufgabe zugrunde, sich führen zu lassen, das heißt, die Selbsttätigkeit aus Anlass der Aufforderung anzunehmen. Der Schüler (Sterbende) hat sich entsprechend zur gemachten Aufforderung zu verhalten, wodurch die Fremdführung zur Selbstführung wird. Und dabei spielt es vorerst keine Rolle wie sich der Schüler, in diesem Fall der Sterbende entscheidet, ob er sich beispielsweise mit der Endlichkeit auseinandersetzt oder diese ignoriert, auch wenn er nachdrücklich dazu aufgefordert wurde. Denn selbst im Ignorieren der gemachten Aufforderung kommt die Selbsttätigkeit des Sterbenden im Rahmen der Möglichkeit zum Ausdruck (vgl. Mikhail 2009, 30ff.). Wichtig ist es an dieser Stelle allerdings, dass der Pädagoge sowohl im Hinblick auf Erziehung und Unterricht Hilfe zur Selbsthilfe leistet und dem Sterbenden zur Seite steht, sobald dieser nach Hilfe verlangt. Er hat den Sterbenden dazu aufzufordern, Stellung zu nehmen, wodurch er das Wichtigste überhaupt erlernen kann: „Er lernt unterscheidend sich entscheiden. Er lernt urteilen" (Petzelt 1964, 64).

Gelingt die Integration von Sterben und Tod in das eigene Leben, hat dies Auswirkungen auf das Leben selbst sowie auf die eigene Lebensvorstellung und Lebensführung. Unterricht und Erziehung zum Umgang mit Sterben und Tod könnte somit dem Individuum helfen, eine persönliche Lebensphilosophie zu entwickeln und durch das Bewusstwerden eigener Todesängste und Vorstellungen mit der Hilf- und Sprachlosigkeit angesichts des Todes besser umgehen zu können (vgl. Huck/Petzold 1992, 505). Denn das Leben bietet selbst immer wieder Wandlungspotenzial an, „welches dazu verhilft, eigene Vorstellungen vom Tod zu bedenken, fortzuentwickeln und ihren jeweiligen Sinngehalt zu vertiefen" (vgl. Plieth 2009, 241). Der Mensch sollte demnach Kenntnisse, Verhaltensweisen und Fertigkeiten erwerben und erlernen, die ihm helfen, seine Einstellungen und Verhaltensweisen in Bezug auf Sterben und Tod anzupassen, um einen für sich individuell passenden Weg des Umgangs mit diesen Themen zu finden (vgl. Pesel 2006, 33). Dies geschieht jedoch nur in reflexiver Selbsttätigkeit, ohne die sonst nicht von pädagogischem Handeln gesprochen werden kann. Ziel einer

Erziehung zum Umgang mit Sterben und Tod ist somit das Leben selbst, da der Mensch durch das Leben beziehungsweise in seinem Leben fast täglich mit dem Tod konfrontiert wird. Betrachtet man beispielsweise seine eigene Lebensgeschichte genauer, wird deutlich, wie nahe der Tod einem wirklich ist. Wie oft wäre jeder Einzelne von uns bereits nahezu ums Leben gekommen, beispielsweise durch ein Auto, das einen fast erfasst hätte, einen Sturz von einer Leiter etc. Immer wieder ist der Mensch Ereignissen ausgesetzt, die ihm die Endlichkeit des Lebens aufzeigen. Was es letztendlich wirklich heißt zu sterben, wird er aber erst in jenem Augenblick verstehen, wenn es ihn selbst betrifft.

Doch erscheint in Anbetracht des Todes die Tatsache, dass der Mensch ein Wesen ist, das die eigenverantwortliche und selbstbestimmte Führung seines Lebens selbst noch zu lernen hat, ja, dass das Leben selbst nichts anderes ist als Lernen, nicht sinnlos? Sternberger (1981) schreibt dazu: „Der Tod, mein Tod, ist mir durchaus nichts Natürliches, sondern etwas ganz und gar Unnatürliches. Wozu habe ich nur das Leben erlernt?" (Sternberger 1981, 15). Erübrigt sich nicht gerade dann Erziehung und Bildung, wo das Ende des Lebens gewiss ist, weil man seinen Todeszeitpunkt kennt? Sprich ist der pädagogische Auftrag in der Hospizarbeit nicht hinfällig? Oder sind Erziehung und Bildung gerade als „ein Geschäft der Sterblichen" (Fink 1978, 70) unabdingbar? Wäre der Mensch unsterblich, dann bräuchte er keine Bildung und Erziehung, denn er hätte ja immer noch genügend Zeit, alles allumfassend zu lernen (vgl. Zirfas 2003, 310).

Die Mortalität erscheint vor diesem Hintergrund neben der Kulturalität und der Sozialität demzufolge ein wichtiger Grund von Bildung und Erziehung zu sein. Und genau genommen besteht das wertvollste Lernen doch auch gar nicht in der Speicherung von Zahlen und Fakten, sondern in der Haltung des Menschen gegenüber Sterben und Tod. Prinzipiell geht es um das Leben selbst und nicht um den besten Notendurchschnitt, akademische Grade oder um angesammelte Abschlüsse (vgl. Smith 1998, 89). Stellt sich der Mensch seiner eigenen Sterblichkeit hin und wieder in selbsttätiger Weise und wird ihm die Endlichkeit seines Lebens bewusst, kann ihm der Tod viel über den wahren Wert des Lebens lehren (vgl. Conrad 2013, 72f.). Denn der „Tod ist unser ewiger Begleiter. Er ist immer zu unserer Linken, eine Armeslänge entfernt. Er hat dich immer beobachtet. Er wird es immer tun, bis zu dem Tag, an dem er dich anrührt. Was du tun musst, wenn du ungeduldig bist, ist dies: Wende dich nach links und frag deinen Tod um Rat. Ungeheuer viel Belangloses fällt von dir ab, wenn dein Tod dir ein Zeichen gibt. Wir befassen uns nie gründlich genug mit der Frage des Todes. Der Tod ist der einzige weise Ratgeber, den wir haben. Immer wenn du das Gefühl hast, dass alles falsch läuft, wird dein Tod dir sagen, dass du Unrecht hast; dass nichts wirklich wichtig ist, außer seiner Berührung. Dein Tod wird dir sagen: „Ich habe dich noch nicht angerührt"[…]" (Castaneda 2001, 42).

Die Auseinandersetzung mit thanatalen Themen, mit dem eigenen Schicksal und der ungewissen Zukunft kann vor diesem Hintergrund als eine wesentliche Voraussetzung dafür gesehen werden, sich und anderen zu helfen, das Ende des Lebens zu verarbeiten und menschenwürdig bewältigen zu können. Gerade dann, wenn es uns Menschen gelingt, den weisen Satz des Alten Testamentes: „Lehre uns bedenken, dass wir sterben müssen, auf dass wir klug werden" (Deutsche Bibelgesellschaft 2017, 611) ohne moralischen Zeigefinger wieder zu entdecken, ist der Tod pädagogisch.

7.1.2 Notwendigkeit auf institutioneller Ebene

Auch auf institutioneller Ebene sind der Unterricht und eine Erziehung zum Umgang mit Sterben und Tod von Bedeutung. Besonders diejenigen Berufsgruppen, die überwiegend mit diesen existentiellen Erfahrungen konfrontiert werden wie beispielsweise die Mitarbeiter in Hospizen, sollten angemessene Formen des Umgangs mit schwierigen Prognosen, tödlichen Erkrankungen und sterbenden Menschen beherrschen. Aus-, Fort- und Weiterbildung wie auch menschliche Kompetenzen und ökonomische Ressourcen sind somit unabdingbar (vgl. Schäfer/Müller-Busch/Frewer 2012, 21f.). Je nach Adressatengruppe gilt es, den professionellen Umgang mit Sterbenden zu erlernen. Subjektorientierte Elemente der am Sterbeprozess Beteiligten sollen entdeckt und gefördert werden. Jeder Helfer soll über eine „wache, aufmerksame und reflexive Wahrnehmung dessen, was in … [ihm] und um … [ihn] herum vor sich geht" (Huck/Pertzold 1992, 550) verfügen. In Analogie zur Geburt sind somit auch Bildungs- und Erziehungsmaßnahmen im Umgang mit Sterben und Tod natürliche Ereignisse des Lebens, die es wieder zu erschließen gilt. Nur so kann sich jeder Einzelne auf das Sterben und den Tod vorbereiten und ihnen mitgestaltend begegnen, besonders vor dem Hintergrund der Hospizarbeit. Während es, wie in der Interviewauswertung gezeigt werden konnte, einigen pädagogischen Fachkräften an klaren Vorgehensweisen im Umgang mit sterbenden Menschen fehlt, wird die Pädagogik in vielen weiteren Hospizen sogar überhaupt nicht mitgedacht.

Die mangelnde pädagogische Präsenz in den Hospizen ist vor dem bestehenden Theoriedefizit der Pädagogik in diesem Bereich jedoch keineswegs verwunderlich. Sterben und Tod sind nur selten Objekte von pädagogischer Lehre, Forschung oder praxisbezogener Reflexion. Dabei kann eine Erziehung und Unterrichtung zum Umgang mit Sterben und Tod helfen, sich von dem individuellen Schicksal betreffen zu lassen und entsprechend einfühlend handeln zu können (a.a.O., 505).

Das beschriebene Defizit ergibt sich auch aus der Analyse der Ausbildungs- und Studieninhalte von jeglichen pädagogischen Fachkräften. Hierbei handelt es sich um einen Themenbereich, der „allenfalls zufällig und entsprechend unsystematisch" (Wittkowski 2003, 278) erfolgt, worauf auch in den durchgeführten Interviews hingewiesen wurde. Und auch im allgemeinbildenden Schulbereich lassen sich erhebliche Defizite verzeichnen. Sterben und Tod werden nur in den seltensten Fällen zum Gegenstand im Unterricht, den Schülern bleibt es somit verwehrt, zum selbstständigen Denken in Anbetracht des Todes aufgefordert zu werden. Reuter (1993) ermittelte anhand von Fragebögen bei mehreren Lehrern unterschiedlicher rheinland-pfälzischer Schulen, ob Sterben und Tod Themen in der Schule seien[32]. Ihre Ergebnisse zeigen deutlich die Sinnhaftigkeit und Notwendigkeit der Auseinandersetzung mit der Endlichkeit im Setting Schule. 96 Prozent der befragten Lehrer bestätigten die Wichtigkeit der Auseinandersetzung, jedoch sorgten nur 53 Prozent für eine Thematisierung in ihrem Unterricht. Die restlichen 47 Prozent der Lehrer, die Sterben und Tod nicht behandelt hatten, begründeten diesen Zustand in erster Linie mit der fehlenden Verortung im Lehrplan und dem mangelnden Fachzusammenhang (vgl. Reuter 1993, 11ff.). Ein weiterer bemerkenswerter Untersuchungsbefund ist die fehlende Qualifizierung der Lehrer mit thanatologischen Inhalten. Circa 70 Prozent der Pädagogen merkten an, dass sie „weder in der Aus-, noch in der Weiterbildung eine Möglichkeit der Vorbereitung auf die Behandlung thanatologischer Inhalte" (a.a.O., 26) hatten und auch „die didaktische Aufbereitung des Themenbereiches und dessen Integration in den (Fach)Unterricht wirft vielfältige Probleme auf; über 60% der hierzu befragten [...] Lehrer kennen keine Unterrichtsmaterialien zu Tod und Sterben und sind somit auf ihre Eigeninitiative angewiesen" (ebd.).

In Kapitel 3.1. konnte aufgezeigt werden, dass die Beschäftigung mit Sterben und Tod bei Kindern zwischen dem dritten und dem fünften Lebensjahr einsetzt und die Auseinandersetzung mit thanatalen Themen somit auch im schulischen Bereich eine durchaus bedeutsame Rolle spielt. Denn schon beim Eintritt in die Schule besteht ein gewisses Verständnis von der Endlichkeit des Lebens. Sterben und Tod existieren in der kindlichen Erfahrungswelt und sollten demzufolge

---

32 Die Fragebogenuntersuchung wurde 1992 durchgeführt. Insgesamt nahmen 224 Lehrer daran teil. Diese verteilen sich auf Gymnasien (97 Pädagogen), Gesamtschulen (70 Pädagogen), Realschulen (32 Pädagogen) und Hauptschulen (25 Pädagogen) (vgl. Reuter 1993, 5).

bereits im Schulunterricht einen höheren Stellenwert erhalten. Aber auch die Gegebenheit, dass Kinder selbst oder eine ihnen wichtige Bezugsperson erkranken, oder diese sogar durch einen Unfall ganz plötzlich aus dem Leben gerissen werden können, führt zur Bedrohung ihres eigenen Lebens. Die unmittelbare Konfrontation mit dem Tod löst häufig eine Vielzahl an existenziellen Fragen aus. Vor allem diese Kinder benötigen auch in der Schule und von ihren Lehrern besondere Unterstützung und Begleitung. Denn wie bereits angedeutet, ist es für Kinder wichtig, ihre individuellen Fantasien, Vorstellungen und Interessen in Bezug auf Sterben und Tod zu äußern und anderen mitzuteilen. Jegliche Fragen sollten daher in jedem Fall gestellt sowie argumentiert werden, damit sie letztendlich zu allgemeinverbindlichen Antworten führen können (vgl. Mikhail 2009, 42). Dies gilt nicht nur für die Hospizarbeit, sondern vor allem auch für die Schulen ganz allgemein, da diese als wichtiger Erfahrungs- und Lebensraum der Kinder angesehen werden können. Die Themen sollten von den Schulen aus diesem Grund verstärkt aufgenommen werden, um einerseits auf bestehende Fragen eingehen zu können und andererseits die Kinder auf zukünftige Verlusterlebnisse vorzubereiten sowie sie zum selbsttätigen Nachdenken und Nachvollziehen des Geäußerten anzuregen.

Um der vorhandenen fehlenden Auseinandersetzung im schulischen Bereich entgegenzuwirken, wird seit geraumer Zeit von einige Hospizdiensten das Projekt „Hospiz macht Schule" angeboten, welches sich an Grundschulen richtet und das Ziel verfolgt, die Grundschulkinder und die Lehrer in einer Projektwoche mit den Themen Schmerz, Sterben, Leid, Tod und Trauer vertraut zu machen. Und auch an weiterführenden Schulen, etabliert sich zwischenzeitlich das Projekt „Hospiz macht Schule weiter…" indem das Bilden eines Selbsthilfeteams im Hinblick auf zukünftige Ereignisse von Sterben, Tod und Trauer, im Vordergrund steht (Hospizbewegung Düren-Jülich e.V. 2014; o.S.). Projekte wie „Hospiz macht Schule" oder „Hospiz macht Schule weiter…" sind wichtig um einerseits Menschen in Krisensituationen wahrzunehmen und andererseits den Prozess eines offenen Umgangs auch auf institutioneller Ebene und besonders bei Kindern weiter voranzutreiben.

Die Erforschung von Bedürfnissen und Wünschen jener Beteiligten am Erziehungs- und Bildungsprozess (Schüler, Lehrer, Eltern, Geschwister, Mitschüler) sowie die Konsensfindung der thematischen und methodischen Auseinandersetzung können dazu beitragen, die Akzeptanz verschiedener Vorstellungen, Haltungen und Widersprüche zu fördern. Dies setzt allerdings voraus, dass Pädagogen entsprechend aus,- fort,- und weitergebildet werden, um den Prozess adäquat gestalten zu können. Zum anderen sollten sich auch die Eltern mit der Thematik auseinandersetzen und sich engagiert einbringen. Sterben und Tod müssen vor diesem Hintergrund zum Gegenstand gemacht werden. Darüber hinaus gilt es zu vermeiden, dass diese existentiellen Inhalte nur nebensächlich im Schulalltag abgearbeitet werden. Es geht vielmehr darum, fächerübergreifend und integrativ unter Einbezug aktueller Lebensumstände zu arbeiten, wodurch die Mitverantwortung in der kognitiven und affektiven Ausgestaltung und Bearbeitung entsprechend gewährleistet ist. Es gilt die Schüler mit Themen wie Sterben, Tod, Jenseitsvorstellungen oder Ängsten vertraut zu machen und Hilfestellungen für die präventive Entwicklung von Bewältigungsstrategien zu geben, um letztendlich einen vermeintlichen Kreislauf aus Angst, Ungewissheit und Todesverdrängung vermeiden beziehungsweise durchbrechen zu können (vgl. Griegoleit 2012, 142; vgl. Reuter 1993, 2).

Dies spielt besonders bei Geschwisterkindern eines sterbenden Kindes eine beachtliche Rolle. Denn oftmals werden sie mit ihren Vorstellungen alleine gelassen. Damit der Unterricht letztendlich auf das Wesentliche abzielen kann, bedeutet dies, dass der Tod in der Intention des Unterrichtenden seinen Platz braucht. Denn wenn, wie bereits über die Erziehung herausgearbeitet wurde, es wesentlich sei, dass der Zögling/Schüler zu unterscheiden lerne, dann kommt dem Unterricht die Aufgabe zu, diese Unterscheidungsfähigkeit des Schülers zu ermöglichen. Dies gelingt, indem das hierzu passende Lehrgut entsprechend vorgebracht wird (vgl. Zöpfl 1967, 118).

Aufgrund begrenzter personeller und finanzieller Schulressourcen ist die Entwicklung zusätzlicher kooperativer Unterstützungsangebote zudem unabdingbar. Diese können in Form von außerschulischen Bildungsveranstaltungen für Eltern, Kinder und Jugendliche entwickelt werden. Besonders solche subjektorientierten und sozialisationsübergreifenden Vorgehensweisen sind beeinflussende Faktoren einer lebenslangen Identitätsentwicklung. Grundlage für Verantwortung ist das Wissen und das wiederum ist Grundlage für das Handeln (vgl. Griegoleit 2012, 135). Jegliche Bildungseinrichtungen stehen somit vor der Aufgabe, ihre Zuständigkeit und Verantwortung in diesem Bereich stärker anzuerkennen, damit das pädagogische Personal auf verlässliche Handlungsstrategien zurückgreifen kann. Gerade vor dem Hintergrund der gesellschaftlichen Tabuisierung sollten zumindest die Schulen, Universitäten oder Ausbildungseinrichtungen einen Kommunikationsraum bieten, um einen zukünftig offeneren und bewussteren Umgang mit dieser Thematik zu ermöglichen. Die Integration von Sterben und Tod in den erzieherischen Lehr- und Bildungsplan setzt somit Energie frei. In der Erziehung „die Gelegenheit zu nutzen, die sich für eine Reintegration des Sterbens bieten, in der Alltagspädagogik wie in der Ausbildung der Helfer. Abschiedliche Existenz verhilft zu freierem Leben [...]" (Rest 1996, 3).

Der Tod sollte daher nicht nur Grundlage von Unterricht und Erziehung sein, sondern auch zum konkreten Gegenstand werden.

7.1.3 Notwendigkeit auf gesellschaftlicher Ebene

Durchaus notwendig sind der Unterricht und die Erziehung zum Umgang mit Sterben und Tod auch auf gesellschaftlicher Ebene, besonders vor dem Hintergrund, dass die Beschäftigung mit dem Tod immer von einem spezifischen Menschen- und Weltbild abhängig ist (vgl. Huck/Petzold 1992, 549). Die Grundlage einer Erziehung zum Umgang mit Sterben und Tod ist demnach immer die Gesellschaft, in der man lebt, da unsere Todeskonzepte auch durch sie geprägt sind und der Mensch „dessen individuelle Wirklichkeit nicht losgelöst von seinen Mitmenschen und seiner Lebenswelt [...], seinem sozialen und ökologischen Umfeld sowie von seiner jeweiligen Geschichte und Zukunft erfasst werden kann [...]" (ebd.).

Gesellschaften, die den Tod derart ausgeklammert haben, wie beispielsweise unsere westliche Gesellschaft, haben aufs Neue der Gewissheit ins Auge zu schauen, dass jeder Mensch sterblich ist und der Tod jederzeit eintreten kann und dies nicht erst im hohen Alter. Der Mensch kann sich zwar in vielen Belangen vertreten lassen, jedoch nie im Sterben. Einer Tatsache, der besonders die sterbenden Menschen in Hospizen gegenüberstehen und zu der sie sich nun zu verhalten haben. Ein Prozess des gesellschaftlichen Umdenkens in Bezug auf Sterben und Tod sollte vor diesem Hintergrund angestrebt werden. Die westliche Kultur sollte sich dahingehend herausbilden, dass Sterben und Tod als ein Bestandteil des menschlichen Seins integriert und nicht tabuisiert und abgespalten werden. Einerseits ziehen diese Themen an, andererseits versucht der Mensch sich allerdings im selben Moment von ihnen zu entziehen. Oftmals ist er nur solange bereit, sich mit ihnen zu befassen, solange sie ihn selbst nicht betreffen. Woody Allen bringt diese Sichtweise mit seinem Zitat gut auf den Punkt: „I`m not afraid of death. I just don`t want to be there when it happens" (Allen 1975, 99).

Auf gesellschaftlicher Ebene bedarf es eines allmählichen Abbaus des Tabus, einer freieren Kommunikation über das Sterben und den Tod und damit eventuell einer verstärkten Initiative für einen selbstverständlichen und verantwortlichen Umgang in der Begleitung und Betreuung sterbender und trauernder Menschen, in den Familien und in Institutionen, wozu der Bildungs- und Erziehungsprozess beitragen kann. Bereits der Durchgang der philosophischen und pädagogischen Sichtweisen von Jaspers, Heidegger, Bollnow und Fink aus dem 19. und 20. Jahrhundert betont, dass die Auseinandersetzung mit Sterben und

Tod „eine wertende Auslegung des Lebens umfaßt, daß sie Folgen und Imperative für die Lebensgestaltung enthält" (Gudjons 1996, 10). Da der Mensch allerdings nicht mit einem angeborenen Wissen seiner Sterblichkeit geboren wird, wird ihm dieses, wie das gesamte andere Wissen auch, durch die Kultur vermittelt. Dazu gehört auch das Lernen durch Erfahrungen, in diesem Fall eben auch Erfahrungen mit Sterben, Tod und Trauer. Besonders hier wird nochmals deutlich, wie problematisch die Verdrängung des Todes gerade für Heranwachsende in einer Gesellschaft sein kann, die ihnen diese Erfahrungen nicht mehr ermöglicht (vgl. ebd.). Gerade auch vor dem Hintergrund der Darstellung der Todesvorstellung als auch der Interviewauswertung, die zeigen, dass Fragen nach Sterben und Tod zweifelsohne zu den wesentlichen Fragen von Heranwachsenden gehören.

Möchte der Einzelne die Herausforderungen verstehen, denen sich die Menschheit im Bemühen um eine angemessene Antwort auf die Wirklichkeit von Sterben und Tod gegenübersieht, ist es wichtig, dass er zunächst die erläuterten Barrieren erkennt und benennt. Doch diese Hürden zu verstehen, ist keineswegs ausreichend. Vielmehr heißt es, Wege zu finden, um diese Barrieren zu überwinden und ihren Einfluss auf das Leben von uns Menschen so gering wie möglich zu halten. Für unsere Gesellschaft bedeutet dies, wieder die richtige Sprache zu finden, um über das Sterben und den Tod in solch einer Weise zu sprechen, die nicht abschreckend ist; um den im Gesundheitswesen Beschäftigten jene Fertigkeiten der Kommunikation und Symptomkontrolle zu lehren, die notwendig sind, um das Sterben zu einer den Umständen entsprechenden, behüteten Erfahrung zu machen; um von Kindheit an darauf hinzuwirken, dass der Tod ein notwendiger und wichtiger Teil jedes einzelnen Lebens ist; um Institutionen unseres Gesundheitssystems so zu gestalten, dass sie für die Bedürfnisse all derjenigen aufgeschlossen sind, die sie betreuen – die Sterbenden mit eingeschlossen – und letztendlich darum, um zu lernen, wie man offen über die Wünsche und Bedürfnisse Sterbender im Hinblick auf die Selbstbestimmung und Vollendung des Lebens spricht (vgl. Wittkowski/Schröder 2008, 150ff.). Die Hospizarbeit setzt genau an diesem Punkt an.

Zusammenfassend lässt sich festhalten, dass es ein verstärktes Anliegen der wissenschaftlichen Pädagogik als auch der pädagogischen Praxis sein sollte, über das Wissen und die Umstände des Sterbens sowie über notwendige präventive Maßnahmen hinaus bis zur Bildung von Bewusstsein und zur eigenen Meinung anzuleiten. Präventiv ausgerichtete Bildungs- und Erziehungsprozesse im Hinblick auf das Sterben und den Tod sollten altersgemäß möglichst früh beginnen, um die mit ihnen verbundenen Lehr-Lern-Komplexe bereits Kindern im Vor- und Grundschulalter nahezubringen. Projekte wie „Hospiz macht Schule" sind hierbei eine große Unterstützung, denn überall dort, wo mit Hilfe von passenden Lehr-Lern-Komplexen Individuen und Gruppen bereits vor dem Eintritt einer Krise dazu angeleitet werden, eine adäquate Haltung im Umgang mit Sterben und Tod zu entwickeln, wirkt sie als vorbeugende Maßnahme. Sie trägt präventiv zur Entfaltung von Fähigkeiten bei und fördert die Ausweitung von Möglichkeiten, Lebens-Bewältigungs-Strategien zu entwickeln. Notlagen und Krisen, welche sich auch in Hospizen häufig wiederfinden, können auf diese Weise zwar nicht grundsätzlich vermieden werden, es wird aber bereits im Vorfeld ein wesentlicher Baustein für ihre zukünftige Überwindung gelegt, der besonders für Menschen, die kurz vor dem Tod stehen, hilfreich sein könnte. Es ist vor diesem Hintergrund jedoch wichtig, dass präventive Maßnahmen nicht nur auf die ersten Lebensjahre beschränkt sind. Sie können und sollten hingegen in jedem Lebensabschnitt neu beginnen, wodurch sie lebenslang bedeutsam bleiben (vgl. Plieth 2009, 236f.). Neben den vorbeugenden Maßnahmen ist es zudem essenziell, dass sich die pädagogische Praxis auch verstärkt mit Menschen in konkreten Situationen der Auseinandersetzung mit Sterben und Tod, also mit den betroffenen Menschen selbst wie den Hospizgästen, beschäftigt. Denn gerade dann, wenn Pädagogik darauf abzielt, diese sterbenden Menschen zu unterstützen und ihre Selbst- beziehungsweise Fremdwahrnehmung sowie ihre aktuellen Bewältigungsstrategien zu stärken, wirkt sie „als supportiver Entlastungsfaktor" (a.a.O., 236). Sie trägt somit interventiv zum Aushalten schmerzlicher Erlebnisse bei und verhilft damit dem Menschen, sich den Verunsicherungen und ihrem eigenen Schicksal zu stellen. Dabei geht es in erster Linie um die Annahme der Gegenwart sowie um die Bearbeitung des in ihr Aufgegebenen (vgl. ebd.).

8 Pädagogisches Handeln in der Hospizarbeit

Damit der sterbende Mensch vom Leben Abschied nehmen kann, ist es wichtig, ihn auch in seiner letzten Lebensphase als ein freies, lernfähiges, selbstbestimmtes und eigenverantwortliches Individuum anzuerkennen. Im Vordergrund jeder Begleitung steht somit die Verwirklichung der jeweils individuellen Todesgestaltung des Sterbenden. Es sind seine Aufgaben, die er im Angesicht des Todes zu lösen hat. Er sollte seine eigene Sterblichkeit annehmen, sich den Ängsten vor dem Tod stellen, um letztendlich die Freiheit zu erlangen, seine letzte Lebensphase selbstbestimmend zu gestalten, um in „Innerlichkeit, Freiheit und Würde" (Zöpfl 1967, 99) den eigenen Tod zu sterben. Es geht also nicht nur um das intellektuelle Akzeptieren einer Lehre vom Tod, sondern schlussendlich um die Todesaneignung, das existenzielle Annehmen einer über uns verhängten Bestimmung.

Der Sterbende sollte sich mit seinem Tod (Unterrichtsgegenstand) in Beziehung setzen und sich daraus folgend mit ihm „in erkennender, gestaltender oder wertender Absicht auseinandersetzen" (Rekus/Mikhail 2013, 16). Indem er das tut, verfolgt er bestimmte Ziele und hat für sein Handeln bestimmte Motive. Durch das Bewerten eigener Werte entscheidet sich der Sterbende zugleich über deren Bedeutsamkeit für sein Handeln. Unter dem Begriff Handeln ist daher im Allgemeinen ein bewusstes und willentliches menschliches Tun zu verstehen, welches auf die Gestaltung von Wirklichkeit gerichtet ist. Beim Blick auf soziales Handeln wird ersichtlich, dass dieses immer wechselseitig verläuft, sprich das eigene Handeln ist am Handeln anderer orientiert. Es gibt somit immer auch die Möglichkeit, anders zu handeln als gehandelt wurde (vgl. Giesecke 2007, 21). Indem sich der Sterbende für das eine entscheidet, dies in der entsprechenden Situation und im entsprechenden Kontext für gut hält und sein Handeln darauf ausrichtet, hat er sich zeitgleich jedoch gegen etwas anderes entschieden. Dies kann allerdings bedeuten, dass das, was für den Sterbenden von Wert ist, seinem Gegenüber als durchaus wertlos erscheinen mag. Pädagogisch gesehen kann es daher nicht darum gehen, dem Gegenüber zu den eigens gedachten „richtigen" Werten zu verhelfen (vgl. Rekus 2008, 6ff.). Eine Handlung ist nur dann selbstbestimmt, wenn die Werte auch vom Einzelnen, in diesem Fall vom Sterbenden, bewertet und beurteilt werden. Der Pädagoge verweist den Sterbenden auf die Prüfung von sachlichen und sittlichen Geltungsansprüchen. Dabei geht es jedoch nicht um deren Übernahme, Ziel pädagogischen Handelns ist hingegen das „konkrete Fürwahr-, Fürgut- und Fürsinnvollhalten des Zöglings [Sterbenden]" (Mikhail 2016, 208). Auch wenn dies beispielsweise bedeutet, dass sich der Sterbende gegen ein Gespräch über das Sterben, den Tod oder mögliche Ängste entscheidet und die gemachte Aufforderung zur Auseinandersetzung ignoriert.

Selbstbestimmung gilt nicht nur für eine bestimmte Gruppe, die am Alter, am Entwicklungsstand oder an anderen Merkmalen festgemacht werden kann. Selbstbestimmung ist immer eine Voraussetzung pädagogischen Handelns, und somit nicht von der konkreten Verfassung des Gegenübers abhängig. Was die Individuallage des Einzelnen anbelangt, kennt pädagogisches Handeln keine Einschränkungen. „Nicht jede Krankheit kann geheilt werden, nicht jede Behinderung kann kompensiert werden. Das macht die radikale Herausforderung der Pädagogik deutlich; denn ihr geht es um die Möglichkeit, zu diesem Geschick, Stellung zu nehmen. Das ist keine gering einzuschätzende Aufgabe. Pädagogisches Handeln unter dem Regulativ von Selbstbestimmung hat es nicht ausdrücklich mit dem Bereich der Gesundheit, sondern mit dem der Freiheit, der Sinngebung, der Stellungnahme, der Aufgabenhaftigkeit des Menschen zu tun. Sie definiert sich in der Absicht, dem Menschen zu helfen, sein Geschick an- und aufzunehmen, ohne an ihm zu zerbrechen" (Heitger 1984, 72). Im Vordergrund steht die pädagogische Führungsaufgabe, dem sterbenden Menschen dazu zu verhelfen, das unabänderliche Schicksal nicht zu ignorieren, sondern es in Freiheit anzunehmen und sich nicht bis zum Ende dagegen zu sperren, indem der Sterbende beispielsweise bis zu seinem Tod von Wut umgeben ist. Dabei setzt derjenige, der pädagogisch tätig ist, die Selbstbestimmung seines Gegenübers bereits als Ziel seiner Tätigkeit voraus, denn das pädagogische Prinzip der Selbstbestimmung erfordert von jeder pädagogischen Handlung, dass diese auf das Selberwerten, Selberdenken und Selberentscheiden ihres Gegenübers gerichtet ist. Es geht somit immer um das eigene Erheben von Geltungsansprüchen, sprich das Entwickeln sachlicher Einsichten und eigener Urteile, und so kann ebenso ein Mediziner zum Adressaten werden wie auch ein geistig beeinträchtigter Mensch im Hospiz. Beim Blick auf den sterbenden Menschen bedeutet dies wie in allen anderen pädagogischen Kontexten auch, dass dieser sich ganz unabhängig von den konkreten Inhalten selbst bestimmen lernt, sprich, dass er sachliche Einsichten und eigene Urteile entwickelt und somit in Anbetracht seines Wissens und Könnens, seiner vorhandenen Beeinträchtigungen und Begabungen Gründe für sein Handeln anführt (vgl. Mikhail 2016, 164ff.). Indem der Pädagoge beispielsweise dem Sterbenden die Bedeutung einer Auseinandersetzung mit seinem Tod und dem bevorstehenden Schicksal nahelegt und ihn zur Prüfung von Geltungsansprüchen auffordert, setzt er zugleich voraus, dass der Sterbende diese Bedeutung selbst einsehen, einschätzen, anwenden und beurteilen kann. Dies geschieht, indem der Sterbende beispielsweise für sich schaut, wann und ob eine Auseinandersetzung für ihn angebracht erscheint. Bei Kindern ist in diesem Fall zusätzlich auf den Entwicklungsstand sowie das bereits vorhandene Todesverständnis zu achten.

Werden unter dieser Voraussetzung beispielsweise sterbende Menschen mit erheblichen kognitiven Einschränkungen lediglich im fürsorglichen oder pflegerischen Sinne begleitet und gepflegt, wie dies beim Großteil der interviewten Hospizmitarbeiter der Fall ist, kann nicht mehr von pädagogischem Handeln gesprochen werden. Denn in diesem Fall geht es um das Wohlbefinden und die Unversehrtheit des Sterbenden und nicht um die Entwicklung der Selbstbestimmungsfähigkeit, sprich die Entwicklung eigener Urteile und sachlicher Einsichten. Daher macht es beispielsweise einen entscheidenden Unterschied, ob ein sterbenskranker, beeinträchtigter Mensch im Hospiz von seinem Gegenüber umsorgt wird, indem ihm am Morgen die Kleidung angezogen wird, oder ob er aufgefordert wird, selbst zu entscheiden was er anziehen möchte und er beim Anziehen selbst bestmöglich unterstützen kann. Ob er mit seinem Rollstuhl auf irgendeinen Platz geschoben wird oder ob der Hospizgast selbst entscheiden darf und gefragt wird, wohin der Rollstuhl soll. Ebenso besteht eine Differenz, ob einem sterbenden Menschen das Essen angereicht wird, da er selbst womöglich zu lange dafür braucht es einzunehmen, oder ob der Sterbende bereits in den Prozess der Essensgestaltung mit einbezogen und daraufhin aufgefordert wird, sein Essen selbst zu sich zu nehmen. Auch wenn das Ergebnis letztendlich das gleiche ist, nämlich der angezogene Hospizgast oder der gestillte Hunger, die verfolgten Ziele sind unterschiedlicher denn je. Die pflegerische Handlung hebt sich von der pädagogischen Handlung ab, da sie in solchen Situationen voraussetzt, dass das Gegenüber sich nicht selbst versorgen kann. Der Sterbende wird als hilfsbedürftig angesehen, im Fokus sind seine Defizite und nicht die noch vorhandenen Ressourcen. Mit solchen Handlungen geht es der Fachkraft somit um die fremdbestimmte Behebung eines Mangels und nicht um die Aufforderung zur Selbsthilfe. Ob eine Handlung selbstbestimmt und somit pädagogisch ist, ist daher nicht abhängig vom konkreten Ergebnis, sondern von der gewählten Zielbestimmung (vgl. a.a.O., 172f.).

Für die pädagogische Arbeit in Hospizen bedeutet dies, auch Menschen mit starken Beeinträchtigungen zuzutrauen, eigene Motive zu entwickeln, sich Ziele zu setzen, Bedürfnisse zu artikulieren und Ergebnisse ihres Handelns zu bewerten. Denn oftmals erfahren besonders Menschen mit einer kognitiven Beeinträchtigung durch ihre soziale Abhängigkeit mehr Fremdbestimmung als notwendig. Daher gilt es unter pädagogischem Blick auch in den Hospizen nicht nur die Hilfsbedürftigkeit des Menschen in den Vordergrund zu stellen, sondern ihn in allen Lebenslagen und mit all seinen Einschränkungen als ein freies, lernfähiges und selbstbestimmtes Individuum anzusehen, das vor der Aufgabe steht, Geltungsansprüche zu prüfen, um sich sachlich und sittlich selbst zu bilden. Die Fürsorge sollte daher so verstanden werden, dass dem sterbenden Menschen geholfen wird, „für seine eigenen Sorgen ‚frei' zu werden, d.h. sich selbst um seine Sorgen zu kümmern" (Mikhail 2016, 261). Indem der sterbende Mensch selbst Geltungsansprüche erhebt, kann ihm die Entscheidung darüber, was gut oder richtig ist, nicht abgenommen werden, denn ansonsten würde der Sterbende nicht zur Selbstbestimmung befähigt werden. Indem der Eine denkt, dass er weiß, was für den Anderen richtig ist, wird dem Anderen die Fähigkeit abgesprochen, sich selbst zu bestimmen, sprich sachliche Einsichten und eigene Urteile zu entwickeln. In diesem Fall wird kein pädagogisches Ziel verfolgt und so kann auch nicht mehr von Bildung die Rede sein. Daraus ergibt sich, dass auch pädagogisches Handeln nie „richtig" sein kann, der Mensch kann sich vielmehr nur „angemessen" verhalten, da ihm immer mehrere Möglichkeiten zur Verfügung stehen (vgl. Giesecke 2007, 21).

Findet eine Auseinandersetzung statt, würde in der Wahrheit zum eigenen Tod und Leiden zu stehen, bedeuten, sich selbst auch als Leidender und Sterbender zu erkennen und daraus die Folgerung zu ziehen, sein Leben daraufhin zu gestalten. Damit sich der Sterbende dieses Wissen aneignen kann, ist ein Pädagoge an der Seite eine große Hilfe. Der Pädagoge hat den Sterbenden als ein Wesen zu betrachten, das vor der Aufgabe steht, sich selbst zu gestalten, und nicht als ein Wesen, welches bereits durch sein Schicksal geprägt ist. Es geht darum, dem sterbenden Menschen zu helfen, bisherige Grenzen zu überwinden und dies in eigener Anstrengung und Selbsttätigkeit. Dabei kommt der pädagogischen Fachkraft die Aufgabe zu, dem sterbenden Menschen zur Annahme seiner selbst und zur Einsicht zu verhelfen, dass die gegebenen Möglichkeiten und Voraussetzungen bestimmte Optionen beinhalten, aber auch einige ausschließen und es grundsätzlich an ihm liegt, das für sich Beste daraus zu machen (Bildungs- und Erziehungsauftrag). Denn wie mehrfach erwähnt, kann niemand dem Sterbenden die Aufgaben, den Tod anzunehmen, sich den eigenen Ängsten zu stellen und in innerer Freiheit zu sterben, abnehmen. Sie sind nur in eigener Anstrengung und Leistung zu lösen. Pädagogisch handelnde Menschen können durch ihre pädagogische Führung dem Sterbenden allerdings helfen, diese Aufgaben wahrzunehmen und anzuerkennen, indem sie ihn zur Prüfung von Geltungsansprüchen auffordern. Der sterbende Mensch soll von den Pädagogen zu einem begründeten Handeln geführt und begleitet werden. Dies geschieht wie bereits angeklungen in Form des Unterrichts und der Erziehung (vgl. Mikhail 2009, 34). Sitzt der Pädagoge bei einem sterbenden Menschen am Bett, hört ihm zu, singt etwas, liest ein Buch vor, schenkt ihm durch Gespräche Zuversicht und gibt ihm Halt, dann können diese pädagogischen Begleitmaßnahmen dem Sterbenden dabei helfen, seine eigenen Möglichkeiten und Voraussetzungen zu erkennen, sie zu bewerten und sich im Rahmen dieser Bedingtheit zu entscheiden. Dabei müssen die Werte vom Sterbenden jedoch für gut und wahr gehalten werden, ansonsten kann nicht von Selbstbestimmung die Rede sein.

Vor dem Hintergrund, dass die Selbsttätigkeit und die Selbstbestimmung des Sterbenden entscheidend für den pädagogischen Prozess und für die Annahme des Todes ist, besteht die Aufgabe des pädagogischen Begleiters im Wesentlichen darin, gerade diese Selbsttätigkeit des Sterbenden zu ermöglichen, anzuregen und zu unterstützen. Dies erfolgt in Form des Unterrichts, der überall dort stattfindet, wo Menschen sich etwas erklären, Antworten auf Fragen geben, Informationen und Argumente austauschen und sich gegenseitig unterweisen (vgl. Rekus/Mikhail 2013, 346). Das Lernen richtet sich somit auf die eigene Entfaltung von Begabungen und Naturanlagen, während das Lehren, in diesem Fall den Sterbenden dazu auffordert, diese eigenen Naturanlagen und Begabungen zu entfalten. Damit ein Unterrichtsprozess jedoch zustande kommen kann, ist sowohl das gegenstands-bezogene Lernenwollen auf der einen als auch das gegenstandsbezogene Lehrenwollen auf der anderen Seite entscheidend. Voraussetzung ist somit einerseits, dass sich der Schüler (Sterbende) einen Gegenstand zur Aufgabe macht und der Lehrer (Pädagoge) sich andererseits grundsätzlich der Aufgabenhaftigkeit des Lernens bewusst ist und dazu beitragen will, dass der Schüler (Sterbende) lernt. Beides zusammen begründet dann letztendlich ein Lehrer-Schüler-Verhältnis (vgl. ebd.). Die Interaktion von Ich und Du, Lehrer und Schüler beziehungsweise Erzieher und Zögling ist für den Bildungs- und Unterrichtsprozess und das einhergehende pädagogische Handeln fundamental. Die Differenz an Wissen, Haltung und Handlungskompetenz entscheidet in der jeweiligen pädagogischen Situation darüber, wer Lehrer und Schüler ist (vgl. Rekus/Mikhail 2013, 202). „Wer die besseren Argumente hat, ist Lehrender, wer die Argumente des anderen anerkennt, ist Lernender. Die Rollen können jederzeit wechseln, sie trennen nicht etwa zwei Klassen voneinander. In der Notwendigkeit des Argumentierens sind alle Menschen verbunden, sofern sie denken, urteilen, handeln und dafür Geltung beanspruchen" (Heitger 1978, 23). Die Rollenverteilung ergibt sich insofern erst im konkreten Fall und lässt sich nicht an der Altersdifferenz oder bereits erworbenen Qualifikationen festmachen. Dasselbe ergibt sich auch im Verhältnis von Edukand und Erzieher. Auch dort gilt: „Wer das überzeugendere Handeln hat präsentiert den Erzieher, wer sich die Handlungsmotive durch eigene Entscheidungen zu eigen macht und entsprechend handelt, ist Edukand" (Rekus 1993, 111). Pädagogische Führung im Unterrichts- und Erziehungsprozess bedeutet demnach, „[…] daß einer dem anderen im Argumentationsniveau gegenüber einen Vorsprung hat" (Heitger 1977, 354). Im Dialog kommt es zum Austausch der Argumente, welche vom Gegenüber jedoch nicht einfach übernommen, sondern vielmehr überschaut und daraufhin verstanden werden. Dabei ist es wichtig, dass der Lehrer als Vorbild agiert.

Unter pädagogischer Betrachtung wird das Vorbild als eine Haltung gesehen, die den Schüler jedoch nicht zur Nachahmung auffordert. Es geht hingegen darum, dass der Schüler, in diesem Fall gegebenenfalls der Sterbende, das Vorbild bewertet. Die eigene Haltung des Pädagogen spielt somit in der Begleitung sterbender Menschen eine ausschlaggebende Rolle, die bereits durch die Interviews ersichtlich wurde. „Der Erzieher, der den Willen seines Zöglings führt, muß selbst wissen, welcher Art sein Tun sein soll; der für ihn verbindliche und unumgängliche Blick auf das Ganze muß in jedem Motive seiner Handlung zum Ausdruck kommen, sonst ist es nicht möglich, daß der Zögling sich diese Sicht zu eigenen macht" (Petzelt 1964, 349). Möchte der Pädagoge dem Sterbenden nicht nur im Dialog vormachen, dass sich beispielsweise die Annahme des Todes oder die Konfrontation mit eigenen Ängsten oder Gefühlen lohnt und wichtig ist, dann muss er dies dem Sterbenden auch zeigen. So wie ein Erzieher beispielsweise dem Zögling nicht zur Sauberkeit auffordern kann, wenn er selbst unordentlich ist, kann auch der Pädagoge im Hospiz den Sterbenden nicht zur Annahme des Todes auffordern, wenn die Thematik für ihn selbst ein Schreckensthema darstellt.

Erst indem „der Erziehende seine Haltung im Handeln transparent, d.h. zum Vorbild für den Zögling macht, wird dieser zur wertenden Stellungnahme gegenüber den Handlungen herausgefordert" (Mikhail 2009, 54). Die eigene Haltung spielt daher auch in der Hospizarbeit eine beachtliche Rolle, besonders auch deshalb, da sich der eigene wie auch der Tod eines anderen jeglichen Erfahrungen und damit dem eigentlichen Sinn von Verstehen entzieht. Der pädagogisch verantwortete Umgang mit erkrankten oder sterbenden Menschen ergibt sich somit nicht allein aus wissenschaftlichem Wissen, sondern auch aus der Haltung und Solidarität, welche sich an der inneren Verbundenheit zwischen Begleiter und Sterbenden orientiert. „Die Angebote wissenschaftlicher Aufklärung finden an dem Mysterium des Lebens und des Sterbens eine unübersteigbare Grenze. Mehr noch, an dieser Grenze kommt eine wahre Solidarität aller Menschen miteinander zum Ausdruck […]" (Gadamer 1993, 91). Eine pädagogische Begleitung sterbender Menschen hängt daher ebenso davon ab, wie sehr sich der Pädagoge persönlich auf das Sterben und sein Gegenüber einlassen kann und welche Haltung er bezüglich Krankheit, Leid, Sterben und Tod einnimmt. Die Arbeit mit sterbenden Menschen und deren Angehörigen bedarf somit, wie auch die Ergebnisse der Interviewauswertung zeigen, einer intensiven Auseinandersetzung und

Reflexion der eigenen Haltung, eigener Ängste, und dessen, was Tod überhaupt ist (vgl. Bergeest 2006, 102). Durch die Beschäftigung mit Fragen nach eigenen Todesvorstellungen, Hoffnungen und Ängsten, die immer auch ein Stück Selbsterfahrung ermöglichen, haben die Pädagogen die Chance, sich selbst mit ihren eigenen Bewältigungsstrategien und mit den eigenen oft verborgenen Ängsten auseinanderzusetzen. Dies ist besonders vor dem Hintergrund wichtig, dass sich beim Blick auf die Hauptängste sterbender Menschen oftmals auch die Hauptaufgaben der Begleitung ergeben. Quält den Sterbenden die Angst vor Schmerzen, verlangt dies Hilfe in der Schmerzbewältigung. Hat der Sterbende Angst vor dem Alleinsein, erfordert dies vom Begleiter das Dasein, wenn der Sterbende ihn braucht. Erfährt der Sterbende Angst vor dem Kontrollverlust, kann ihm der Pädagoge beispielsweise begegnen, indem er ihm Sicherheit vermittelt und der Selbstbestimmungsprozess weiterhin zum Tragen kommt. Das Erkennen dieser verschiedenen Bedürfnisse gelingt allerdings nur, wenn die pädagogische Fachkraft in der Interaktion genau hinhört, was der Sterbende ihr vermittelt und den Sterbenden dann entsprechend durch dialogische Führung auffordert, Geltungsansprüche zu prüfen. Um dem sterbenden Menschen in seiner Ganzheitlichkeit anzuerkennen ist es daher wichtig, dass in der Sterbebegleitung die folgenden vier Quadranten beachtet werden. Erstens die körperliche und medizinische Versorgung (z.B. die Sorge für Schmerzfreiheit); zweitens die emotionale Betreuung (z.B. Dasein und Liebe zeigen); drittens die intellektuelle Ebene (z.B. das Gespräch über den Tod und das Leben); viertens der intuitive oder spirituelle Bereich (z.B. der Glaube, die Grundhaltung zum Leben und Sterben) (vgl. Gudjons 1996, 11).

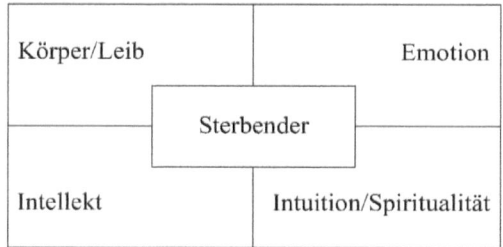

Abbildung 6: Vier Quadranten der Sterbebegleitung
(Eigene Darstellung)

Im Hinblick auf das pädagogische Handeln am Lebensende setzt sich der Sterbende mit dem Sterben und dem Tod, seinen Ängsten etc. auseinander (Gegenstand), wobei die pädagogische Fachkraft dabei hilft, „den Prozess dieser Auseinandersetzung anzustoßen, durchzuhalten und erfolgreich zum Ende zu bringen" (Rekus/Mikhail 2013, 348), das heißt, sich beispielsweise den Ängsten zu stellen und gegebenenfalls das Sterben und den Tod anzunehmen.

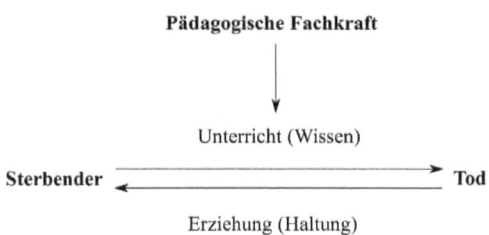

Abbildung 7: Abwandlung des didaktischen Dreiecks nach Petzelt
(Eigene Darstellung)

Dabei geht es jedoch nicht darum, über den Sterbenden zu verfügen oder ihn zu etwas zu überreden oder zu drängen. Es kommt hingegen zur Selbstbestimmung bei gleichzeitiger Fremdführung, welche sich im Dialog ausdrückt und das Ziel der Prüfung von Geltungsansprüchen vor Augen hat. „Führung, sofern mit ihr die Absicht auf eigenständiges richtiges Denken und verantwortliches Handeln verbunden sein muß, ist nur in dialogischer Weise möglich" (Heitger 1972, 75). In jeder Auseinandersetzung mit dem Tod, die ein sterbender Mensch im Hospiz beispielsweise auch durch den Tod eines anderen erfährt, macht sich sein Ich neu und fordert vom Sterbenden, dass er sich dazu zu verhalten hat. Der Sterbende wird sich nach jedem „Lernakt" in seinen Eigenschaften verändern, unabhängig davon, ob ihm das bewusst ist oder nicht (vgl. Mikhail 2009, 38). Er ist nun gefordert, das Gelernte zu überschauen „und es zu einer Sinneinheit zusammenzufügen" (Rekus 1993, 96). Neues erworbenes Wissen kommt nicht einfach zum alten Wissen hinzu, sondern verlangt hingegen in die Gesamtheit des bisherigen Wissens eingegliedert zu werden. Indem sich der Sterbende bemüht, ein sachliches Problem zu lösen, um dadurch zum Wissen zu gelangen, kommt seinem Bemühen zugleich auch eine sittliche Qualität hinzu. Mit jedem Lernprozess geht auch die eigene Beurteilung von gut und schlecht einher, wodurch sich die eigene Haltung differenziert (vgl. a.a.O., 96f.). Der Wissenserwerb ist daher ohne Haltungs- und Handlungsrelevanz ebenso unmöglich wie die Herausbildung von Haltungen ohne Wissenserwerb und somit steht jeder Unterrichtsprozess auch immer in Korrelation zu Erziehungsprozessen (vgl. Rekus/Mikhail 2013, 346). Denn der Lernende lernt, „in der Auseinandersetzung mit den Inhalten sich selbst zu bestimmen" (Regenbrecht 1974, 55). Der Unterricht bezieht sich auf das Logische, während sich die Erziehung auf das Ethische bezieht.

Zusammenfassend lässt sich festhalten, dass es unabdingbar ist, jedem Menschen Bildsamkeit und Selbstbestimmung zuzuschreiben. Denn pädagogisches Handeln bedeutet keineswegs, etwas herzustellen, sondern dem Sterbenden zu helfen, dass er selbst etwas herstellen kann. Natürlich kann es passieren, dass auch sterbende Menschen immer wieder aufgeben, die Lust daran verlieren, an sich selbst zu arbeiten, sich mit dem Sterben und dem Tod auseinanderzusetzen und diesen womöglich anzunehmen, wodurch die Geltungsansprüche nicht die Anerkennung einer Person finden. Gerade aus diesem Grund ist es wichtig, dass es immer wieder zur Aufklärung (Unterricht) und zum Zuspruch (Erziehung) seitens des Pädagogen kommt.

8.1 Pädagogische Begleitmaßnahmen im Hospiz

Bei genauerer Prüfung der pädagogischen Arbeit in Hospizen lässt sich feststellen, dass viele Maßnahmen der Pädagogen von den beschriebenen pädagogischen Regulativen abweichen. Auch während ihres Sterbeprozesses haben Menschen Bedürfnisse nach Geborgenheit, Menschlichkeit, Rücksicht, Dasein, Liebe, Zuwendung und Nähe. Kommt der Pädagoge diesen Bedürfnissen nach, handelt es sich hierbei um Tätigkeiten, die im engeren Sinne keine pädagogischen Aufgaben darstellen, aber zum praktischen pädagogischen Handeln dazugehören und unter dem Terminus pädagogische Begleitmaßnahmen betrachtet werden können. Aufgaben, die von den Pädagogen aufgrund der praktischen Notwendigkeit in aller Selbstverständlichkeit ausgeübt werden, allerdings nicht das primäre Ziel, der Aufforderung zur Prüfung von Geltungsansprüchen verfolgen, mit deren Ermöglichung aber einhergehen können. Wie der Interviewauswertung zu entnehmen ist, wird den pädagogischen Begleitmaßnahmen im hospizlichen Alltag eine enorme Bedeutung zugeschrieben, besonders dann, wenn die Kommunikation durch die Sprache nicht mehr möglich ist. In diesen Fällen zählen die Nähe, der Körperkontakt sowie die menschliche Präsenz, die den sterbenden Menschen vor Isolation schützen. Und so kann beispielsweise das Vorlesen eines Buches, das Singen eines Liedes sowie das Sitzen am Bett des Hospizgastes einerseits mit dem Anspruch der Geselligkeit und dem Schutz vor Isolation einhergehen, andererseits kann dem Sterbenden hierdurch auch geholfen werden, seine eigenen Möglichkeiten und Voraussetzungen zu erkennen, diese zu bewerten und sich im Rahmen dieser Bedingtheit zu entscheiden. Indem gesellige Begleitmaßnahmen wie das Vorlesen, das Singen, das gemeinsame Spielen oder das Kochen eines dem Sterbenden wichtigen Essens, auch zum Anlass für die Prüfung von Geltungsansprüchen genommen werden, wird der Rahmen für ein selbstbestimmtes, pädagogisches Handeln gelegt. Hierbei ist es jedoch wichtig, dass die pädagogischen Fachkräfte in den Hospizen ihr Handeln aus methodischer Perspektive als dialogische Führung verstehen, sprich ihr Handeln als Aufforderung zur Prüfung von Geltungsansprüchen begreifen und den sterbenden Menschen auch in seiner letzten Lebensphase als bildsam anerkennen.

Ein weiteres nennenswertes Beispiel ist die Ritualarbeit, welche in der Auswertung unter dem Punkt gestalterische Begleitmaßnahmen im Kapitel 5.2.2.2 herausgearbeitet wurde. Die Interviewauswertung zeigt, dass vorwiegend Rituale in der Hospizarbeit einen hohen Stellenwert einnehmen. Dies gilt besonders für die Willkommens- und Abschiedsrituale, die unter anderem auch als Türöffner dienen können, um mit den Hospizgästen an den Themen Sterben, Tod, Erkrankung, Ängste oder Trauer anzuknüpfen und sie zur Prüfung von Geltungsansprüchen aufzufordern. Dabei gilt jedoch darauf hinzuweisen, dass Rituale nicht von Beginn an pädagogisch sind, indem beispielsweise nach dem Versterben eines Hospizgastes eine Kerze angezündet wird. Rituale haben sich in den Hospizen sowie in anderen Kontexten auch deshalb etabliert, da vorausgesetzt wird, dass diese sinnvoll sind, beziehungsweise weil sie sich bereits als sinnvoll erwiesen haben. Vor diesem Hintergrund sind ritualisierte Handlungen immer inszeniert und normierend, die fremdbestimmte Zwecksetzung wird vorausgesetzt und so gehen Ritualisierungen nicht selten mit dem Ziel der Nachahmung einher. Dennoch gilt darauf hinzuweisen, dass auch Rituale einen Betrag zur Selbstbestimmung leisten können und daher mit der Ermöglichung von Bildungsmaßnahmen einhergehen, wodurch durch sie pädagogisches Handeln möglich werden kann (vgl. Mikhail 2016, 223ff.). So kann die brennende Kerze nach dem Tod eines Hospizgastes zum Anlass genommen werden, mit den anderen Hospizgästen in einen Dialog zu gehen und sie zum eigenen Denken, zum Selberwerten und Selberentscheiden anzuregen. Indem gegebenenfalls über eigene Ängste, die eigene Beerdigung, eigene Rituale oder letzte Wünsche gesprochen und argumentiert wird, kann der Hospizgast dadurch sachliche Einsichten und eigene Urteile entwickeln. Dies bedeutet jedoch, aktiv auf die Sterbenden zuzugehen, sie zur Prüfung von Geltungsansprüchen aufzufordern und nicht in eine Passivität zu verfallen, denn nur so kann es zur Anerkennung von Gültigem kommen.

Neben den Ritualen bieten auch kreative Zugänge über Kunst, das Schreiben von Gedichten oder Geschichten, sowie Rollen- und Puppenspiele, eine Möglichkeit um mit den Sterbenden über ihren bevorstehenden Tod in einen Dialog zu treten. Möglichkeiten, die auch gerne in den Hospizen von den pädagogischen Mitarbeitern angewendet werden. Voraussetzung ist jedoch auch hier, dass die Pädagogen die Selbstbestimmungsfähigkeit des Sterbenden entsprechend ermöglichen und nicht nur ein Bild gemalt oder ein Text geschrieben wird, sondern auch darüber argumentiert wird, damit der Sterbende den Prozess selbst überschauen sowie bewerten kann. Wie dies gelingen kann, wird im nachfolgenden Kapitel genauer erläutert.

8.2 Grundsätze pädagogischen Handelns in der Hospizarbeit

Bevor sich pädagogische Fachkräfte in pädagogischer Absicht an eine Begleitung sterbender Menschen wagen, sollten sie sich zunächst die Frage stellen: „Wie kann eine angemessene Begleitung sterbender Menschen (Unterricht) überhaupt gelingen?" Dabei geht es an dieser Stelle nicht nur darum, dem Sterbenden etwas beizubringen, was er noch nicht kann, es geht hingegen darum, zu schauen durch „welche Fragen, Erfahrungen, Entdeckungen kann der Lernende sich etwas aneignen, das ihm nicht einfach beigebracht werden kann, das er aber ohne Rücksicht auf die Struktur des Aneignungsprozesses nicht oder nicht so rasch lernen könnte" (Benner 1985, 445). Wie bei allen anderen pädagogischen Maßnahmen, ist daher auch in diesem Fall eine gründliche Planung, Vorbereitung, Durchführung und Nachbereitung seitens der pädagogischen Fachkräfte erforderlich. Kommt es zu solch einer Planung, sind Aspekte der pädagogischen Disziplinen, Methodik und Didaktik mit zu berücksichtigen. Während sich die Methodik auf die Art der Vermittlung von Inhalten bezieht, wie der Schüler (Sterbende) etwas zu machen hat, damit er zu einer „richtigen" fachlichen Erkenntnis und Einsicht gelangt, konzentriert sich die Didaktik hingegen auf die Lehr- und Lerninhalte, in diesem Fall Inhalte, die beispielsweise eine Auseinandersetzung mit dem eigenen Schicksal ermöglichen (vgl. Rekus/Mikhail 2013, 238). Das „Wie" und das „Was" lassen sich allerdings nicht voneinander trennen, denn beides bezieht sich auf das Ziel, dem Sterbenden eine angemessene pädagogische Begleitung zu ermöglichen.

Die Durchführung pädagogischer Angebote orientiert sich letztendlich immer an deren Planung. Die Bedürfnisse und Wünsche sowie spontane Fragen sollten jedoch immer in die Planung mit einbezogen werden, denn sie stehen im Vordergrund der Begleitung. Sind die Inhalte beispielsweise methodisch gut vorbereitet, haben allerdings nichts mit der Lebenswelt und den Lebenserfahrungen der sterbenden Menschen gemeinsam, ist solch eine Form der pädagogischen Begleitung vermutlich nicht nützlich. Allerdings entscheidet auch die Art und Weise der Unterrichtsgestaltung (Methodik) darüber, ob der Sterbende anhand und durch die Unterrichtsinhalte seine Lernaktivität entfalten kann, die sich auf das Wissen die Haltung und das Handeln richtet (vgl. Rekus 1993, 200). Pädagogisch gesehen zielt die pädagogische Hilfe somit immer darauf ab, dass der Schüler, in diesem Fall der Sterbende, durch sein eigenes Argumentieren, Urteilen und Entscheiden zur Differenzierung seines eigenen Wissens, seiner eigenen Haltung sowie seines eigenen Handelns gelangt. Im Handlungsvollzug bedarf es daher eine reflektierte, auf den Bildungsstand des Sterbenden abgestimmte und an seiner Individuallage berücksichtigte Argumentation. Denn pädagogisches Handeln bezieht sich immer auf Menschen mit unterschiedlichem Geschlecht und Alter, mit unterschiedlicher Herkunft sowie mit verschiedenen Interessen, Begabungen und Beeinträchtigungen, Stärken und Schwächen. Und so bedarf es bei jedem einzelnen sterbenden Menschen gegebenenfalls unterschiedlicher Erklärungsversuche. Während beispielsweise bei muslimischen Familien die Feuerbestattung nicht thematisiert wird, da dies nicht den kulturellen Hintergründen entspricht, steht die Einäscherung bei einem weiteren Hospizgast womöglich im Zentrum seiner Überlegungen. Und so kann es auch passieren, dass es bei der Thematisierung eines bestimmten Gegenstandes wie zum Beispiel das Zeigen des Abschiedsraums in den Hospizen womöglich zu einer Überforderung seitens eines Hospizgastes kommt, während für einen anderen Hospizgast die Konfrontation mit dem Abschiedsraum genau das Richtige ist, um in seinem Prozess weiter voranzuschreiten. Die Selbstreflexion der Pädagogen nach gemachten Angeboten oder der Interaktion mit den Sterbenden ist daher erforderlich und sollte aus diesem Grund zeitnah erfolgen. An dieser Stelle ist von den Pädagogen Selbstkontrolle, Selbstkritik sowie Selbstdisziplin gefragt.

Jürgen Rekus hat in mehreren Aufsätzen ein Konzept von pädagogischen Handlungsgrundsätzen entwickelt (vgl. u.a. Rekus 1993, 2007), welches sich ebenso auf die pädagogische Arbeit in den Hospizen beziehen lässt, um auch hier erzieherisches und unterrichtendes Handeln zu verorten. Die von ihm erarbeiteten Prinzipien der Anschaulichkeit, Selbsttätigkeit, Konzentration und Synthese, gehen auch mit der Bildsamkeit und der Selbstbestimmung einher und werden im Folgenden auf das Handeln in der Hospizarbeit angewandt. Es ist an dieser Stelle jedoch darauf hinzuweisen, dass von Kindern andere Begründungen zu erwarten sind als von Erwachsenen, ebenso wie von Menschen mit einer geistigen Beeinträchtigung andere als von Menschen ohne Beeinträchtigungen. Die pädagogischen Argumente, die Wortwahl, die Art und Weise der Artikulation sowie die eigenen Fragen der Hospizgäste werden immer unterschiedliche Formen annehmen. Die Art und Weise der pädagogischen Führung ist vor diesem Hintergrund entscheidend.

8.2.1 Prinzip der Anschaulichkeit

Blickt man auf den Unterrichtsprozess, lässt sich feststellen, dass dieser gerade dann interessant erscheint, wenn eine persönliche Beziehung zu den jeweiligen Aufgaben gewonnen werden kann, beispielsweise wenn die Bedeutsamkeit des Wissens und Könnens für das eigene Handeln und Verhalten ersichtlich wird. Die erste Forderung an einen guten Unterricht ist daher die Anschaulichkeit, welche besonders in der Anfangsphase des Unterrichts dominant ist, ihren Wert im weiteren Verlauf jedoch nicht verlieren sollte. Der Sterbende muss sich überlegen, welchen Wert und welche Bedeutung das Lösen der Aufgabe (beispielsweise die Annahme des Todes) für sein Leben und sein Handeln hat. Seine eigene Lebensgeschichte, seine Einstellungen und Beziehungen zur Welt, seine Erfahrungen mit Schmerz und die gesellschaftlichen Normen spielen dabei eine zentrale Rolle. Denn besonders diejenigen Themen, die einen Bezug zum bisherigen Erfahrungs- und Erlebnishorizont haben, sind „anschaulich". Um dem Sterbenden zu helfen, die Aufgabe auf sich als Person zu beziehen, ergibt sich für den Pädagogen aus unterrichtsmethodischer Sicht die Notwendigkeit der Veranschaulichung der Aufgabe. Der Pädagoge leistet dies zum einen, indem er den Wert und die Bedeutung der Aufgabe dem Sterbenden vergegenwärtigt und einsichtig macht (vgl. Rekus/Mikhail 2013, 13; vgl. Rekus 1993, 207). Dabei sollte der pädagogische Akt so gestaltet werden, dass der Sterbende dem zu prüfenden Geltungsanspruch einen lebensrelevanten Wert zuordnen kann. Ein mögliches Beispiel hierfür kann das Anknüpfen an eine bereits erlebte Beerdigung sein. Indem der Pädagoge einen Dialog auf die Beerdigung lenkt und im Falle der Kinderhospizarbeit zu einem erkrankten Kind sagt: „Du warst doch bei der Beerdigung deines Opas dabei. Wie war das da eigentlich? Erzähl doch mal", hat das sterbenskranke Kind die Möglichkeit, sich zunächst sachlich damit auseinanderzusetzen. Indem sich das Kind oder der Sterbende allgemein zurückerinnert, wird ihm beispielsweise veranschaulicht, dass der verstorbene Mensch in einem Sarg liegt und dann gegebenenfalls in der Erde beigesetzt wird. Indem die pädagogische Fachkraft im Anschluss den Hospizgast fragt: „Willst du das auch so für dich haben?", fordert sie ihn zugleich auf, die Sache auf sich selbst zu beziehen, wodurch dem nächsten pädagogischen Prinzip, dem der Selbsttätigkeit, Rechnung getragen wird und es zur Prüfung von Geltungsansprüchen kommt. Für solche Gespräche ist es allerdings wichtig, dass bereits ein Vertrauen und eine Beziehung zum Sterbenden aufgebaut wurde und der Pädagoge den Sterbenden nicht mit solchen Fragen überfällt. Wie bereits aufgezeigt, finden solche Gespräche in den Hospizen nicht selten spontan, bei Kindern besonders im Spiel statt.

Es gilt diejenigen Fragen, Interessen und Wertbezüge zu aktualisieren und zu klären, die der Sterbende bereits mit dem Thema verbindet. Dies gelingt, wie im vorherigen Beispiel aufgezeigt, unter anderem dadurch, dass der Pädagoge an das bereits vorhandene Erfahrungs- und Wertbewusstsein des Sterbenden anknüpft, indem er den Sterbenden dazu ermutigt, sich an seine eigene Lebensgeschichte zu erinnern. Wie die Interviewauswertung gezeigt hat, knüpfen vereinzelte Pädagogen bereits an diesem Erfahrungswissen des Sterbenden an, indem mit dem Sterbenden gemeinsam ein Stück Lebensbilanz gezogen und geschaut wird, welche Dinge ihn mit Stolz oder Freude erfüllt haben und welche Dinge mit Traurigkeit, Enttäuschung, Verlust, Leid oder einer ungestillten Sehnsucht einhergehen. Im gemeinsamen Zurückblicken und Nachsinnen wird der Fokus auf die gesamte Lebensspanne gelegt, wodurch die integrierte, verstandene und bejahte Vergangenheit den Blick auf das Ende des Lebens möglich machen kann (vgl. Petzold 2017, 470). Die Lebensrück- und überschau kann auch in gestalterischer Form ihren Ausdruck finden, indem ein Bild über das bisherige Leben mit all seinen Geschehnissen gemalt wird. Zudem kann es in solchen Situationen der Lebensrückschau hilfreich sein, wenn die pädagogische Fachkraft den Hospizgast dazu auffordert, zu überlegen, was ihm in seinem bisherigen Leben geholfen hat: „Wie haben Sie das erfahrene Leid bisher bewältigt?"; „Welche Menschen waren hilfreich?" Die wiedergewonnenen Erinnerungen können dem sterbenden Menschen zeigen, wie er bereits mit früheren Krisen umgegangen ist. Besonders bei älteren Menschen bedeutet diese Vergewisserung oftmals auch, dass ihr Leben einen Sinn gehabt hat. Des Weiteren kann in einigen Fällen auch ein Besuch eines Bestatters im Hospiz hilfreich sein, um dem Sterbenden seine Ängste sowie die Ungewissheit zu nehmen, was mit seinem Körper nach dem Tod passiert.

Vor diesem Hintergrund ist es jedoch wichtig, dass der Pädagoge immer auch die Frage klärt, welche Einstellungen, Erfahrungen und Erlebnisse der Sterbende bereits mit den Themen Sterben und Tod verbindet. Kann der Sterbende keinen Bezug zum Gegenstand herstellen, scheint auch die Selbstbestimmung unmöglich zu sein. Die Veranschaulichung verlangt vom Pädagogen daher Maßnahmen, die dabei helfen, einen eigenen Bezug zu seinem Sterbeprozess herzustellen. Die verschiedensten Situationen im hospizlichen Alltag bieten dabei ausreichend Gelegenheit, die zur Veranschaulichung bestimmter Wertauseinandersetzungen hilfreich sind. Der Pädagoge kann somit eine Vielzahl an Fällen zum Anlass nehmen, um die betreffenden Wertfragen zu klären. Dies kann die brennende Kerze nach dem Tod eines Hospizgastes, das Willkommens- und Erinnerungsritual oder der Abbau körperlicher Kräfte sein, die den Sterbenden zum Selberwerten auffordert. Zudem können gemachte Erfahrungen zum Anlass genommen werden, die in ihnen zum Ausdruck kommende Gültigkeit zu prüfen. Macht der Hospizgast die Erfahrung, dass er aufgrund seiner wiederkehrenden ambivalenten Gefühle, seines Zorns und seiner Wut gegen andere, immer weniger Besuch bekommt, kann der Pädagoge ihn zur Wertung auffordern, indem er fragt, wie er den Umstand einschätzt, weniger Besuch zu erhalten; ob er wisse, warum seine Familie nur noch wenig Kontakt zu ihm möchte; ob er selbst jemanden besuchen möchte, der nur wütend und böse auf einen ist und gegebenenfalls handgreiflich wird. Diese Beispiele veranschaulichen die Situation, fördern die Selbsttätigkeit und ermöglichen dadurch die Aufforderung zur Prüfung von Geltungsansprüchen. Zudem ergänzen sie Erfahrungen des Sterbenden, sodass er sich eventuell seinen zukünftigen Besuchern gegenüber anders verhält (vgl. Mikhail 2016, 241).

Beim Prinzip der Veranschaulichung nimmt auch der Vorbildcharakter des Pädagogen, der bereits in dieser Arbeit angeklungen ist, eine besondere Rolle ein. Indem der Pädagoge zum Vorbild wird, gibt er dem Sterbenden zugleich Anlass zur Prüfung sittlicher Geltungsansprüche, sprich die eigenen Urteile rücken in den Vordergrund (vgl. Mikhail 2016, 263). Denn je nachdem wie in den Hospizen mit den Sterbenden und ihren Familienangehörigen sowie im eigenen Team miteinander umgegangen wird, welche Werte in jedem einzelnen Haus von Bedeutung sind (Hilfsbereitschaft, Geselligkeit, Geduld, offener Umgang mit Sterben und Tod etc.), kann dies eine Aufforderung für den Sterbenden sein, die sittlichen Geltungsansprüche zu prüfen. Erfährt der Sterbende beispielsweise, dass einige Mitarbeiter den Themen Sterben und Tod in Gesprächen ausweichen, wird der Bedeutsamkeit der Auseinandersetzung mit dieser Thematik gegebenenfalls ein geringer Stellenwert zugeordnet. Die eigene Haltung des Pädagogen spielt vor diesem Hintergrund eine entscheidende Rolle, ob der Sterbende dem Lösen der Aufgabe eine Bedeutung zuordnet. Die sittliche und sachliche Prüfung von Geltungsansprüchen ist nur dort möglich, wo der zu prüfende Geltungsanspruch auch als interessant, lohnenswert und wertvoll angesehen wird (vgl. a.a.O., 282). Gelingt es dem Pädagogen, den Unterricht in den Kontext der Lebenswelt des Sterbenden zu stellen, wird der Unterricht entsprechend anschaulich.

8.2.2 Prinzip der Selbsttätigkeit

Ein weiteres Prinzip der pädagogischen Arbeit ist die bereits mehrfach angesprochene Selbsttätigkeit des Sterbenden. Der Sterbende muss einen eigenen Weg zur Lösung der jeweiligen Aufgaben suchen. Er muss für sich herausfinden, ob er die Aufgaben überhaupt lösen kann, welches der richtige Weg ist, der ihn zur Lösung führt und welche Hilfsmittel er benötigt, um zum Ziel zu gelangen (vgl. Rekus/Mikhail 2013, 241f.; 318). Ein Beispiel hierfür ist das selbstständige Wahrnehmen und Erkennen der aktuellen Situation, der Bedrohung des Todes. Leugnet der Sterbende beispielsweise seine tödliche Diagnose, können diese Verleugnungstendenzen nicht von außen gewaltfrei durchbrochen werden, die Diagnose muss hingegen vom Sterbenden selbst erkannt werden. Freilich braucht der Sterbende auch hierbei Hilfe. Dies erfolgt über fachmethodische Beratung seitens der Pädagogen. Der Pädagoge sollte sich vergegenwärtigen, wie er einerseits zur Klarheit der Aufgabe, wie unter anderem der Annahme des eigenen Schicksals, der Auseinandersetzung mit der eigenen Beerdigung oder der Bearbeitung vorhandener Ängste etc., beitragen und die Komplexität dabei so reduzieren kann, damit der Sterbende den nächsten Schritt selbst tun kann (vgl. a.a.O., 241f.). Eine beachtliche Aufgabe, die den pädagogischen Fachkräften zukommt, wenn man bedenkt, dass der Sterbeprozess als Grenzerfahrung wie Jaspers beschrieb, der gesamten Situation solch eine Komplexität verleiht, die kaum aufzulösen ist. Indem der Pädagoge dem Sterbenden Impulse und Hinweise gibt und dadurch die Selbsttätigkeit des Sterbenden anregt, kann es daher auch passieren, dass es zu einer Überforderung des Sterbenden kommt, der Pädagoge mit seinen Erklärungsversuchen scheitert, seine Wortwahl ändern muss, oder gar merkt, dass der Hospizgast nichts beziehungsweise nur wenig mit dem Gesagten anfangen kann. Aus diesem Grund ist es wichtig, dass die Themen immer altersadäquat und an der Individuallage des Sterbenden entsprechend vorbereitet werden und Vertrauen zum Hospizgast aufgebaut wird. Denn es geht pädagogisch gesehen nicht darum, dass sich der Sterbende etwas merkt oder vorgegebene Meinungen wiedergibt, es geht hingegen immer um die argumentative Prüfung von Geltungsansprüchen, zu der der Sterbende durch den Pädagogen aufgefordert wird.

Wie durch die Interviewauswertung mehrfach gezeigt wurde, ist es hierbei allerdings wichtig, dass die Pädagogen in den Hospizen aktiver werden, auf den Hospizgast zugehen und viele Situationen nicht einfach so stehengelassen werden. Denn womöglich braucht es oftmals einen anderen Zugang oder einen anderen Erklärungsversuch, um einer Überforderung entgegenzuwirken. Im Sinne der Aufforderung zur Selbsttätigkeit sollten sich die Pädagogen daher auch nicht mit einem „Ist mir doch egal"; „Weil ich keine Lust habe"; einem „Na gut!" oder „Wenn es sein muss" zufriedengeben, wenn sie merken, dass die gemachten Äußerungen lediglich den Zweck verfolgen, den begründeten Stellungnahmen zu entkommen. Pädagogische Führung ist nämlich immer auf die selbstbegründete Entscheidung gerichtet (vgl. Mikhail 2016, 264).

Weicht der Sterbende womöglich einer Auseinandersetzung mit dem bevorstehenden Tod immer wieder aus und leugnet sein Schicksal, kann dies auch bedeuten, dass die Komplexität der Aufgabe, in diesem Fall die Annahme der eigenen Diagnose, für den Sterbenden auf den ersten Blick unmöglich erscheint und daher die Komplexität von den Pädagogen gegebenenfalls reduziert werden sollte. Denn dadurch erhält der Sterbende die Möglichkeit, sich der Aufgabe erneut zu stellen und entsprechend Geltungsansprüche zu prüfen. Eine Möglichkeit, die in diesem Fall zur Reduzierung der Komplexität beitragen kann, ist die von EHo9 beschriebene Idee, auf das Körpergefühl des Sterbenden zurückzugreifen: „Was meint Ihr Körper denn dazu, wenn Sie so gucken, was sich getan hat in der letzten Zeit?" (EHo9, 380f.). Indem der Sterbende gefragt wird, wie er seinen Umstand einschätzt, erhält er die Möglichkeit, sich in selbsttätiger Weise mit seiner aktuellen Situation sachlich und sittlich auseinanderzusetzen. Der hergestellte Bezug zu sich selbst ermöglicht die Prüfung von Geltungsansprüchen.

Die Gestaltung der Argumente sowie die Individuallage des Sterbenden spielen in der pädagogischen Arbeit daher eine entscheidende Rolle. Der Pädagoge wird sich im Hinblick auf den Sterbenden fragen müssen, über welche Fähigkeiten er bereits verfügt und welche Fähigkeiten noch erworben werden müssen. Er hat zu überschauen, welche Argumentationshilfen noch nötig sind, wo es der wiederholten Prüfung von Geltungsansprüchen bedarf, damit der Sterbende selbst die Schritte zur Aufgabenlösung, der Annahme des eigenen Schicksals gehen kann. Die pädagogische Führung ist dem Pädagogen nur dann möglich, „wenn er einerseits über fachwissenschaftliche d.h. über fachmethodische Kompetenzen verfügt, und andererseits die Individuallage der [Sterbenden] [...] überschaut" (Rekus 1993, 210). Unterschiedlichste Methoden und Medien können den pädagogischen Fachkräften hierfür eine Hilfe sein. Findet bislang noch kein Bezug zur Thematik statt, kann die Selbsttätigkeit beispielsweise durch eine Geschichte oder ein Bilderbuch über Sterben und Tod, durch Symbolarbeit oder das kreative Tun angeregt werden. So knüpft beispielsweise KiHo2.2 an der Selbsttätigkeit eines sterbenden Mädchens an, indem sie mit ihr gemeinsam Luftballons für ihre Beerdigung aussucht. Die Pädagogin wollte zunächst mit der Familie des im Sterben liegenden Kindes über die Beerdigung und die Idee, dort Luftballons steigen zu lassen, sprechen. Da das Mädchen allerdings sehr selbstbestimmt war und sich durch Nicken mitteilen konnte, fragte die Pädagogin das

Kind selbst: „Hör mal zu, ich würde dich gern was fragen, (..) wenn es bei deiner Beerdigung, wird es Luftballons geben, möchtest du das?" (KiHo2.2, 688f.) Das Kind fand die Idee gut und so wurden im Anschluss gemeinsam bunte Luftballons ausgesucht. Für den Einstieg in die Thematik wählte die Pädagogin eine Geschichte über bunte Farben. Das Mädchen wurde entsprechend zum „Selberentscheiden", „Selberdenken" und „Selberwerten" angeregt und konnte sich dadurch letztendlich mit ihrem Tod und ihrer eigenen Beerdigung beschäftigen. Auch das gemeinsame Erinnern an bisher erlebte Beerdigungen oder Verabschiedungen, welches bereits beim Prinzip der Anschaulichkeit genauer erläutert wurde, hilft ebenso die Selbsttätigkeit zu ermöglichen.

Eine weitere Möglichkeit, um in die Thematik einzusteigen und die Selbsttätigkeit des Hospizgastes anzuregen, kann auch das Malen der eigenen Gefühle oder der Todesvorstellungen sein. Indem der Sterbende dazu aufgefordert wird, ein Bild zu malen, eine Kerze zu gestalten oder sich im Dialog über seine eigenen Vorstellungen mitzuteilen, kommt es auch hier zur argumentativen Prüfung von Geltungsansprüchen. Dabei geht es jedoch nicht um die Wiedergabe vorgegebener Meinungen, sondern um die Anregung eigener Fantasien und Vorstellungen, welche gegebenenfalls den Schrecken vor dem Tod nehmen und dem Sterbenden dabei helfen, sein Schicksal anzunehmen. Wichtig ist es dabei jedoch, dass es neben der Aufklärung zur sachlichen Seite, auch immer zur Aufforderung der Bewertung kommt. Indem der Pädagoge den Sterbenden im Anschluss fragt, ob er diese Vorstellungen gut findet oder ob sie ihm Angst machen, wird der Dialog weiterhin gefördert und der Hospizgast zur Bewertung angeregt.

An dieser Stelle gilt es allerdings nochmals, auf die besonders in den Kinder- und Jugendhospizen erlebte Schwierigkeit hinzuweisen, dass ein Großteil der erkrankten Kinder aufgrund ihrer Behinderung oder ihrer so weit fortgeschrittenen Erkrankung nicht mehr in der Lage sind, sich mitzuteilen. In solchen Situationen treten der Körperkontakt, die Nähe und das Dasein in den Vordergrund, die dem Sterbenden gegebenenfalls Ruhe, Entspannung und Sicherheit vermitteln, welche sich unter anderem an einem entspannten Puls bemerkbar machen können. Dennoch ist es von Bedeutung, dass die Selbsttätigkeit der Sterbenden von den Pädagogen überall dort angeregt wird, wo sie möglich ist, damit es zur Entwicklung eigener Urteile und sachlicher Einsichten kommen kann. Die Aufforderung, bestimmte Dinge in begründeter Absicht selbst zu tun, kann bereits bei pflegerischen Handlungen beginnen, indem der Hospizgast nicht nur im fürsorglichen Sinne versorgt wird, sondern zum eigenen Denken, Selberentscheiden und Selberwerten aufgefordert wird. Dies kann bereits bei der Mithilfe des morgendlichen Waschens, dem Aussuchen der eigenen Kleidung oder dem eigenständigen Essen geschehen.

8.2.3 Prinzip der Konzentration

Aus den beiden Unterrichtsprinzipien der Anschaulichkeit und Selbsttätigkeit ergibt sich ein weiteres Prinzip, das der Konzentration. Während seines Sterbeprozesses kann der Sterbende auf unterschiedlichste Fragen stoßen, die ihm wichtig erscheinen. Er wird womöglich nach Zusammenhängen fragen, vom bisher Gelernten auf neue Gedanken schließen und Einsichten mit seinem persönlichen Werturteil verbinden (vgl. Rekus 1993, 216). Und dies ist auch notwendig, wenn der Sterbende selbst der Aufgabe der Konzentration nachkommen soll. Für den Pädagogen bedeutet dies, den Sterbenden „fachübergreifend", das heißt eventuell auch in für ihn ursprünglich themenfremden Bereichen zu beraten, anzuregen und zu begleiten. Der Pädagoge hat den Sterbenden einerseits zu ermutigen, jegliche Fragen zu stellen, andererseits muss er auch selbst auf solche Fragen hinweisen. Die Gründe für das Handeln sollten daher immer einen allgemeinverbindlichen Wert für den Hospizgast aufzeigen, sie sind somit nicht nur auf eine konkrete Situation gerichtet. Denn erzieherisches Handeln bezieht sich nicht ausschließlich auf einen Wert wie beispielsweise die Annahme des Todes, sondern darauf, welchen Wert die Annahme des Todes für jeden einzelnen Hospizgast überhaupt hat (vgl. Mikhial 2016, 265).

Als Fachmann auf seinem Gebiet weiß der Pädagoge auch um die fachübergreifenden Fragen, überschaut seine Grenzen und wird den Sterbenden darauf aufmerksam machen. Die pädagogische Fachkraft hat sich darauf einzustellen, dass das Themengebiet wechseln kann und der Sterbende so zu ganz anderen Zugängen gelangt. So kommen beispielsweise medizinische Dimensionen in Form der Schmerzlinderung, gesellschaftlich/politische Dimensionen in Form der Frage nach aktiver Sterbehilfe oder spirituell/religiöse Dimensionen in Form von Hoffnung, ein Leben nach dem Tod oder Reinkarnation zum Ausdruck. Dies sind Themenbereiche, von denen auch die interviewten Pädagogen in den Hospizen berichten. Wichtig ist, dass jegliche Fragestellungen und Aussagen des Sterbenden in die Begleitung mit einbezogen werden, da dadurch der Blick für einen Bedeutungszusammenhang geöffnet werden kann, welcher für das Handeln des Sterbenden ausschlaggebend ist (vgl. Rekus/Mikhail 2013, 184). Tritt beim Sterbenden aufgrund seiner fortschreitenden Krankheit beispielsweise verstärkt Übelkeit auf, kann dies auch zum Anlass genommen werden, mit dem Sterbenden über einen möglichen Progress und die körperliche Veränderung in einen Dialog zu gehen. Das Sterben und der Tod werden nicht direkt beim Namen genannt, allerdings findet in diesem Kontext eine Auseinandersetzung statt. Steht der Sterbende vor einer Höherdosierung von Schmerzmedikamenten oder der Anbringung eines Dauerkatheters, kann der Pädagoge auch dies zum Anlass nehmen, mit dem Sterbenden in einen Dialog zu gehen und den Hospizgast zu fragen, ob er damit einverstanden ist, was ihn gegebenenfalls daran hindert oder welche Befürchtungen er hat und wie bedeutsam sie für ihn sind. Richtet sich ein Gespräch beispielsweise darauf, dass ein Hospizgast der Fachkraft mitteilt, dass es ihm in letzter Zeit schwerer fällt, etwas zu essen, kann damit auch die Angst einhergehen: „Wenn ich nichts mehr esse, sterbe ich." Der Pädagoge sollte immer genau hinhören und darauf achten, was sich im Dialog auch zwischen den Zeilen ergibt, denn schnell kann ein alltägliches Thema wie das Essen mit einer Auseinandersetzung von Sterben, Tod und Ängsten einhergehen. Und dies gilt auch für die Arbeit mit Kindern, die ihre Ängste und Sorgen nicht selten in einer Symbolsprache ausdrücken, wie unter anderem durch das Interview von KiHo5 deutlich wird. Das erkrankte Mädchen äußerte vor der Pädagogin mehrfach, dass sie nicht will, dass ihre Oma sie besuche. Indem die Pädagogin diese Angst aufgegriffen und mit den Eltern ins Gespräch gegangen ist, stellte sich heraus, dass die Oma bereits verstorben war und das Kind durch ihre Aussage die eigene Angst vor dem Tod widerspiegelte. Nicht alle sterbenden Menschen sagen direkt: „Ich werde sterben", oftmals können auch Aussagen wie: „Ich werde beim Geburtstag von xy nicht anwesend sein" oder: „Ich gehe nicht mehr in die Schule zurück" ein Hinweis dafür sein, dass eine Auseinandersetzung mit Sterben und Tod stattfindet und der Hospizgast von seinem bevorstehenden Tod weiß. Und so wird die pädagogische Notwendigkeit, den Sterbenden zur sachlichen Seite hin aufzuklären und anschließend zur eigenen Bewertung anzuregen, auch hier erneut deutlich. Es bedarf der Bereitschaft der Pädagogen, sich mit den sterbenden Menschen über deren Befindlichkeiten auseinanderzusetzen.

In seiner „fachübergreifenden" Beratung sollte sich der Pädagoge zudem vergegenwärtigen, auf welche Fragen er gefasst sein sollte, wo er selbst Hinweise geben kann und wann er eventuell Hilfe durch andere Professionen benötigt. Eine gründliche Gegenstandsanalyse ist seitens des Pädagogen daher erforderlich, indem er selbst nach geeigneten Fachüberschreitungen sucht beziehungsweise diese nicht unberücksichtigt lässt. Der Pädagoge sollte sowohl die Fragen der Sterbenden in die Auseinandersetzung mit aufnehmen als auch selbst Hinweise zu anderen Geltungsgebieten geben, die für den Sterbenden sinnvoll sein können (vgl. Mikhail 2016, 286). Zudem sollte der Pädagoge auf Fragen vorbereitet sein, deren Beantwortung ihm beispielsweise schwerfallen. Ein Teil der Antwort besteht bereits darin, dass sich der Pädagoge nicht entzieht, sondern in einer ethisch begründeten zwischenmenschlichen Haltung beim Sterbenden bleibt (vgl. Bergeest 2006, 105). Des Weiteren ist es durchaus hilfreich, den stattfindenden Austausch über todesbezogene Erlebnisse und Ereignisse so zu bewältigen, dass alle am Dialog Beteiligten ihre Vorstellungen und Interessen gleichberechtigt einbringen können. Durch einen offenen Rede-Kontext können unangenehme Fragen, welche beispielsweise heftige Emotionen hervorrufen, so aufgenommen werden, dass der Sterbende sich zu Recht in den Prozess ihrer Beantwortung mit hineingenommen fühlt und somit seine moralische und sachliche Urteilsfähigkeit selbst vorantreibt. Das Einbeziehen der Sterbenden durch gestellte Rückfragen wie: „Hast du eine Idee, wie das wohl sein könnte?" „Darüber denkst du nach?" oder „Was denkst du denn dazu?" kann ermutigen, ihre ganz persönlichen Überzeugungen darzustellen und sie so mitzuteilen, dass ein Austausch darüber stattfinden kann. Damit die Fragen zu allgemeinverbindlichen Antworten führen können, gilt es, sie daher zu stellen und zu argumentieren (vgl. Mikhail 2009, 42). Ein angemessener Umgang mit Sterbenden und ihren Angehörigen ist aus professioneller Sicht somit nicht in Form einer Subjekt-Objekt-Beziehung möglich. Gerade hier bedarf es einer Subjekt-Subjekt-Beziehung. Denn pädagogisch gesehen geht es immer um das subjektive Handeln, insofern Entscheidungen getroffen und Haltungen gebildet werden sollen. Dies erfordert, vom Sterbenden zu lernen, fachliche und fachübergreifende Fragen als eigene Fragen zu stellen und sie mit den eigenen Interessen, Urteilen und Anschauungen zu verbinden (vgl. Rekus 1985, 229).

8.2.4 Prinzip der Synthese

Ist der Sterbende am Ende in der Lage, das, was er erlebt, verstanden und erkannt hat, sachlich und moralisch zu beurteilen, einzuschätzen und zu überschauen, ist vom letzten Prinzip, dem Prinzip der Synthese die Rede. Der Sterbende wird nun die Frage für sich zu klären haben, welchen Wert beispielsweise die Annahme seiner Gefühle, seiner Ängste oder seines Schicksals etc. für ihn und sein Leben hat, wie er sich in diesem Zusammenhang entscheiden und handeln soll und was noch genauer zu prüfen ist (vgl. Rekus/Mikhail 2013, 242). Die Sachlichkeit und Sittlichkeit werden im Prinzip der Synthese somit ausdrücklich aufeinander bezogen. Auch der Anspruch der Synthese ist unter unterrichtsmethodischen Hilfen des pädagogischen Begleiters zu erfüllen. Diese Hilfe findet in Form der Beurteilung ihren Ausdruck, welche bereits bei den vorherigen Prinzipien mit angeklungen ist. Der Pädagoge kann dem Sterbenden dahingehend helfen, indem er schaut, ob die Urteile und Entscheidungen des Sterbenden begründet sind, welche weiteren Anstöße gegeben werden können, um das Werten und Entscheiden des Sterbenden zu fördern und welche Argumentationshilfen noch notwendig sind, damit der Sterbende den Prozess selbst überschauen und bewerten kann (vgl. Rekus/Mikhail 2013, 242). An dieser Stelle ist nochmals darauf hinzuweisen, dass die Werturteile und Normentscheidungen des Sterbenden nicht richtig oder falsch sind, sondern immer nur weniger oder mehr begründet. Für den Pädagogen bedeutet dies im strengen Sinne somit, nichts zu korrigieren. Ist der Pädagoge dennoch der Meinung, dass die Begründungen noch nicht akzeptabel sind, sollte er den Sterbenden zu weiteren Begründungen und Auseinandersetzungen auffordern. Dabei ist jedoch hervorzuheben, dass das selbstbestimmte Fürgut- und Fürwahrhalten nicht immer leicht fällt. Denn oftmals „verhalten sich die Freunde [oder die Familie] ganz anderes, die eigene Handlung geht nicht mit der Gruppennorm konform. Man hat Angst, wegen der eigenen Entschiedenheit aus der Gruppe ausgestoßen zu werden" (Rekus 2007, 253). Ein Phänomen, welches sich besonders in den von Glaser und Strauss (1974) beschriebenen Bewusstheitskontexten wiederfinden lässt und auch im hospizlichen Alltag nicht selten ist. Für das pädagogische Handeln wird daher auch die eigene Grenze deutlich, indem der Sterbende den zu lernenden Inhalten, beispielsweise der Annahme des eigenen Schicksals, keinen positiven Wert abgewinnt. In einigen Fällen und Situationen ist die Aufforderung zur Prüfung von Geltungsansprüchen, sprich der Versuch der Veranschaulichung, der fachmethodischen und fachübergreifenden Beratung letztendlich vergebens. Der Sterbende hat sich dagegen entschieden, weitere Argumente werden ignoriert und so wird er zum Beispiel in Wut und Zorn sterben und nicht zu einer Annahme des Schicksals gelangen. Diesen Grenzen sollte sich die pädagogische Fachkraft in den Hospizen bewusst sein, sofern es ihnen um die Selbstbestimmung des Sterbenden geht und nicht um die Wiedergabe eigener Meinungen und Ansichten. „So unbestreitbar die Tatsache ist, daß jeder […] [Pädagoge] seine Wertauffassung hat, seine ethischen Grundsätze, seine politischen Überzeugungen, sein weltanschauliches oder religiöses Bekenntnis; so unbestritten die Vermutung ist, daß ihm all dieses für sein Leben, auch das mit […] [den Hospizgästen], wertvoll ist, - so unbestreitbar ist aus pädagogischer Sicht seine Pflicht, die eigenen Wertauffassungen nicht einfach in die Köpfe hinüber zu transportieren und […] [die Sterbenden] in ihrer Gesinnung zu formen und prägen zu wollen. Was für Fertigkeiten und Kenntnisse, für Einsicht und Gestaltung gilt, daß sie den Weg der Selbsttätigkeit, wenngleich nicht ohne Beistand, verlangen, - daß gilt auch für das Wertenlernen: es muß von den […] [Sterbenden] selbst vollzogen werden" (Pöppel 1988, 91).

Zusammenfassend lässt sich festhalten, dass unter pädagogischem Aspekt die Arbeit der Pädagogen in den Hospizen darauf gerichtet sein soll, so zu handeln, als ob der Sterbende bildsam sei, um ihn durch dialogische Argumentation entsprechend zum Selberdenken, Selberwerten und Selberentscheiden zu führen.

Dadurch ist ein Handlungsrahmen gegeben, der den Sterbenden als sich selbst bestimmendes und lernfähiges Individuum anerkennt. Dabei wird vom Pädagogen verlangt, den Sterbenden angesichts seiner konkreten Verfassung zu sehen und dabei seine Beeinträchtigungen und Begabungen ebenso zu berücksichtigen wie seinen soziokulturellen Hintergrund. Die Individuallage jedes Einzelnen ist für den Bildungs- und Erziehungsprozess somit entscheidend, da Bildung nur selbstbestimmt möglich ist und dadurch auf unterschiedliche Art und Weise zur Prüfung von Geltungsansprüchen aufgefordert werden muss. Denn es geht - wie gezeigt werden konnte - nicht nur um die bloße Übernahme, sondern um das nachdrückliche Führwahr-, Fürgut- und Fürsinnvollhalten des Sterbenden. All diejenigen Pädagogen, die sich auf den Tod eines Menschen vorbereiten und mit dem Tod leben lernen, brauchen dem sterbenden Menschen somit nicht nur ein Instrumentarium an die Hand zu geben, mit dem er sein Sterben wie ein beherrschbares Handwerk zu gestalten hat. Es geht auch nicht nur darum, dem Sterbenden ein technisches „Knowhow" zu vermitteln. Pädagogisch gesehen geht es vielmehr darum, dem sterbenden Menschen und seine Angehörigen dabei zu unterstützen, sich von den (irdischen) Bedürfnissen und Verpflichtungen zu lösen und die Freiheit zu finden, dem eigenen Tod entgegenzusehen. Es ist wichtig, dass sterbende Menschen die Möglichkeit einer persönlichen Begleitung erhalten, in denen sie so sein können, wie es ihre spezifische Art der Auseinandersetzung ihres bevorstehenden Todes und ihrer individuellen Bedürfnisse entspricht. Sie brauchen kompetente Begleiter an ihrer Seite, die sich auch persönlich auf das Sterben des Anderen einlassen und sie nicht losgelöst von ihrem sozialen Umfeld wahrnehmen. Dies erfordert von der pädagogischen Fachkraft jedoch, zur Einsicht dieser unaufhebbaren Differenz von „Leben-wollen" und „Sterben-müssen" bereit zu sein (vgl. Karusseit 1994, 138). Es bedarf einer Grundhaltung der Offenheit und Abschiedlichkeit dem Sterbenden und sich selbst gegenüber. Soll die Lebensqualität des Sterbenden im Fokus der Begleitung stehen, muss dieses Leben auch zur Sprache kommen. Denn gerade dann, wenn im Zusammenhang mit den Aufgaben, vor denen ein sterbender Mensch steht, etwas beurteilt, erkannt oder entschieden werden soll, dann ist dies nur in selbstbestimmter, eigener und selbsttätiger Weise möglich. Ist dies nicht der Fall, wird der Sterbende auch kein Vertrauen in sein Gegenüber entwickeln, und dieses Vertrauen ist die Basis jeglicher Hilfe, die im Umgang mit Sterbenden angeboten werden kann.

Tabelle 9: Übersicht der pädagogischen Prinzipien des Lernens und Lehrens im Kontext der Hospizarbeit

Methodische Perspektive des Sterbenden	Unterrichtsmethodische Perspektive der pädagogischen Fachkraft
Anschaulichkeit	**Veranschaulichung**
- Welchen Wert und welche Bedeutung hat das Lösen der Aufgabe (beispielsweise die Auseinandersetzung mit den Ängsten; die Annahme des bevorstehenden Schicksals) für mich und mein Handeln?	- Wie kann ich dem Sterbenden den Wert und die Bedeutung der Aufgabe einsichtig machen und vergegenwärtigen? - Welche Fragen, Wertebezüge und Interessen verbindet der Sterbende mit diesem Thema?
Handlungsempfehlungen für Pädagogen	
- Anknüpfen am bereits vorhandenen Erfahrungsbewusstsein des Sterbenden: Beerdigung, Lebensbilanz, Umgang mit früheren Krisen - Klären von Wertfragen: brennende Kerze, Willkommens- und Erinnerungsritual, Abbau körperlicher Kräfte können den Sterbenden zum Selberwerten auffordern	
Selbsttätigkeit	**Fachmethodische Beratung**
- Kann ich die Aufgabe lösen? - Welcher Weg ist für mich der richtige, der mich zur Lösung der Aufgabe führt? - Welche Hilfsmittel benötige ich, um zum Ziel zu kommen?	- Wie kann ich zur Klarheit der Aufgabe beitragen? - Wie kann die Komplexität der Aufgabe durch mich reduziert werden? - Welche Impulse, Vorschläge, Hinweise kann ich dem Sterbenden geben, damit er den nächsten Schritt selbst tun kann? - Welche Medien und Hilfsmittel müssen von mir bereitgestellt werden?

Grundsätze pädagogischen Handelns in der Hospizarbeit

Handlungsempfehlungen für Pädagogen

- Anregung der Selbsttätigkeit durch ein Buch, eine Geschichte, Symbolarbeit oder das kreative Tun (Luftballons für die eigene Beerdigung aussuchen; Malen der eigenen Gefühle oder Todesvorstellungen)
- Anregung eigener Fantasien und Vorstellungen

Konzentration	Fachübergreifende Beratung
- In welchem Zusammenhang steht die Aufgabe mit anderen Fragen und Werten, die mir wichtig sind?	- Auf welche Fragen und Fachüberschreitungen muss ich gefasst sein? - Welche fachübergreifenden Hinweise und Inputs kann ich selbst geben? - Wann ist Hilfe durch andere Professionen nötig?

Handlungsempfehlungen für Pädagogen

- Neue Symptome können zum Anlass genommen werden, um mit dem Sterbenden über einen möglichen Progress sowie die körperlichen Veränderungen in einen Dialog zu treten
- Einbeziehen der Sterbenden durch gestellte Rückfragen: „Hast du eine Idee, wie das wohl sein könnte?", „Darüber denkst du nach?" oder „Was denkst du dazu?"

Synthese	Beurteilung
- Bin ich bereit, das, was ich erkannt, erlebt und verstanden habe, selbst zu überschauen, zu beurteilen und einzuschätzen? - Welchen Wert hat das Gelernte für mich? - Wie soll ich in diesem Zusammenhang handeln und entscheiden? - Was muss von mir noch genauer geprüft werden?	- Welche Anstöße helfen dem Sterbenden zum Werturteilen und Überschauen? - Sind die Entscheidungen und Urteile des Sterbenden begründet? - Sind noch weitere Argumentationshilfen notwendig? - Welche weiteren Aufgaben erlauben eine Vertiefung und Festigung?

Handlungsempfehlungen für Pädagogen

- Aufforderung zur Bewertung: „Findest du deine Vorstellungen gut oder machen sie dir Angst?"; „Willst du das auch so für dich haben?"

(Eigene Darstellung in Anlehnung an Rekus/Mikhail 2013, 241f.)

Die pädagogische Bestrebung zur Aufforderung zur Prüfung von sittlichen und sachlichen Geltungsansprüchen findet ihren Abschluss in einer Wert- und Handlungsentscheidung des Sterbenden, es ist jedoch darauf hinzuweisen, dass mit dem Akt der Entscheidung des Sterbenden die Erziehung und der Unterricht nicht enden, sie geben hingegen einen weiteren Anlass zukünftiger Erziehungs- und Bildungsmaßnahmen. Pädagogische Handlungen können situativ zwar beendet werden, sind jedoch prinzipiell nicht abschließbar, und so steht der Sterbende auch nach einem Dialog weiterhin vor der Prüfung neuer Geltungsansprüche, wodurch er die Unterstützung des Pädagogen bedarf (vgl. Mikhail 2016, 266).

9 Schlussbemerkung

Jeder Mensch durchlebt seine letzte Lebensphase auf ganz eigene und individuelle Weise. Seine Bedürfnisse, Erfahrungen und Werte sind sehr unterschiedlich und abhängig von seinem Alter, sozialen Beziehungen, seinem familiären Kontext und vielem mehr. Mit dem Wunsch, die Einmaligkeit jedes einzelnen Menschen zu bewahren und die Notwendigkeit der Beschäftigung mit thanatalen Themen, sowie einer Sterbebegleitung als allgemeine pädagogische Zielperspektive in der Hospizarbeit zu verdeutlichen, wird das Ergebnis dieser Arbeit in drei Empfehlungen zusammengefasst.

1.) Die Auseinandersetzung mit thanatalen Themen soll Bestandteil jeglicher Erziehungs- und Bildungsprozesse werden.

Die verschiedenen Philosophen und Pädagogen machen bereits deutlich, dass durch eine Ausklammerung des Todesthemas das Leben des Menschen erschwert und nicht gefördert wird. Doch gerade solch eine Tabuisierung, ein Hintenanstellen von Sterben, Tod und Trauer ist in der westlichen Gesellschaft mehr denn je vorzufinden.

Kinder, Jugendliche sowie viele Erwachsene sind in aller Regel weder auf den Tod eines nahestehenden Menschen noch auf ihren eigenen vorbereitet. Dies gilt oftmals auch dann, wenn sie direkt vom Tod betroffen sind, so auch in vielen Hospizen. Sowohl in Bildungsinstitutionen als auch im engeren Kreis der Familie besteht nur selten die Möglichkeit, sich mit todesbezogenen Themen in präventiver Hinsicht auseinanderzusetzen. Jeder hat sich seinen eigenen Weg zur Vorbereitung auf das Sterben und den Tod, des Abschiedes und der Trauer zu suchen, mehrfach ohne Anleitung. Dies führt nicht selten zu großer Hilflosigkeit und Überforderung.

Der Mensch hat die Möglichkeit, das Ende des Lebens, die reale Begegnung mit dem Sterben und dem Tod aus dem Alltag auszugrenzen und auf Abstand zu gehen. Wenn er sich allerdings für eine Beschäftigung mit dem Sterben und dem Tod entscheidet, gewinnt er für das eigene Leben einen Rahmen, der im individuellen wie gesellschaftlichen Leben Auskunft über seine Werte gibt. Solch ein Umgang mit Sterben, Tod und Trauer schärft das Bewusstsein für die Endlichkeit menschlichen Lebens und stärkt somit die Fähigkeit, Veränderungen bewältigen zu können. Ein offener, in das Leben integrierter Umgang mit thanatalen

Themen in der Erziehung und im Unterricht sowie die eigene Auseinandersetzung mit Sterben und Tod können Kinder, Jugendliche sowie Erwachsene in pädagogisch verantwortlicher Weise für das Leben rüsten. Denn eines ist sicher, der Tod ist nicht nur ein Thema der Pädagogik, der Tod ist auch pädagogisch. In jeglicher Hinsicht ist es wichtig, die Menschen in ihrer Ganzheitlichkeit wahrzunehmen und zum Leitbild pädagogischen Handelns zu erheben. In Bezug auf eine frühe Erziehung und Bildung zum Umgang mit Sterben, Tod und Trauer bedeutet dies beispielsweise für den Schulunterricht, dass die Interaktion zwischen Lehrer und Schüler beziehungsweise der Schüler untereinander nicht allein durch Leistungsanforderungen und Verwissenschaftlichung bestimmt werden darf. Auch Fragen nach dem Sinn des Lebens oder existentielle Erfahrungen haben einen Einfluss auf den Schulalltag und sollten daher mit berücksichtigt werden. Dies gilt auch für den Bereich der Erwachsenenbildung.

2.) Die Reflexion der eigenen Haltung und die Möglichkeiten einer Sterbebegleitung sollten Pflichtteil pädagogischer Aus-, Fort- und Weiterbildung sein.

Jede Begegnung mit einem sterbenden Menschen bedeutet immer auch eine Begegnung mit der eigenen Haltung zum Tod und der Möglichkeit existentieller Angst. Deshalb sollten sich gerade Medizinstudenten, Ärzte, das Pflegepersonal, das pädagogische Personal in den Hospizen, aber auch möglichst viele Menschen aus der Gesellschaft um angemessene Formen des Umgangs mit schwierigen Prognosen und tödlichen Erkrankungen bemühen. Denn die Kommunikation mit Schwerkranken und Sterbenden sowie die Mitteilung lebensbedrohlicher Diagnosen sind außerordentlich wichtige Punkte, welche für die Sterbekultur von besonderer Bedeutung sind. Ehrlichkeit und Wahrhaftigkeit, aber auch Sensibilität und Professionalität sollten Kernbestand der Betreuung und Begleitung sterbender Menschen sein. Die Fachkraft dient als Vorbild und der Sterbende merkt schnell, ob sie bereit ist, sich mit dem Tod und dem Sterben auseinanderzusetzen. Dies setzt jedoch angemessene Formen der Aus-, Fort- und Weiterbildung, ökonomische Ressourcen sowie menschliche Kompetenzen voraus.

Die Behandlung folgender Themen könnte in der Aus-, Fort- und Weiterbildung eine Grundlage für einen hilfreichen Umgang mit Sterbenden darstellen:

- Alterstypische Entwicklung von Todeskonzepten bei Kindern und Jugendlichen
- Folgen des gesellschaftlichen Umgangs mit Sterben, Tod und Trauer
- Auseinandersetzung mit eigenen Verlusterfahrungen und Ängsten

- Physische und psychische Aspekte des Sterbeprozesses
- Möglichkeiten pädagogischen Handelns in der Hospizarbeit
- Philosophische und religiöse Einstellungen gegenüber der Endlichkeit des Lebens

3.) Das Sterben ist ein individueller Prozess, der einerseits aktiv vom sterbenden Menschen gestaltet und durchlebt werden muss, andererseits aber auch der Unterstützung, Begleitung und der pädagogischen Führungen durch andere Menschen bedarf.

Auch in seiner letzten Lebensphase ist es pädagogisch prinzipiell geboten, den Sterbenden als ein freies, sich selbst bestimmendes und lernfähiges Subjekt anzuerkennen, das seiner Bildungsaufgabe bis zuletzt nachkommt. Im Vordergrund steht deshalb die Verwirklichung der jeweils individuellen Todesgestaltung als Sonderfall der eigenen Lebensgestaltung. Es sind die Aufgaben des Sterbenden, die er angesichts des nahenden Todes zu übernehmen und zu lösen hat. Er muss seine eigene Sterblichkeit annehmen, sich den Ängsten vor dem Tod stellen, um letztendlich die Freiheit zu erlangen, seine letzte Lebensphase selbstbestimmt zu gestalten und in innerer Freiheit seinen eigenen Tod zu sterben. Um dies zu erreichen, muss sich der Sterbende mit dem Gegenstand Tod auseinandersetzen und zwar in selbstbildender Absicht, das heißt als unterrichtlicher Prozess der Wissensaneignung und als (selbst-) erzieherischer Prozess der eigenen Einstellung dem unausweichlichen Gegenüber.

Da die Unausweichlichkeit des Todes eine besondere existenzielle, oft auch bedrohliche und angstmachende Dringlichkeit verleiht und von Emotionen begleitet wird, die als nichtrationale Wertungen betrachtet werden müssen, kann das pädagogische Handeln in Bezug auf den Sterbenden eine bedeutsame Hilfe für den Selbstbildungsprozess am Lebensende sein. Es geht auch hier – wie in allen anderen pädagogischen Kontexten auch – grundsätzlich nicht um Heilung und Therapie, sondern um die Führung zur sachlichen Einsicht und sittlichen Annahme der letzten Bildungsaufgabe. Dabei ist es in medizinischer Hinsicht geboten, physisches Leiden sowie körperliche und äußere Beschwerden so einzuschränken, dass eine Konzentration auf die Selbstbildungsaufgabe möglich wird. Neben den Bedürfnissen, die aus einer Reihe körperlicher Erscheinungsbilder abzuleiten sind, entstehen beim sterbenden Menschen auch Bedürfnisse nach Liebe, Zuwendung, Beachtung, Annahme und Aufgehobensein, die im engeren Sinne keine pädagogischen Aufgaben darstellen, aber zum praktischen pädagogischen Handeln dazugehören und gewissermaßen als fürsorgliche

Aspekte sowie als pädagogische Begleitmaßnahmen betrachtet werden können. Es geht darum, die Ganzheitlichkeit des Sterbenden, seine Selbsttätigkeit sowie seine Wünsche und Bedürfnisse in den Vordergrund zu stellen. Gerade in stationären Hospizen bietet sich die Möglichkeit der Unterstützung durch pädagogische Mitarbeiter mit differenzierten Kompetenzen.

Der Anspruch, dem sterbenden Menschen Solidarität, Anteilnahme und ganzheitlich Pflege entgegenzubringen und ihm zu helfen, nach seinen eigenen Wünschen und Bedürfnissen zu handeln, lässt sich besonders in der neuzeitlichen Hospizbewegung wiederfinden, allerdings selten unter Verwendung pädagogischer Theoreme. Der Begriff der pädagogischen Führung taucht - wenn überhaupt - nur selten auf, hingegen wird von Begleitung und Betreuung gesprochen. Der pädagogische Auftrag des Großteils der Pädagogen liegt darin, mit dem sterbenden Menschen mitzugehen, ihm beizustehen oder sich zu ihm zu gesellen. Allein der Sterbende steht im Mittelpunkt, er übernimmt die Führung, bestimmt den Weg und gibt das Tempo vor. Die Pädagogen stehen an der Seite des Sterbenden und lassen sich von seinen Gedanken, Worten und Gesten leiten.

Dabei kann gerade eine pädagogisch gebildete Person neben den pädagogischen Begleitmaßnahmen und den fürsorglichen Aspekten dem Sterbenden auch dabei helfen, sich angesichts seines bevorstehenden Todes selbst zu bestimmen. Es gilt daher auch, den Sterbenden dazu zu ermutigen, die Grenzen des eigenen Lebens zu erkennen und sich in sachlicher Hinsicht mit seinem Schicksal auseinanderzusetzen. Indem sich der Sterbende der Geltung dieses Wissens auch für seinen Fall vergewissert, kann er eine Haltung der Akzeptanz dem eigenen Tod gegenüber erreichen. Der wichtigste Aspekt ist somit die pädagogische Führung, in der es darum geht, die Entwicklung der Selbstbestimmungsfähigkeit zu ermöglichen, anzuregen und zu unterstützen. So wie der Mensch pädagogisch und durch pädagogische Begleitmaßnahmen in die Welt hineingeführt und durch sie hindurchgeführt wird, zunächst im Elternhaus, dann in pädagogischen Institutionen wie Kindertagesstätten und Schulen, so erscheint es pädagogisch geboten, in der Schlussphase der Existenz auch wieder aus ihr hinausgeführt zu werden. Es geht darum, das Sterben als einen Prozess des Lebens zu erkennen und zu akzeptieren und wie das bisherige Leben selbst zu gestalten. Hospize lassen sich in dieser Hinsicht als pädagogische Institutionen betrachten, die den Menschen von der Not der eigenen Bestimmung entlasten können. Das pädagogische Personal in Hospizen steht vor der Aufgabe, eine Beziehung zu den Sterbenden herzustellen, die sachliche Gespräche ermöglicht und dadurch eine Nähe zum Sterbenden schafft, dass er aus dieser mitmenschlichen Verbundenheit die Kraft und den Mut schöpfen kann, sich mit seinen Aufgaben, seiner Furcht und Problemen auseinanderzusetzen, um letztendlich seinen eigenen Tod anzunehmen und ihm in Freiheit entgegentreten zu können. Das pädagogische Handeln ist in methodischer Hinsicht daher als dialogische Führung, sprich als Aufforderung zur Prüfung sachlicher und sittlicher Geltungsansprüche zu begreifen. Blickt man in diesem Kontext auf die Ängste und Sorgen Sterbender, ergeben sich daraus unter anderem auch die Kernaufgaben des multiprofessionellen Teams. So erfordert beispielsweise die Furcht vor Schmerzen Hilfe in der Schmerzbewältigung (medizinischer Aspekt). Der Furcht vor dem Kontrollverlust kann der Pädagoge begegnen, indem er dem Sterbenden Sicherheit vermittelt (psychologischer Aspekt). Die Furcht vor dem Alleinsein bedeutet für den Pädagogen da sein, wenn der Sterbende ihn braucht (emotionaler Aspekt). Es geht auch am Lebensende um die Geltungsfrage im Umgang mit dem eigenen Sterben. Hierzu sind die immer wiederkehrende Aufklärung (Unterricht) und der Zuspruch (Erziehung) seitens des Pädagogen wichtig (pädagogischer Aspekt). Mit der Entfaltung der vier Grundsätze pädagogischen Handelns (Anschaulichkeit, Selbsttätigkeit, Konzentration, Synthese) in Bezug auf die Hospizarbeit konnten neue Perspektiven für die pädagogische Praxis aufgezeigt werden und ein elaboriertes Verständnis pädagogischen Handelns erarbeitet und dargelegt werden. Ein genaues Praxiskonzept bedarf allerdings weiterführender Konzeptionierungen. Die methodische und didaktische Entfaltung kann zum Anlass weiterer Forschungsarbeiten genommen werden.

Diese wissenschaftliche Arbeit postuliert insbesondere an eine Ausdehnung des thanatologischen Handlungsfeldes, bezogen auf eine frühe Erziehung und Unterrichtung über den Umgang mit Sterben und Tod sowie zu einer bewussten Integration pädagogischen Handelns mit Blick auf die Selbstbestimmung am Lebensende. Denn die Führungsaufgabe spielt auch am Lebensende eines Menschen eine entscheidende Rolle, welche in der täglichen Hospizarbeit spezifiziert werden sollte, um dadurch die bloße Begleitung, das lediglich Mitgehen zu überwinden.

Literaturverzeichnis

Allen, W.: Without Feathers. New York 1975.

Bednarz, A.: Den Tod überlegen. Deuten und Handeln im Hinblick auf das Sterben eines Anderen. Wiesbaden 2003.

Begemann, V.: Hospiz-Lehr- und Lernort des Lebens. Stuttgart 2006.

Benner, D.: Allgemeine Pädagogik. Eine systematisch-problemgeschichtliche Einführung in die Grundstruktur pädagogischen Denkens und Handelns. Weinheim/München 2001.

Benner, D.: Was heißt: Durch Unterricht erziehen? In: Zeitschrift für Pädagogik. Nr. 4 o.O. 1985, S. 441-450.

Bergeest, H.: Körperbehindertenpädagogik. Studium und Praxis. 3., überarbeitete und ergänzte Auflage. Bad Heilbrunn 2006.

Berger, K.: Einander zum Sterben begleiten. Gemeindliche und missionarische Aspekte der Vorbereitung auf den Tod in der Kirche. In: Diakonie 18 o.O. 1992, S. 199-204.

Bollnow, O.F.: Das Wesen der Stimmungen. Frankfurt am Main 1941.

Bollnow, O.F.: Existenzphilosophie. In: Hartmann, N. (Hrsg.): Systematische Philosophie. Stuttgart/Berlin 1942. S. 313-430.

Bollnow, O.F.: Krise und neuer Anfang. Beiträge zur pädagogischen Anthropologie. Heidelberg 1966.

Bollnow, O.F.: Otto Friedrich Bollnow. In: Pongratz, L.J. (Hrsg.): Pädagogik in Selbstdarstellungen. Hamburg 1975.

Bollnow, O.F.: Die Ehrfurcht vor dem Leben. Tübingen 1978.

Bollnow; O.F.: Otto Friedrich Bollnow. Schriften Band IV. Lebensphilosophie und Existenzphilosophie. Würzburg 2009.

Brathuhn, S.: Lernen, mit dem Tod zu leben. Menschenwürdiges Sterben – Möglichkeiten der Sterbebegleitung – Hospizbewegung. Osnabrück 1999.

Brocher, T.: Wenn Kinder trauern. Reinbeck 1985.

Brommer, J.: Sterben und Tod als Lernbereich der Erwachsenenbildung. In: Europäische Hochschulschriften, Reihe 11, Pädagogik Bd. 376. Frankfurt 1989.

Buckmann, R.: Was wir für Sterbende tun können. Praktische Ratschläge für Angehörige und Freunde. Zürich 1991.

Bürgin, D.: Das Kind, die lebensbedrohende Krankheit und der Tod. Bern 1978.

Burchardt, M.: Erziehung im Weltbezug. Zur pädagogischen Anthropologie Eugen Finks. Würzburg 2001.

Castaneda, C.: Reise nach Ixtlan. Die Lehre des Don-Juan. Frankfurt am Main 2001.

Charlier, S.: Grundlagen der Psychologie, Soziologie und Pädagogik für Pflegeberufe. Stuttgart 2001.

Comenius, J.A.: Pampaedia. Allerziehung. In: Schaller, K. (Hrsg.). Sankt Augustin 1991.

Condrau, G.: Der Mensch und sein Tod. Certa moriendi condicio. Zürich 1991.

Condrau, G.: Der Mensch und sein Tod. Certa moriendi condicio. Zürich 1984.

Conrad, S.: Sterben für Anfänger. Wie wir den Umgang mit dem Tod neu lernen können. Berlin 2013.

Cotton, C.R./Range, L.M.: Children`s death concepts: relationship to cognitive functioning, age, experience with death, fear of death, and hopelessness. In: Journal of Clinical Child Psychology, 19 (3). O.O. 1990. S. 123-127.

Dennis, D.: Living, Dying, Grieving. O.O. 2009.

Deutsche Bibelgesellschaft: Die Bibel. Nach Martin Luthers Übersetzung. Jubiläumsausgabe 500 Jahre Reformation. Stuttgart 2017.

Di Gallo A./Bürgin, D.: Der Umgang mit schwer kranken und sterbenden Kindern. In: Koch, U. et.al.: Die Begleitung schwer kranker und sterbender Menschen. Stuttgart 2006. S. 79-89.

Du Boulay, S./Rankin, M.: Cicely Saunders. The founder of the modern hospice movement. London 2007.

Eddy, J.M./Alles, W.F.: Death Education. London/St. Louis/Toronto 1983.

Feifel, H.: The meaning of death. New York 1959.

Feifel, H.: New meanings of death. New York 1977.

Feldmann, K.: Tod und Gesellschaft. Sozialwissenschaftliche Thanatologie im Überblick. Wiesbaden 2004.

Fink, E.: Die Fragwürdigkeit des modernen Erziehers. In: Die deutsche Schule. Berlin/Hannover/Darmstadt 1959 (4), S. 149-162.

Fink, E.: Metaphysik und Tod. Stuttgart 1969.

Fink, E.: Erziehungswissenschaft und Lebenslehre. Freiburg 1970.

Fink, E.: Traktat über die Gewalt des Menschen. Frankfurt am Main 1974.

Fink, E.: Grundfragen der systematischen Pädagogik. Freiburg 1978.

Fink, E.: Grundphänomene des menschlichen Daseins. 2., unveränderte Auflage. Freiburg/München 1995A.

Fink, E.: Pädagogische Kategorienlehre. Würzburg 1995B.

Fischer, N.: Zur Geschichte der Trauerkultur in der Neuzeit. Kulturhistorische Skizzen zur Individualisierung, Säkularisierung und Technisierung des Totengedenkens. In: Herzog, M. (Hrsg.): Totengedenken und Trauerkultur. Geschichte und Zukunft des Umgangs mit Verstorbenen. Stuttgart 2001. S. 41-57.

Fischer, N.: Der Tod in der Mediengesellschaft. In: Robertson von Trotha, C.Y. (Hrsg.): Tod und Sterben in der Gegenwartsgesellschaft. Eine interdisziplinäre Auseinandersetzung. Baden-Baden 2008. S. 221-233.

Flick, et. al.: Was ist qualitative Forschung? Eine Einleitung und Überblick. In: Flick et al. (Hrsg.): Qualitative Forschung: Ein Handbuch. 8. Auflage. Hamburg 2012. S. 13-29.

Franz, M.: Tabuthema Trauerarbeit. Erzieherinnen begleiten Kinder bei Abschied, Verlust und Tod. München 2002.

Freese, S.: Umgang mit Tod und Sterben als pädagogische Herausforderung. Münster 2001.

Freud, S.: Die Traumdeutung. Frankfurt am Main 1972.

Fulton, R. et al.: Death Grief and Bereavement. New York 1977.

Gadamer, H.G.: Die Erfahrung des Todes. In: Gadamer, H.G. (Hrsg.): Über die Verborgenheit der Gesundheit. Frankfurt 1993. S. 84-94.

Gehring, P.: Theorien des Todes zur Einführung. Hamburg 2010.

Giesecke, H.: Pädagogik als Beruf. Grundformen pädagogischen Handelns. Weinheim 2007.

Glaser, B.G./Strauss, A.L.: Awareness of Dying. Chicago 1965.

Glaser, B.G./Strauss, A.L.: Interaktion mit Sterbenden: Beobachtungen für Ärzte, Schwestern, Seelsorger und Angehörige. Göttingen 1974.

Griegoleit, U.: Umgang mit Sterben und Tod in der Institution Krankenhaus. Zur Entwicklung einer abschiedskulturellen Haltung in der Pflegeausbildung. Frankfurt am Main 2012.

Grimes, R./Kortes, P.: Bildung und Bedingtheit. Pädagogische Kommunikation im Kontext individueller, institutioneller und gesellschaftlicher Muster. Leverkusen 2003.

Grumbach-Wendt, M./Zernikow, B.: Todeskonzepte und individuelle Bedürfnisse von sterbenden Kindern und Jugendlichen. In: Zernikow, B. (Hrsg.): Palliativversorgung von Kindern, Jugendlichen und jungen Erwachsenen. 2,. überarbeitete Auflage. Berlin/Heidelberg 2013. S. 85-92.

Gudjons, H.: Der Verlust des Todes in der modernen Gesellschaft. Wie wir das Sterben, Trauern und Leben wiedergewinnen. In: Pädagogik. 48. Jahrgang, Heft 9/1996. S. 6-13.

Heidegger, M.: Sein und Zeit. 13., unveränderte Auflage. Tübingen 1976.

Heidegger, M.: Sein und Zeit. 17., unveränderte Auflage. Tübingen 1993.

Heitger, M.: Pädagogische Führung. In.: Heitger, M. (Hrsg.).: Pädagogik. Das Wissen der Gegenwart. Darmstadt 1972. S. 61-92.

Heitger, M.: Die Anwendung des Bildungsbegriffs auf das behinderte Kind. In: Asperger, H. (Hrsg.).: Heilpädagogik – Gegenwart und Zukunft. Bericht des Kongresses der österreichischen Gesellschaft für Heilpädagogik vom 5.-7. Mai in Innsbruck. Berlin 1976. S. 45-56.

Heitger, M.: Anmerkungen zum Methodenbegriff Alfred Petzelts in seiner Bedeutung für den Begriff der pädagogischen Führung. In: Vierjahreszeitschrift für wissenschaftliche Pädagogik. 53. Jg. 1977. S.349-356.

Heitger, M.: Manipulative Tendenzen gegenwärtiger Pädagogik. In: Reden zur Zeit. Band 11. Würzburg 1978.

Heitger, M.: Zum Verhältnis von Pädagogik und Therapie aus der Sicht der Pädagogik. In: Datler W. et al (Hrsg.): Spiel: Interdisziplinäre Aspekte der Sonderpädagogik. Sonder- und Heilpädagogik in Auseinandersetzung mit Pädagogik, Tiefenpsychologie, Psychotherapie und Kommunikationstheorie. München u.a. 1984. S. 64-80.

Helfferich, C. Die Qualität qualitativer Daten: Manual für die Durchführung qualitativer Interviews. 1. Auflage. Wiesbaden 2004

Helfferich, C. Die Qualität qualitativer Daten: Manual für die Durchführung qualitativer Interviews. 4. Auflage. Wiesbaden 2011.

Heller, A. et al.: Die Geschichte der Hospizbewegung in Deutschland. Ludwigsburg 2012.

Hopp, M.: Kinder fragen nach dem Tod. Kindliche Todesvorstellungen, Trauerreaktionen und religiöse Trostbilder. In: KJL&M, 62. (4), o.O. 2010. S. 3-10.

Hospizbewegung Düren-Jülich e-V. (Hrsg.): Hospiz macht Schule. Ein Kurs-Curriculum zur Vorbereitung Ehrenamtlicher im Umgang mit Tod und Trauer für Grundschulen. O.O. 2014.

Howe, J./Ochsmann, R.: Tod - Sterben - Trauer : Bericht über die 1. Tagung zur Thanato-Psychologie vom 4. - 6. November 1982 in Vechta. Eschborn 1985

Huck, K./Petzold, H.: Death Education, Thanatagogik – Modelle und Konzepte. In: Rösing, I./Petzold, H. (Hrsg.): Die Begleitung Sterbender. Theorie und Praxis der Thanatotherapie. Paderborn 1992. S. 501-576.

Humboldt, W.: Über die Verschiedenheit des menschlichen Sprachbaues und ihrem Einfluss auf die geistige Entwicklung des Menschengeschlechts. Berlin 1836.

Jäger, M.: Todesanzeigen – Alltagsbezogene Bedeutungsaushandlungen gegenüber Leben und Tod. Zürich 2003.

Jaspers, K.: Philosophie. Berlin/München/Heidelberg 1948.

Jaspers, K.: Psychologie der Weltanschauung. Berlin/New York/Heidelberg 1954.

Jaspers, K.: Von der Wahrheit. München 1958.

Jaspers, K.: Vernunft und Existenz. München 1960.

Jaspers, K.: Die geistige Situation der Zeit. Sechster Abdruck. Berlin 1965A.

Jaspers, K.: Einführung in die Philosophie. München 1965B.

Jennessen, S.: Manchmal muss man an den Tod denken…. Wege der Enttabuisierung von Sterben, Tod und Trauer in der Grundschule. Baltmannsweiler 2007.

Jordan, I.: Hospizbewegung in Deutschland und den Niederlanden. Palliativversorgung und Selbstbestimmung am Lebensende. Frankfurt am Main 2007.

Karusseit, K.H.: Konfrontation der Sozialpädagogik mit Sterben und Tod. Entwurf eines sozialpädagogisch verantworteten Umgangs mit tödlich Erkrankten und Sterbenden. Frankfurt am Main 1994.

Kastenbaum R.J.: Death, Society and Human Experience. Saint Louis 1977.

Kierkegaad, S.: Die Krankheit zum Tode. Furcht und Zittern. Die Wiederholdung. Der Begriff Angst. O.O. 2005.

Kübler-Ross, E.: One Death and Dying. New York 1969.

Kübler-Ross, E.: Interviews mit Sterbenden. Stuttgart 1977.

Kübler-Ross, E.: Interviews mit Sterbenden. Stuttgart 1982.

Kübler-Ross, E.: Das Rad des Lebens. München 1997.

Kübler-Ross, E.: Kinder und Tod. 9. Auflage. Zürich 1998.

Kuckartz, U.: Qualitative Inhaltsanalyse: Methoden, Praxis, Computerunterstützung. 4. Auflage. Weinheim/Basel 2018.

Kutscher, A.H.: Death and bereavement. Springfield 1969.

Ladenthin, V.: Moderne Literatur und Bildung. Zur Bestimmung des spezifischen Bildungsbeitrags moderner Literatur. Hildesheim 1991.

Lehmann, K.: Vom Anspruch der >Theorie< in Wissenschaft, Bildung und Lehre. In: Sirovàtka, J. (Hrsg.): Endlichkeit und Transzendenz. Perspektiven einer Grundbeziehung. Hamburg 2012. S. 267-278.

Leist, F.: Existenz im Nichts. München 1961.

Levine, S.: Noch ein Jahr zu leben. Wie wir dieses Jahr leben können, als wäre es unser letztes. Bielefeld 1998.

Levine, S.: Who dies. Wege durch den Tod. Bielefeld 2018.

Mayring, P.: Einführung in die qualitative Sozialforschung. Weinheim/ Basel 2002.

Mayring, P.: Qualitative Inhaltsanalyse: Grundlagen und Techniken. 11. Auflage. Weinheim 2010.

Mikhail, T: Bilden und Binden. Zur religiösen Grundstruktur pädagogischen Handelns. Frankfurt am Main 2009.

Mikhail, T.: Beziehung oder Erziehung? Überlegungen zu einem pädagogischen Begriffsproblem. In.: Mikhail, T. (Hrsg.): Bildung als Aufgabe. Zur Neuvermessung der Pädagogik. Frankfurt am Main 2010. S. 171-193.

Mikhail, T.: Pädagogisch handeln. Theorie für die Praxis. Paderborn 2016.

Mischke, M.: Der Umgang mit dem Tod. Vom Wandel in der abendländischen Geschichte. Berlin 1996.

Mittag, O.: Sterbende begleiten. Ratschläge und praktische Hilfen. Stuttgart 1994.

Morgan, J.D.: Der historische und gesellschaftliche Kontext von Sterben, Tod und Trauer. In: Wittkowski, J. (Hrsg.): Sterben, Tod und Trauer. Grundlagen, Methoden, Anwendungsfelder. Stuttgart 2003. S. 14-30.

Nagele, S./Feichtner, A.: Lehrbuch der Palliativpflege. 2., überarbeitete Auflage. Wien 2009.

Nohl, A.M.: Interview und Dokumentarische Methode. Anleitungen für die Forschungspraxis. 5., aktualisierte und erweiterte Auflage. Wiesbaden 2017.

Ochsmann, R.: Angst vor Tod und Sterben. Göttingen 1993.

Paul, C.: Ich lebe mit meiner Trauer. Gütersloh 2017.

Petzelt, A.: Grundzüge systematischer Pädagogik. Stuttgart 1964.

Piaget, J./Inhelder, B.: Die Psychologie des Kindes. Frankfurt 1977.

Piaget, J.: Das Weltbild des Kindes. Stuttgart 1978.

Plieth, M.: Kinder und Tod. Zum Umgang mit kindlichen Schreckensvorstellungen und Hoffnungsbildern. Neukirchen 2009.

Pöppel, K.G.: Unterrichten – Grundzüge und Gestaltungsformen des Lehrens und Lernens. Eine Einführung in die pädagogische Methodenlehre. Hildesheim/Zürich/ New York 1988.

Ramachers, G.: Entwicklung und Bedingungen von Todeskonzepten beim Kind. Europäische Hochschulschriften, Bd. 489. Frankfurt am Main u.a. 1994.

Regenbrecht, A.: Die Operationalisierung von Lernzielen und ihre Konsequenzen für einen lernzielorientierten Unterricht. In: Hülshoff, R. (Hrsg.): Bildungstheorie und Schule. Ratingen/Kastellaun/Düsseldorf 1974. S. 45-62.

Reiner, A.: Einstellung zum Tod in den verschiedenen Lebensaltern. Praxis der Psychotherapie. (16). O.O. 1971. S. 166-175.

Rekus, J.: Soziales Lernen – Vom Konflikt zur Sozialverpflichtung. Legitimationskritische und prinzipienwissenschaftliche Untersuchungen. Hildesheim/Zürich/New York 1985.

Rekus, J.: Bildung und Moral. Zur Einheit von Rationalität und Moralität in Schule und Unterricht. Weinheim 1993.

Rekus, J.: Wozu wir Werte brauchen und was die Erziehung damit zu tun hat. In: Ladenthin, V./Rekus, J. (Hrsg.): Werterziehung als Qualitätsdimension von Schule und Unterricht. Münster 2008. S. 5-16.

Rekus, J.: Familienerziehung im Pluralismus. In: Böhm, W./Hillenbrand, K. (Hrsg.): Engagiert aus dem Gauben. Beiträge zu Theologie, Pädagogik und Politik. Würzburg 2007. S. 241-253.

Rekus, J./Mikhail, T.: Neues schulpädagogisches Wörterbuch. 4., überarbeitete Auflage. Weinheim/München 2013.

Rest, F.: Praktische Orthothanasie (Sterbebeistand) im Arbeitsfeld sozialer Praxis. I. Teil: Entwicklung von Verhaltensmerkmalen für den Umgang mit Sterbenden auf der Grundlage partizipierender Feldforschung in Einrichtungen der Altenhilfe. Opladen 1977.

Rest, F.: Praktische Orthothanasie (Sterbebeistand) im Arbeitsfeld sozialer Praxis. II. Teil: Dokumentation- in und ausländischer Literatur zur multidisziplinären Auseinandersetzung mit Tod und Sterben unter besonderer Berücksichtigung des Umgangs mit Sterbenden. Opladen 1978.

Rest, F.: Annotierte Auswahlbiographie „Sterben und Tod". Opladen 1996.

Rest, F.: Sterbebeistand, Sterbebegleitung, Sterbegeleit. Handbuch für den stationären und ambulanten Bereich. 5., vollständig überarbeitete und erweiterte Auflage. Berlin 2006.

Reuter, S.: Tod und Sterben – ein Thema für den Schulunterricht? Ergebnisse einer Lehrerbefragung. Forschungsberichte des Dachbereichs 8: Psychologie. Koblenz/Landau 1993.

Reuter, S.: Tod und Sterben – ein Thema für den Schulunterricht. Konzeption und Evaluierung einer Unterrichtsreihe zum Thema „Tod und Sterben" für Schülerinnen und Schüler der gymnasialen Oberstufe. Frankfurt am Main et.al. 1994.

Richter, G.R.: Tendenzen zur Entwicklung von Beisetzungsräumen der Zukunft. In: Fischer, N./Herzog, M. (Hrsg.): Nekropolis. Der Friedhof als Ort der Toten und der Lebenden. Stuttgart 2005. S. 234-250.

Rilke, R.M.: Das Buch der Bilder. Wiesbaden 1951.

Rilke, R.M.: Die Aufzeichnungen des Malte Laurids Brigge. In: Sämtliche Werke. (Hrsg.): Rilke-Archiv, Bd. 6. O.O 1966.

Rösig, I./Petzold, G.: Die Begleitung Sterbender. Theorie und Praxis der Thanatotherapie. Paderborn 1992.

Roscher, W.H. (Hrsg.): Ausführliches Lexikon der griechischen und römischen Mythologie. Fünfter Band. Leipzig 1916-1924.

Roth, H.: Pädagogische Psychologie des Lehrens und Lernens. Hannover 1983.

Rubio, H.: Tod und Tragik bei Heidegger und Aristoteles. Münster 1989.

Samarel, N.: Der Sterbeprozess. In: Wittkowski, J. (Hrsg.): Sterben, Tod und Trauer. Grundlagen, Methoden, Anwendungsfelder. Stuttgart 2003. S. 132-151.

Schäfer, K.: Sterben – aber wie? Leitfaden für einen guten Umgang mit dem Tod. Regensburg 2011.

Schäfer, D./Müller-Busch, C./Frewer, A. (Hrsg.): Perspektiven zum Sterben. Auf dem Weg zu einer Ars moriendi nova? Stuttgart 2012.

Schleiermacher, F.: Grundzüge der Erziehungskunst (Vorlesung 1826). In: Winkler, M./Brachmann, J. (Hrsg.): Schleiermacher: Texte zur Pädagogik. Kommentierte Studienausgabe. Band 2. Frankfurt am Main 2000. S. 7-404.

Schmader, D.O.: Die Gefährdung personalen Lebens im Spiegel der unterwertigen Literatur. München 1960.

Schopenhauer, A.: Die Welt als Wille und Vorstellung. Leipzig 1888.

Schweitzer, R./Niedermann, A.: Wenn Kinder dem Tod begegnen. (Heil)-Pädagogische Hilfestellungen für trauernde Kinder. In: Vierteljahresschrift für Heilpädagogik und ihre Nachbargebiete, 69 (2). O.O. 2000. S. 111-128.

Seitz, O./Seitz, S.: Die moderne Hospizbewegung in Deutschland auf dem Weg ins öffentliche Bewusstsein. Ursprünge, kontroverse Diskussionen, Perspektiven. Herbolzheim 2002.

Simpson, M.A.: The Facts of Death: a complete guide for being prepared. Englewood Cliffs u.a 1979.

Smith, R.: Die innere Kunst des Lebens und des Sterbens. Was wir von Sterbenden lernen können. Bonn 1998.

Specht-Tomann, M./Tropper, D.: Zeit des Abschieds. Sterbe- und Trauerbegleitung. Düsseldorf 1998.

Specht-Tomann, M./Tropper, S.: Wir nehmen jetzt Abschied. Kinder und Jugendliche begegnen Sterben und Tod. Düsseldorf 2000.

Spiegel-Rösing, I.: Der thanatologische Kontext. Schwerpunkte, Entwicklung, Defizite: In Rösing, I/Petzold, H. (Hrsg.): Die Begleitung Sterbender. Theorie und Praxis der Thanatotherapie. Paderborn 1992. S. 9-30.

Sternberger, D.: Über den Tod. Frankfurt 1981.

Student, J-C.: Hospiz versus ʻSterbeklinikʻ. In: Wege zum Menschen. Monatsschrift für Arzt und Seelsorger, Erzieher, Psychologen und soziale Berufe. 37. Jahrgang Heft 4. Göttingen 1985. S. 260-269.

Student, J-C./Mühlum, A./Student, U.: Soziale Arbeit in Hospiz und Palliative Care. 3., vollständig überarbeitete Auflage. München 2016.

Tausch-Flammer, D./Bickel, L.: Wenn Kinder nach dem Sterben fragen. Ein Begleitbuch für Kinder, Eltern und Erzieher. Freiburg im Breisgau 1994.

Unverzagt, G.: Erzähl mir was vom Sterben! Mit Kindern über den Tod sprechen. Stuttgart 2004.

Vernick, J.J.: Selected Bibliography on Death and Dying. Washington 1970.

Wasem, E.: Presse, Rundfunk, Fernsehen, Reklame pädagogisch gesehen. München/ Basel 1959.

Weisman, A.: Coping with Cancer. New York 1979.

Wintsch, H.: Kind und Tod – Familie und Tod. In: Metzmacher, B./Petzold, H./Zaepfel, H. (Hrsg.): Praxis der Integrativen Kindertherapie. Integrative Kindertherapie in Theorie und Praxis – Bd. 2. Paderborn 1996. S. 341-373.

Wirtz, M.A. (Hrsg.): Dorsch Lexikon der Psychologie. 17., vollständig überarbeitete Auflage. Bern 2014.

Wittkowski, J.: Psychologie des Todes. Darmstadt 1990.

Wittkowski, J.: Sterben, Tod und Trauer. Grundlagen, Methoden, Anwendungsfelder. Stuttgart 2003.

Wittkowski, J./Schröder, C.: Angemessene Betreuung am Ende des Lebens. Barrieren und Strategien zu ihrer Überwindung. Göttingen 2008.

Wittkowski, J./Strenge, H.: Der kulturgeschichtliche Hintergrund von Sterben und Tod. In: Wittkowski, J./Strenge, H. (Hrsg.): Warum der Tod kein Sterben kennt. Neue Einsichten zu unserer Lebenszeit. Darmstadt 2011. S. 13-28.

Wittkowski, J.: Sterben – Ende oder Anfang? In: Wittkowski, J./Strenge, H. (Hrsg.): Warum der Tod kein Sterben kennt. Neue Einsichten zu unserer Lebenszeit. Darmstadt 2011. S. 29-104.

Wittwer, H.: Der Tod. Philosophische Texte von der Antike bis zur Gegenwart. Stuttgart 2014.

Wittwer, H./Schäfer, D./Frewer, A.: Sterben und Tod. Geschichte – Theorie – Ethik. Ein interdisziplinäres Handbuch. Stuttgart 2010.

Zingrosch, A. H.: Tod – (K)ein Thema in den Lehrplänen und Lehrbüchern für den katholischen Religionsunterricht. Frankfurt am Main 2002.

Zirfas, J.: Tod und Erziehung. Zeithistorische Reflexion. In: Liebau, E./Peskoller, H./Wulf, C. (Hrsg.): Natur. Pädagogisch-anthropologische Perspektiven. Weinheim/ Basel/Berlin 2003. S. 299-317.

Zöpfl, H.: Bildung und Erziehung angesichts der Endlichkeit des Menschen. Donauwörth 1967.

Zulehner, P.M.: Umschau. Leben im Sterben. Was die Gründerin der Hospizbewegung bewegte. In: Zulehner, P.M. (Hrsg.): Leben im Sterben: Was die Gründerin der Hospizbewegung bewegte. Band: 40. O.O 1999. S. 709-710.

Quellenverzeichnis

Albert-Ludwigs-Universität Freiburg: Palliative Care Masterstudiengang (M.Sc.). Freiburg 2019.. http://www.palliativecare.uni-freiburg.de/ (Datum der Recherche 31. Oktober 2019)

Ammende, R./Ares, F./Darmann-Finck. et. al. (Fachkommission): Rahmenpläne der Fachkommission nach §53PflBG. Rahmenpläne für den theoretischen und praktischen Unterricht. Rahmenausbildungspläne für die praktische Ausbildung. O.O 2019.https://www.bundesgesundheitsministerium.de/fileadmin/Dateien/3_Downloads/P/Pflegeberufegesetz/2019_pflgb_rahmenplaene-der-fachkommission.pdf (Datum der Recherche 31. Oktober 2019)

Association For Death Education And Counseling. The Thanatology Association. Minneapolis. O.J. https://www.adec.org/ (Datum der Recherche 31. Oktober 2019)

Bertelsmann Stiftung.: Faktencheck Gesundheit. Faktencheck Palliativversorgung. 2015. https://faktencheck-gesundheit.de/fileadmin/files/ Faktencheck/Diagramme/Palliativversorgung/Diagramm-Sterbeort-Wunsch-und-Wirklichkeit.jpg (Datum der Recherche 31. Oktober 2019)

Deutscher Hospiz- und PalliativVerband e.V.: Zahlen und Fakten. Stand 2019. (http://www.dhpv.de/service_zahlen-fakten.html) (Datum der Recherche 31. Oktober 2019)

DGP.: Sektion Soziale Arbeit. Leitlinien – Soziale Arbeit in Palliative Care. O.O 2012. https://www.dgpalliativmedizin.de/images/stories/Profil%20Soz.%20Arb.%20in%20Palliative%20Care.pdf (Datum der Recherche 31. Oktober 2019)

Fleck-Bohaumilitzky, C.: Wie Kinder Tod und Trauer erleben. München o.J. https://www.familienhandbuch.de/imperia/md/content/stmas/familienhandbuch/trauer.pdf. (Datum der Recherche 31. Oktober 2019)

GKV-Spitzenverband Berlin.: Rahmenvereinbarung nach § 39a Abs. 1 Satz 4 SGBV über Art und Umfang sowie Sicherung der Qualität der stationären Kinderhospizversorgung. O.O. 2017. https://www.dhpv.de/tl_files/public/Service/ Gesetze%20und%20Verordnungen/2017_Rahmenvereinbarung_nach_%C2%A739a_Abs_1_Satz_4_stationaere_Kinderhospize.pdf (Datum der Recherche 31. Oktober 2019)

Hundenbron, G./Kühn, C.: Richtlinie für die Ausbildung in der Gesundheits- und Krankenpflege sowie in der Gesundheits- und Kinderkrankenpflege. Im Auftrag des Ministeriums für Gesundheit, Soziales, Frauen und Familie des Landes Nordrhein-Westfalen. Bielefeld 2003. https://www.dip.de/

fileadmin/data/pdf/material/ ausbildungsrichtlinie%2520krankenpflegeausbildung%2520nrw.pdf (Datum der Recherche 31. Oktober 2019)

Krause, J.: In Würde sterben. Der Weg des Sterbens, Sterbebegleitung, Sterbehilfe, Schmerztherapie, Hospizarbeit, Patientenverfügung. In: Diakonisches Werk Sachsen (Hrsg.): Diakonie Publik. Heft 1. O.O. 2004. http://www.krause-schoenberg.de /SB12_sterben.pdf (Datum der Recherche 31. Oktober 2019)

Legewie, H.: Qualitative Forschung und der Ansatz der Grounded Theory. O.O 2005. http://www.ztg.tu-berlin.de/download/legewie/Dokumente/Vorlesung_11.pdf (Datum der Recherche 31. Oktober 2019)

Pesel, D.: Die Thematisierung von Tod und Trauer. Möglichkeiten und Grenzen des Konzepts „death education" im Kontext sachunterrichtlicher Bildung. Ausgabe Nr. 7. O.O 2006. http://www.widerstreit-sachunterricht.de/ebeneI/superworte/unterricht /tod.pdf (Datum der Recherche 31. Oktober 2019)

Petzold, H.G.: Die Methode der Lebensbilanz und des Lebenspanoramas in der Arbeit mit alten Menschen, Kranken und Sterbenden. In.: Petzold, H.G. (Hrsg.): Polyloge. Materialien aus der Europäischen Akademie für biopsychosoziale Gesundheit. Eine Internetzeitschrift für „Integrative Therapie". Hückeswagen Ausgabe 23/2017. https://www.fpi-publikation.de/downloads/?doc=polyloge_petzold-lueckel-1985-lebensbilanz-lebenspanorama-alte-menschen-kranke-sterbende-polyloge-23-2017.pdf (Datum der Recherche 31. Oktober 2019)

Pfeiffer, H. »Vom Totsein wissen wir nichts« Karl Japsers über Tod und Unsterblichkeit des Menschen und die katholische Theologie. Bonn o.J. https://mthz.ub.lmu.de/index.php/MThZ/article/view/2917 (Datum der Recherche 31. Oktober 2019)

Schneider, N.: Zeig mir das Spiel vom Tod. Es ist, dramaturgisch betrachtet, sehr wertvoll: Was die Medien aus Mord, Totschlag und Sterben machen. In: Frankfurter Allgemeine (Hrsg.) O.O. 2004. http://www.faz.net/ aktuell/feuilleton/kino/medienzeig-mir-das-spiel-vom-tod-1147277.html (Datum der Recherche 31. Oktober 2019)

Statistisches Bundesamt.: Bevölkerung. Lebenserwartung und Sterblichkeit. 2015/2017. https://www.destatis.de/DE/Themen/Querschnitt/Demografischer-Wandel/ Aspekte/demografie-lebenserwartung.html (Datum der Recherche 31. Oktober 2019)

Stiftung Phönikks.: Phönikks. Familien leben – mit Krebs. Wenn Krebs die Familie bedroht – phönikks hilft. Hamburg 2016. https://www.phoenikks.de/upload/ dokumente/pho%CC%88nikks_Beileger_HH-Abendbaltt.pdf (Datum der Recherche 31. Oktober 2019)

Weiß, S.: Die Trauer von Kindern, Jugendlichen und jungen Erwachsenen um den verstorbenen Vater. München 2006. https://edoc.ub.uni-muenchen.de/7351/1/Weiss_Sabine.pdf (Datum der Recherche 31. Oktober 2019)

Wingenfeld, K./Mikula, M.: Innovative Ansätze der Sterbebegleitung bei Kindern: Das Kinderhospiz Balthasar. Forschungsbericht. Veröffentlichungsreihe des Instituts für Pflegewissenschaft an der Universität Bielefeld. Bielefeld 2002. https://www.uni-bielefeld.de/gesundhw/ag6/downloads/ipw-116.pdf (Datum der Recherche 31. Oktober 2019)

Anlagen A

A.1. Einverständniserklärung

Einverständniserklärung

Sie haben sich bereit erklärt, dass ich das mit Ihnen durchgeführte Interview für den Zweck meiner Dissertation verwenden darf. Es handelt sich dabei um eine Verwendung zu wissenschaflichen Zwecken.

In jedem Fall erfolgt die Auswertung und Publikation der Daten pseudonymisiert und unter Einhaltung der geltenden Bestimmungen zum Datenschutz, wie ich nachfolgend mit meiner Unterschrift bestätige.

___

Franziska Eckensberger
(Datum und Unterschrift)

Ich bitte Sie, unten mit Ihrer Unterschrift jeweils zu bestätigen, in welchem Rahmen Ihre Daten genutzt werden können. Sollten Sie Einschränkungen für die Nutzung formulieren wollen, können Sie dies gern optional unter Punkt 3 vornehmen.
Für die Durchführung und Publikation der oben genannten Projekte ist Ihr Einverständnis für Analyse und Publikation (1 & 2) notwendig. Angaben zu Einschränkungen (3) werden selbstverständlich berücksichtigt.

1. Die Interview-Daten können für die genannte Dissertation analysiert werden.

___

Vorname Nachname
(Datum und Unterschrift)

2. Die Interview-Daten können in wissenschaftlichen Organen publiziert werden.

___

Vorname Nachname
(Datum und Unterschrift)

3. Für Publikationen gelten folgende Einschränkungen:

___

A.2 Interviewleitfaden

1. Leitfrage (Erzählaufforderung)		
"Können Sie mir bitte etwas über den Aufbau und die Strukturen dieser Einrichtung erzählen?"		
Inhaltliche Aspekte	Konkrete Fragen	Aufrechterhaltungs- und Steuerungsfragen
Eröffnung/Trägerschaft	• Seit wann gibt es dieses Hospiz? • Unter welcher Trägerschaft steht dieses Hospiz?	• Nonverbale Aufrechterhaltung • „Können Sie dazu noch etwas mehr sagen?" • „Wir waren dort stehengeblieben, wo Sie…"
Räumlichkeiten	• Wie viele sterbende Menschen können Sie aufnehmen? • Gibt es ein Notfallbett? • Haben Sie einen Abschiedsraum oder bleibt der Verstorbene nach dem Versterben auf dem Zimmer?	
Interdisziplinäres Team	• Wie viele Mitarbeiter gibt es? • Wie setzt sich das Team in diesem Hospiz zusammen? • Seit wann haben Sie Ihre Stelle? • War von Beginn an eine pädagogische/sozialpädagogische Stelle vorgesehen?	

2. Leitfrage (Erzählaufforderung)		
"Können Sie mir bitte etwas über den Aufenthalt des Sterbenden, beginnend mit der Aufnahme, erzählen?"		
Inhaltliche Aspekte	Konkrete Fragen	Aufrechterhaltungs- und Steuerungsfragen
Erstkontakt	• Wie entsteht der Erstkontakt mit den Sterbenden? • Fragen die Hospizgäste selbst an?	• Nonverbale Aufrechterhaltung • "Können Sie dazu noch etwas mehr sagen?" • "Wir waren dort stehengeblieben, wo Sie…" • "Haben Sie dazu ein Beispiel?" • "Sie erwähnten vorher die Situation x, können Sie mir diese noch einmal genauer erzählen?"
Aufenthalt im Hospiz	• Gibt es lange Wartelisten? • Ist das Hospiz komplett ausgelastet? • Wie lange sind die Hospizgäste in der Regel im Hospiz? • Wie lange ist der Aufenthalt der Familien in den Kinder- und Jugendhospizen in der Regel? • Besuchen die Familien das Kinderhospiz wiederholt? • Kommt es vor, dass die Hospizgäste das Hospiz verlassen und wieder nach Hause gehen oder in eine andere Einrichtung?	
Nach dem Versterben	• Wie viele Kinder- und Jugendlichen versterben hier im Hospiz beziehungsweise sind bisher verstorben? • Wie viele Menschen versterben hier im Hospiz durchschnittlich?	

3. Leitfrage (Erzählaufforderung)

„Können Sie mir bitte eine „typische" Arbeitswoche von Ihnen beschreiben?"

Inhaltliche Aspekte	Konkrete Fragen	Aufrechterhaltungs- und Steuerungsfragen
Arbeitsumfang	<ul><li>Wie viel Prozent Ihrer Arbeitszeit liegt in der Begleitung der sterbenden Menschen?</li><li>Welchen Stellenwert hat die Begleitung der Sterbenden für Sie?</li><li>Ab wann beginnt die pädagogische/sozialpädagogische Begleitung?</li><li>Werden alle sterbenden Menschen im Haus pädagogisch/ sozialpädagogisch begleitet?</li></ul>	<ul><li>Nonverbale Aufrechterhaltung</li><li>„Können Sie dazu noch etwas mehr sagen?"</li><li>„Und dann? Wie ging es dann weiter?"</li><li>„Wir waren dort stehengeblieben, wo Sie…"</li><li>„Haben Sie dazu ein Beispiel?"</li><li>„Sie erwähnten vorher die Situation x, können Sie mir diese noch einmal genauer erzählen?"</li></ul>
Verständnis	<ul><li>Was verstehen Sie unter der pädagogischen/ sozialpädagogischen Begleitung sterbender Menschen?</li><li>Worin liegt für Sie im Wesentlichen die Aufgabe des pädagogischen/sozialpädagogischen Begleiters?</li></ul>	
Eigene Motive	<ul><li>Was motiviert Sie hier im Hospiz zu arbeiten?</li><li>Was motiviert Sie, eine pädagogische/sozialpädagogische Begleitung des Sterbenden durchzuführen?</li><li>Um was geht es Ihnen bei der pädagogischen/sozialpädagogischen Begleitung besonders?</li></ul>	

Interviewleitfaden 283

4. Leitfrage (Erzählaufforderung)		
„Wie verhelfen Sie dem Sterbenden, sich mit dem Sterben und Tod (Unterrichtsgegenstand) auseinanderzusetzen? Gegebenenfalls das Sterben und den Tod auch anzunehmen?"		
Inhaltliche Aspekte	Konkrete Fragen	Aufrechterhaltungs- und Steuerungsfragen
Methodik und Didaktik	<ul><li>Wie kann Ihrer Meinung nach, eine gute Begleitung (Unterricht) gelingen?</li><li>Welche Inhalte bieten Sie den Sterbenden?</li><li>Wie gestalten Sie die Betreuung?</li><li>Welche konkreten Methoden wenden Sie in Ihrer Arbeit an? Wie machen Sie das konkret? Haben Sie eine Strategie?</li></ul>	<ul><li>Nonverbale Aufrechterhaltung</li><li>„Können Sie dazu noch etwas mehr sagen?"</li><li>„Und dann? Wie ging es dann weiter?"</li><li>„Wir waren dort stehengeblieben, wo Sie…"</li><li>„Haben Sie dazu ein Beispiel?"</li><li>„Sie erwähnten vorher die Situation x, können Sie mir diese noch einmal genauer erzählen?"</li></ul>
Dialog	<ul><li>Wird mit allen Sterbenden über ihre Krankheit oder den bevorstehenden Tod gesprochen?</li><li>Wie gehen Sie vor, wenn der Sterbende aufgrund seiner Erkrankung nicht mehr in der Lage ist zu sprechen?</li></ul>	
Rituale	<ul><li>Gibt es hier im Haus bestimmte Willkommens- und Abschiedsrituale?</li><li>Wie gehen Sie auf die Hospizgäste zu, wenn eine Person im Haus gestorben ist?</li><li>Wird der Tod eines Hospizgastes bei allen weiteren Hospizgästen thematisiert?</li><li>Wenn es absehbar ist, dass es nur noch wenige Stunden oder Tage bis zum Versterben sein können, was ist dann konkret Ihre Aufgabe hier im Hospiz?</li></ul>	

5. Leitfrage (Erzählaufforderung)

„Ich habe in meiner Arbeit als theoretischen Bezugsrahmen die fünf Phasen des Sterbens (Nichtwahrhabenwollen, Zorn, Verhandeln, Depression und Zustimmung) nach Kübler-Ross gewählt, auch wenn diese kritisch zu betrachten sind. Ich würde mit Ihnen gerne durch die verschiedenen Phasen gehen, um herauszufinden worin Sie Ihren pädagogischen Auftrag in der jeweiligen Phase sehen."

Inhaltliche Aspekte	Konkrete Fragen	Aufrechterhaltungs- und Steuerungsfragen
Nichtwahrhabenwollen	• Was tun Sie, wenn der Sterbende den Gedanken an den Tod verleugnet? • Wie bringen Sie sich in die Situation ein?	• Nonverbale Aufrechterhaltung • „Können Sie dazu noch etwas mehr erzählen?" • „Fällt Ihnen noch etwas anderes dazu ein?" • „Und dann? Wie ging es dann weiter?" • „Wir waren dort stehengeblieben, wo Sie..." • „Haben Sie dazu ein Beispiel?" • „Sie erwähnten vorher die Situation x, können Sie mir diese noch einmal genauer erzählen?"
Zorn	• Wie handeln Sie, wenn der Sterbende von ambivalenten Gefühlen umgeben ist? • Worin liegt Ihr pädagogischer Auftrag?	
Verhandlung	• Worin liegt Ihr pädagogischer Schwerpunkt, wenn der Sterbende versucht, den Tod durch eine Art Verhandlung hinauszuschieben?	
Depression	• Im Sterben kommt der Sterbende oftmals an einen Punkt, in dem er erkennt, dass all seine Bemühungen des Handelns und Verhandelns nicht zum gewünschten Ergebnis geführt haben, wodurch er leicht in eine Depression und tiefe Traurigkeit verfallen kann. Wie helfen Sie dem Sterbenden in solch einer Situation?	
Zustimmung	• Wie verhelfen Sie den Sterbenden, den Tod zu bejahen? • Worin sehen Sie Ihren pädagogischen/sozialpädagogischen Auftrag, wenn der Sterbende nicht mehr ansprechbar ist?	

Abschließende Fragen:

- Sind Sie der Meinung, dass es mehr pädagogisches/sozialpädagogisches Personal bedarf. Warum?
- Wenn Sie auf ihrer pädagogische/sozialpädagogische Tätigkeit in dieser Einrichtung zurückblicken, was würden Sie ändern?
- Was würden Sie sich für den weiteren Verlauf Ihrer Arbeit wünschen?
- Haben Sie Punkte, die Sie noch gerne ansprechen würden?

A.3 Interviewprotokollbogen

Interview Code Nr.

Interviewteilnehmer: _____

Datum: _____ Dauer: _____ Min

Ort/Räumlichkeiten: _____

Teilnahmemotivation:
_____
_____

Zusätzliche Informationen, besondere Vorkommnisse bei Kontaktierung oder im Interview:
_____
_____
_____

Interviewatmosphäre, Stichworte zur personalen Beziehung:
_____
_____
_____

Interaktion im Interview, schwierige Passagen:
_____
_____
_____

Check: Einverständniserklärung unterschrieben?

A.4 Transkriptionsregeln

1. Die interviewende Person wird durch ein „I", die befragten Pädagogen in den Erwachsenenhospizen durch ein „EHo", die befragten Pädagogen der Kinder- und Jugendhospize durch ein „KiHo" gefolgt von ihrer Kennnummer, gekennzeichnet. Beispielsweise: „EHo2"; „KiHo9".
2. Es wird wörtlich transkribiert.
3. Wort- und Satzbrüche sowie Stottern werden geglättet beziehungsweise ausgelassen.
4. Wortwiederholungen werden nur transkribiert, wenn sie zur Betonung dienen.
5. Verständnissignale und Fülllaute („mhm, ja, aha, ähm" etc.) werden nicht transkribiert.
6. Pausen werden je nach Länge durch Auslassungspunkte in Klammern markiert. Hierbei steht (.) für circa eine Sekunde, (..) für circa zwei Sekunden, (…) für circa drei Sekunden und (Zahl sek.) für mehr als drei Sekunden.
7. Emotionen, welche die Aussage unterstützen oder verdeutlichen (z.B. lachen oder seufzen), werden in Klammer nach der jeweiligen Äußerung notiert.
8. Wird im Interviewverlauf wörtliche Rede zitiert, wird das Zitat in Anführungszeichen gesetzt.
9. Zustimmende oder bestätigende Lautäußerungen der Interviewer (mha, aha etc.) werden nicht mit transkribiert, sofern sie den Redefluss der befragten Person nicht unterbrechen.
10. Unverständliche Textstellen werden mit (unv.) gekennzeichnet.
11. Jeder Sprechbeitrag erhält eigene Absätze. Zwischen den Sprechern gibt es eine freie, leere Zeile, um die Lesbarkeit zu erhöhen. Am Ende eines Absatzes werden Zeitmarken eingefügt.
12. Die Kommasetzung folgt weitestgehend nach rhetorischen Gesichtspunkten zur Markierung von beim Sprechen entstehenden Pausen, der grammatische Verwendungszweck ist dem untergeordnet. In der Darstellung der Ergebnisse, wurde aus Gründen der besseren Verständlichkeit, allerdings versucht die Kommasetzung nach der grammatikalischen Verwendung zu beachten.
13. Alle Angaben, die den Rückschluss auf eine befragte Person erlauben, werden anonymisiert.

A.5 Kodierleitfaden

Pädagogische Tätigkeiten im Hospiz

<u>Definition</u>: Unter den pädagogischen Tätigkeiten im Hospiz werden all diejenigen Aufgabenbereiche verstanden, die ein Pädagoge im Hospiz einnimmt.

Begleitung An- und Zugehörige	Begleitung Sterbende	Begleitung Ehrenamtliche	Trauerarbeit	Verwaltungsaufgaben und Öffentlichkeitsarbeit
<u>Definition:</u> In der Hospizarbeit liegt der Blick nicht nur auf dem Sterbenden, sondern auch auf dem gesamten Familiensystem.	<u>Definition:</u> Verständnis der Fachkräfte, was die Begleitung der Sterbenden für sie bedeutet.	<u>Definition:</u> Ehrenamtliche spielen eine wichtige Rolle in der Hospizarbeit, brauchen eine Anleitung und müssen aus-, fort-, und weitergebildet werden.	<u>Definition:</u> Nach dem Versterben des Hospizgastes zählt die Trauerarbeit mit zu den Hauptaufgaben, sie kann in Form von Einzel-, oder Gruppenangeboten statt finden.	<u>Definition:</u> Da sich Hospize teilwiese über Spenden finanzieren müssen, spielt die Öffentlichkeitsarbeit eine entscheidende Rolle. Zudem nehmen Büro- und Verwaltungsaufgaben einen hohen Zeitfaktor ein.
<u>Ankerbeispiel:</u> „[…] Schwerpunkt sind die Familienangehörigen" (KiHo5, 106).	<u>Ankerbeispiel:</u> „In der Begleitung ist für mich das Wesentliche wirklich an der Seite der Menschen zu sein" (KiHo5, 492f.).	<u>Ankerbeispiel:</u> „[…] ich bin […] für die Ehrenamtler zuständig […] dass ich die Ehrenamtler einsetze […]" (EHo8, 137ff.).	<u>Ankerbeispiel:</u> „[…] in ihrer Trauer begleitet, wenn sie das möchten, einzeln oder im Rahmen des Trauercafés" (KiHo7.1, 89f.).	<u>Ankerbeispiel:</u> „Ja, der Aufgabenbereich hat sich immer mehr ins Administrative verlagert" (KiHo1, 269f.).

„Also, ich sehe es ein bisschen als meine Aufgabe, die Angehörigen auch ein Stück weit zu begleiten oder auch vorzubereiten" (EHo10, 368f.).	„[…] also mein Auftrag sehe ich darin, da zu sein, so den Raum zu halten" (EHo1, 770f.).	„[…] Ehrenamt ist bei uns auch sehr stark dabei, mit die Nahrung an-, zu-, vorzubereiten, anzubieten […]" (KiHo9, 23f.).	„[…] begleiten dann die Beerdigung und alles andere, was nach der Beerdigung quasi stattfindet […]" (KiHo2.1, 89).	„[…] aber dieses ständige Telefon und so, das hält einen davon ab […]" (EHo1, 499f.)
<u>Kodierregel:</u> Beiträge, in denen die Pädagogen ihren Blick auf die An- und Zugehörigen des Sterbenden richten, werden erfasst.	<u>Kodierregel:</u> All diejenigen Beiträge, in denen die Begleitung im Fokus der Begleitung steht und die wesentlichen Aufgaben thematisiert werden, werden erfasst.	<u>Kodierregel:</u> Beiträge, in denen die Arbeit und Anleitung der Ehrenamtlichen zum Tragen kommt, werden erfasst.	<u>Kodierregel:</u> Angebote, die nach dem Versterben des Hospizgastes gemacht werden, werden erfasst.	<u>Kodierregel:</u> Beiträge, in denen die Büro- und Verwaltungsaufgaben oder Tätigkeiten in Form von Öffentlichkeitsarbeit thematisiert werden, werden erfasst.

Handlungsformen in der Begleitung Sterbender

Definition: Die Handlungsformen in der Begleitung Sterbender wenden sich der Interaktion zwischen pädagogischer Fachkraft und Hospizgast zu.

Außerpädagogisches Handeln	Pädagogische Begleitmaßnahmen	Pädagogisches Handeln
Definition: Handlungen, die nicht auf die Führung zur Prüfung von sachlichen und sittlichen Geltungsansprüchen gerichtet sind, sondern auf pflegerische Aspekte wie die Fürsorge und die Unversehrtheit des Sterbenden.	Definition: Maßnahmen, die für die Pädagogik bedeutsam sind, sich jedoch nicht vorrangig auf die Führung zur Prüfung von Geltungsansprüchen richten, den Hospizgast allerdings zum Nachdenken anregen können und dadurch gegebenenfalls mit der Ermöglichung von Bildungsmaßnahmen einhergehen.	Definition: Pädagogisches Handeln ist darauf gerichtet, die Selbsttätigkeit/Selbstbestimmung des Sterbenden zu ermöglichen, anzuregen und zu unterstützen. Der Sterbende muss in den Stand versetzt werden, eigene Geltungsansprüche erheben zu können. Der pädagogische Erfolg wird dadurch bestimmt, ob der Sterbende in Anbetracht seines Wissens und Könnens, seiner Beeinträchtigungen und Begabungen, Gründe für sein Tun und Lassen anführen kann.

Physische Fürsorge	Psychische Fürsorge	Gesellige Begleitmaßnahme	Gestalterische Begleitmaßnahme	Vom Sterbenden veranlasst	Initiierend
Definition: Die Sorge um das physische Wohlbefinden der Hospizgäste durch Schmerzlinderung oder pflegerische Maßnahmen.	Definition: Die Sorge um das seelische Wohl der Hospizgäste in Form des Zuspruchs durch Trost oder Angstabbau.	Definition: Maßnahmen des menschlichen Miteinanders und des Austauschs, die den sterbenden Menschen vor Isolation und dem Alleinsein schützen.	Definition: Unter gestalterische Begleitmaßnahmen sind all diejenigen Handlungen zu verstehen, die den Hospizgast durch kreativ, gestalterische Weise wie durch Ritualarbeit zum Nachdenken anregen.	Definition: Handlungen, in denen der Sterbende eine eigene Auseinandersetzung andeutet und der Pädagoge entsprechend darauf eingeht.	Definition: Handlungen, in denen der Pädagoge den Sterbenden dazu auffordert, sich in selbsttätiger Weise mit seinem Sterben, dem Tod und seinen Ängsten auseinanderzusetzten.
Ankerbeispiel: „[…] die Pflegekräfte […] die sind ganz nah bei den Menschen, weil die einfach was Pflege und Medizin und Symptom- und Schmerzkontrolle angeht ganz dicht dran sind, das ist ein ganz intimes Verhältnis" (EHo2, 202ff.).	Ankerbeispiel: „Wir bieten […] sehr viel Nähe an, körperliche Berührungen […] wenn das gewünscht ist auch Trost, auch in den Arm nehmen, auch ein gemeinsames Weinen […]" (KiHo9, 442ff.).	Ankerbeispiel: „[…] ganz praktisch am Bett sitzen und den Prozess begleiten und dem Menschen beistehen und ein Stück des Weges mit ihm gehen" (EHo7, 152f.).	Ankerbeispiel: „[…] und saßen vor unserem Erinnerungsbaum und kamen über die Blätter ins Gespräch und da (.) auch mal anzudeuten, wofür stehen diese Blätter und zu gucken, was beschäftigt sie da mit ein?" (EHo10, 188ff.).	Ankerbeispiel: „[…] die Zeichen auch nehmen und spiegeln und dann kommen die Gespräche die von ganz alleine […] oder auch Sätze, ganz klar: „Ja so was wird uns ja immer verwehrt bleiben" […]" (KiHo4, 297ff.).	Ankerbeispiel: „Die Kleinigkeiten, die einfach eine Selbstbestimmung hochhalten, so" (EHo1, 804f.).

„Die Phase ist hauptsächlich durch die Pflegekräfte abgedeckt [...]" (EHo11, 229).	„[...] das wäre mehr so eine Ermunterung, ja eben nicht nur zu sitzen und darauf zu warten, so dieses eben, wirklich noch was zusammen zu erleben [...]" (KiHo13, 303ff)	„[...] Und mit diesen Liedern, die dann die Menschen natürlich von früher kennen, das ist was, was sie dann in Räume bringt, die weich machen oder die Mut machen, oder Angst lindern also das ist auch spürbar" (EHo2, 319ff).	„[...] also sie und ich, wir haben angefangen eben auch eine Geschichte zu stempeln" (KiHo3, 442f).	„[...] was sich da so äußert, sie wollen über Essen sprechen aber eigentlich geht es um, wenn ich nicht esse, dann sterbe ich [...]" (EHo6, 1010f).	„[...] das war schon relativ kurz vor dem Versterben mit einem kleinen Mädchen gesprochen [...] „Hör mal zu, ich würde dich gern was fragen, (..) wenn es bei deiner Beerdigung, wird es Luftballons geben, möchtest du das?" [...]" (KiHo2.2, 680ff).
Kodierregel: Beiträge, die mit dem körperlichen Wohlbefinden der Hospizgäste einhergehen, werden erfasst.	**Kodierregel:** Jegliche Beiträge, in denen die pädagogische Fachkraft ihr Handeln auf das seelische Wohlbefinden des Hospizgastes ausrichtet, werden erfasst.	**Kodierregel:** Beiträge, die auf den Schutz des Sterbenden vor dem Alleinsein und der Isolation hinweisen, werden erfasst.	**Kodierregel:** Jegliche Beiträge, in denen das Sterben, der Tod, die Trauer oder Ängste auf gestalterische Weise zum Ausdruck gebracht werden, werden erfasst.	**Kodierregel:** Beiträge, in denen der Pädagoge Hinweise die auf eine Auseinandersetzung des Sterbenden mit seinem bevorstehenden Tod hinweisen, aufgreift und darauf eingeht, werden erfasst.	**Kodierregel:** All diejenigen Beiträge, in denen der Pädagoge eine Auseinandersetzung initiiert, werden erfasst.

Phasen des Sterbens nach Kübler-Ross

Definition: Anhand zweihundert geführter Interviews mit sterbenden Menschen über deren Bedürfnisse, Reaktionen, Hoffnungen und Enttäuschungen entwickelte Kübler-Ross ein Sterbephasenmodell, welches sich in fünf verschiedene Phasen (Nichtwahrhabenwollen, Zorn, Verhandeln, Depression, Zustimmung) aufteilt. Die vorgegebene starre Reihenfolge ist kritisch zu betrachten.

Phase 1 Nichtwahrhabenwollen	Phase 2 Zorn	Phase 3 Verhandeln	Phase 4 Depression	Phase 5 Zustimmung
Definition: Der Gedanke an den eigenen Tod wird verleugnet beziehungsweise vermieden. Der Betroffene möchte die bedrohende Realität nicht wahrhaben: „Nein, nicht ich!"	Definition: Im Betroffenen steigen gewaltige Gefühle aus. Wut, Zorn, Hass haben sich manifestiert und der Betroffene ringt in seiner Verzweiflung mit einer ganzen Bandbreite negativer Gefühle: „Warum gerade ich?"	Definition: Der Sterbende versucht, den unvermeidlichen Tod durch eine Art der Verhandlung hinauszuschieben.	Definition: Der Sterbende erkennt, dass all seine Bemühungen des Handels nicht zum gewünschten Ergebnis geführt haben. Die Kräfte zum erneuten Widerstand sind allmählich erschöpft, wodurch es zu einer Depression kommen kann. Der Sterbende erkennt, was er bereits verloren hat und was alles noch entrissen wird.	Definition: Es kommt zur Annahme und Zustimmung des Todes, welcher in seiner unabwendbaren Realität nun bejaht wird (emotionale Befreiung). Der Sterbende löst sich zunehmend von seiner Umwelt und es tritt ein ruhiger, fast gefühlsloser Zustand ein.

Ankerbeispiel:	Ankerbeispiel:	Ankerbeispiel:	Ankerbeispiel:	Ankerbeispiel:
„[…] ich habe nicht den Ehrgeiz, […] dem dann einzuprügeln, dass er das jetzt endlich akzeptiert, sondern es ist okay" (KiHo11, 378f.).	„[…] da wird so die Wut und der Zorn gegen alle gerichtet, irgendwie kann dann keiner etwas recht machen […]" (EHo5, 422ff.).	„Das wäre[…] in dieser Phase des Verhandelns mir wichtig, da auch trotzdem wirklich hinzuschauen, was liegt vielleicht da noch (.) wirklich auch an konkretem Wunsch […]" (EHo4, 547ff.).	„[…] bei Depressionen muss eine andere Hilfe her. Also da müssen die sich in ihrem alltäglichen Umfeld auch Hilfe suchen" (KiHo8, 475f.).	„Solange ich mich dagegenstelle und sage: „Ne noch nicht und kann nicht sein", dann ist es für ein Kind auch schwer zu sterben. […] ja wenn ich damit klar bin, kann ich ein Kind auch gut gehenlassen" (KiHo12, 374ff.).
„Wir haben ja durchaus Leute und auch nicht so selten, […] und die sagen wirklich bis sie sterben: „Und ich komm hier wieder raus" (EHo1, 684ff.).	„[…] einfach zu spüren: „Sie sind in letzter Zeit so unzufrieden, man kann Ihnen gar nichts recht machen […]. Ich hab das Gefühl da tobt Wut"[…]" (EHo9, 402ff.).	„Nico wollte alles […] von Wunderheiler bis noch irgendwas, […] Nico hätte alles ausprobiert, hätte er die Chance darin gesehen, dass das irgendwas an seinem Krankheitsverlauf verbessert" (KiHo10, 414ff.).	„[…] als Gefühl einfach auch anzuerkennen und zu akzeptieren und nicht in dem gefühlten Auftrag unterwegs zu sein, ich muss Traurigkeit jetzt irgendwie weglachen oder wegmachen […]" (EHo4, 554ff.).	„[…] dann merkt man auch die Kräfte des Körpers und der Seele, die lassen so nach […]" (EHo3, 649f.).

Kodierregel:	Kodierregel:	Kodierregel:	Kodierregel:	Kodierregel:
Beiträge über Handlungen der Pädagogen, in denen der Sterbende den Gedanke an den eigenen Tod verweigert und verleugnet, werden erfasst.	All diejenigen Handlungen und Schwierigkeiten, die der Pädagoge durchführt und erlebt, wenn der Sterbende von verschiedenen auch widersprüchlichen Emotionen umgeben ist, werden erfasst.	All diejenigen Beiträge, in denen die Handlungen der Pädagogen auf den Versuch des Sterbenden dem drohenden Geschick zu entrinnen, durch Verhandlungen gerichtet sind, werden erfasst.	Beiträge, in denen sich die Handlungen der Pädagogen auf die vom Sterbenden erlebte tiefe Traurigkeit über unerlebte Möglichkeiten, Versäumnisse oder zukünftige Verluste richten, werden erfasst.	All diejenigen Beiträge, die das Verhalten des Sterbende sowie das Handeln der Pädagogen darstellen, wenn es zu einem Rückzug des Sterbenden kommt, welcher ein Signal dafür ist, dass der Sterbende den Frieden gefunden hat und sich durchs Loslassen auf den Tod vorbereitet, werden erfasst.

Fort- und Weiterbildungen

Definition: Interesse der pädagogischen Mitarbeiter an weiteren Fort- und Weiterbildungen im Bereich der pädagogischen Begleitung sterbender Menschen.

Ankerbeispiel: „Da wird nicht viel angeboten, ne. Also ich hab den Pallikurs gemacht und eine Kollegin [...] hat dann auch diese Trauerbegleitung. Aber auch da ist es ja immer letztendlich, nicht wirklich für die betroffenen Kinder, da erfährt man ganz wenig. Und das sieht man ja auch es ist einfach nicht so ein einfacher Bereich" (KiHo13, 377ff.).

„Und ich habe nicht das Bedürfnis, ich brauche da noch mehr" (KiHo8, 574f.).

Kodierregel: All diejenigen Beiträge, in denen die Pädagogen Interesse an Fort- und Weiterbildungen sowie dem Austausch mit anderen pädagogischen Fachkräften haben oder ihr Bedarf bereits gedeckt ist, werden erfasst.

GRUNDFRAGEN DER PÄDAGOGIK
Studien - Texte - Entwürfe

Herausgegeben von der Alfred-Petzelt-Stiftung

Band 1 Christian Langer: Medien und Pädagogik. Zur Legitimation von Medienpädagogik auf prinzipienwissenschaftlicher Grundlage. 2002.

Band 2 Stefan Gönnheimer: Schule und Verantwortung. Zur Bedeutung einer ethischen Kategorie in Erziehung und Unterricht. 2002.

Band 3 Albert Berger: Bildung und Ganzheit. Normkritisch-skeptische und prinzipienwissenschaftliche Untersuchung zur Einheit von Unterricht und Erziehung. 2002.

Band 4 Christopher Korn: Bildung und Disziplin. Problemgeschichtlich-systematische Untersuchung zum Begriff der Disziplin in Erziehung und Unterricht. 2003.

Band 5 Volker Ladenthin: Zukunft und Bildung. Entwürfe und Kritiken. 2004.

Band 6 Henriette Lägeler: Interesse und Bildung: Bildungstheoretische und -praxisbezogene Überlegungen zu einem pädagogischen Grundverhältnis. 2005.

Band 7 Henrik Westermann: Prinzip und Skepsis als Grundbegriffe der Pädagogik. 2005.

Band 8 Stephan Chmielus: Ökonomie, Moral und Bildung. Zur Möglichkeit bildender Vermittlung ökonomischen Wissens in der Schule. 2006.

Band 9 Walter Jungmann: Gibt es moralisches Wissen? Zum Konstituierungsproblem der Erziehungswissenschaft unter den Bedingungen des ‚postmodernen' Pluralismus. 2007.

Band 10 Thomas Mikhail (Hrsg.): Ich und Du. Der vergessene Dialog. 2008.

Band 11 Meike Eberstadt / Christin Kuznetsov: Bildung und Identität. Möglichkeiten und Grenzen eines schulischen Beitrags zur europäischen Identitätsentwicklung. 2008.

Band 12 Hildegard Krämer: Moralität und die Einheit von Erziehung und Unterricht. Ein transzendentalkritischer Beitrag zur Theorie der Bildung. 2009.

Band 13 Thomas Mikhail: Bilden und Binden. Zur religiösen Grundstruktur pädagogischen Handelns. 2009.

Band 14 Thomas Mikhail (Hrsg.): Bildung als Aufgabe. Zur Neuvermessung der Pädagogik. 2010.

Band 15 Jürgen Rekus (Hrsg.): Allgemeine Pädagogik am Beginn ihrer Epoche. 2012.

Band 16 Mandana Büchele: Kultur und Erziehung in der Waldorfpädagogik. Analyse und Kritik eines anthroposophischen Konzepts interkultureller Bildung. 2014.

Band 17 Katayon Meier: Kultur und Erziehung. Neukantianische Pädagogik als transkulturelles Erziehungskonzept. 2014.

Band 18 Jürgen Rekus (Hrsg.): Sachlichkeit als Argument. Der Beitrag der Allgemeinen Pädagogik zur Lehrerbildung. 2014.

Band 19 Meike Zellner: Pädagogische Führung. Geschichte – Grundlegung – Orientierung. 2015.

Band 20 Simone Bekk: Theater und Erziehung. Ein Beitrag zur Theaterpädagogik. 2015.

Band 21 Johannes Gutbrod: Schule und Gemeinschaft. Eine problemhistorische Rekonstruktion. 2018.

Band 22 Stephanie Gebert: Raumgestaltung als pädagogische Aufgabe im Elementarbereich. Legitimationskritik und Prinzipienanalyse. 2021.

Band 23 Franziska Eckensberger: Hospizpädagogik. Pädagogisch handeln in der Sterbephase des Menschen. 2021.

www.peterlang.com

www.ingramcontent.com/pod-product-compliance
Ingram Content Group UK Ltd.
Pitfield, Milton Keynes, MK11 3LW, UK
UKHW041924210426
5322IPUK00002B/40